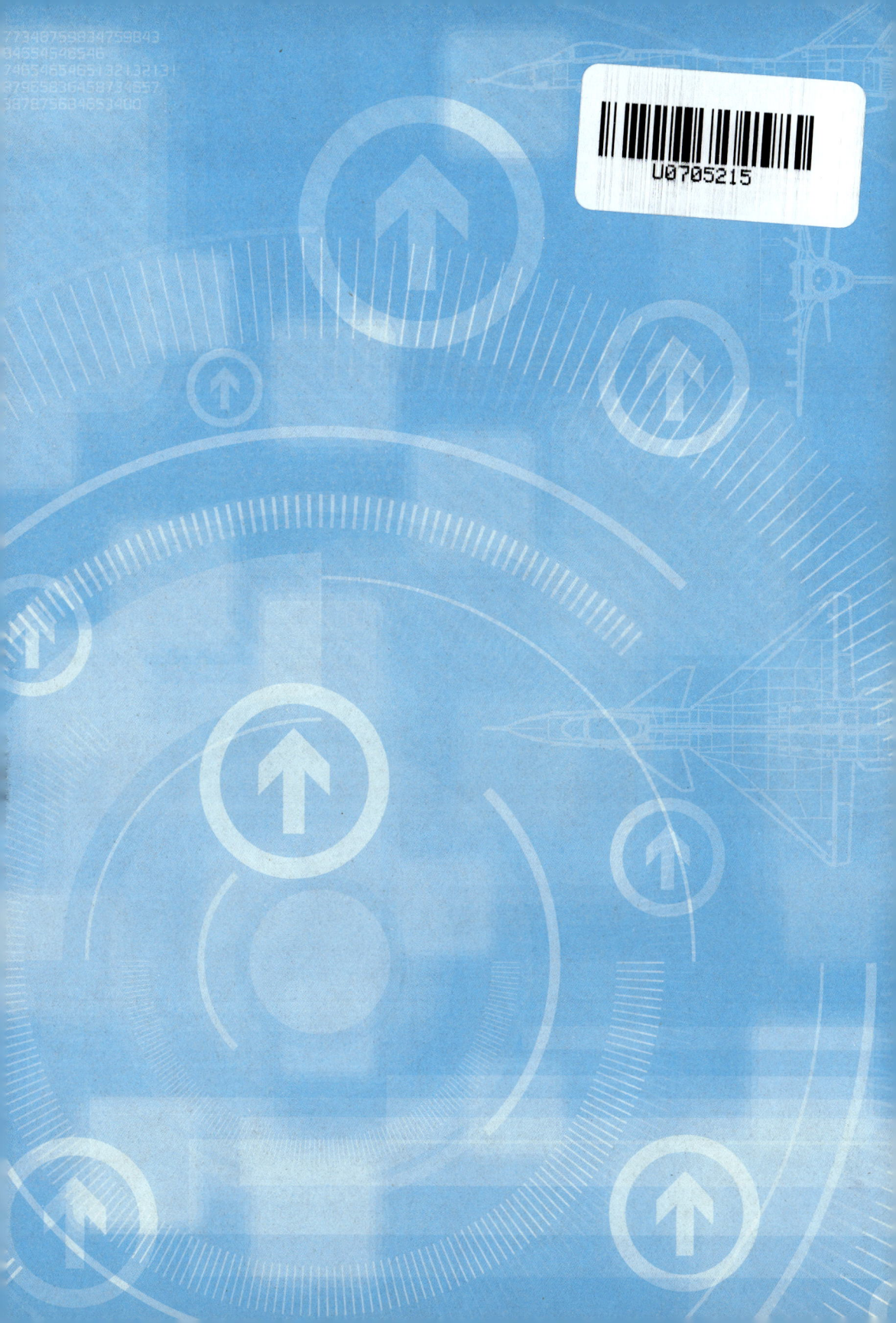

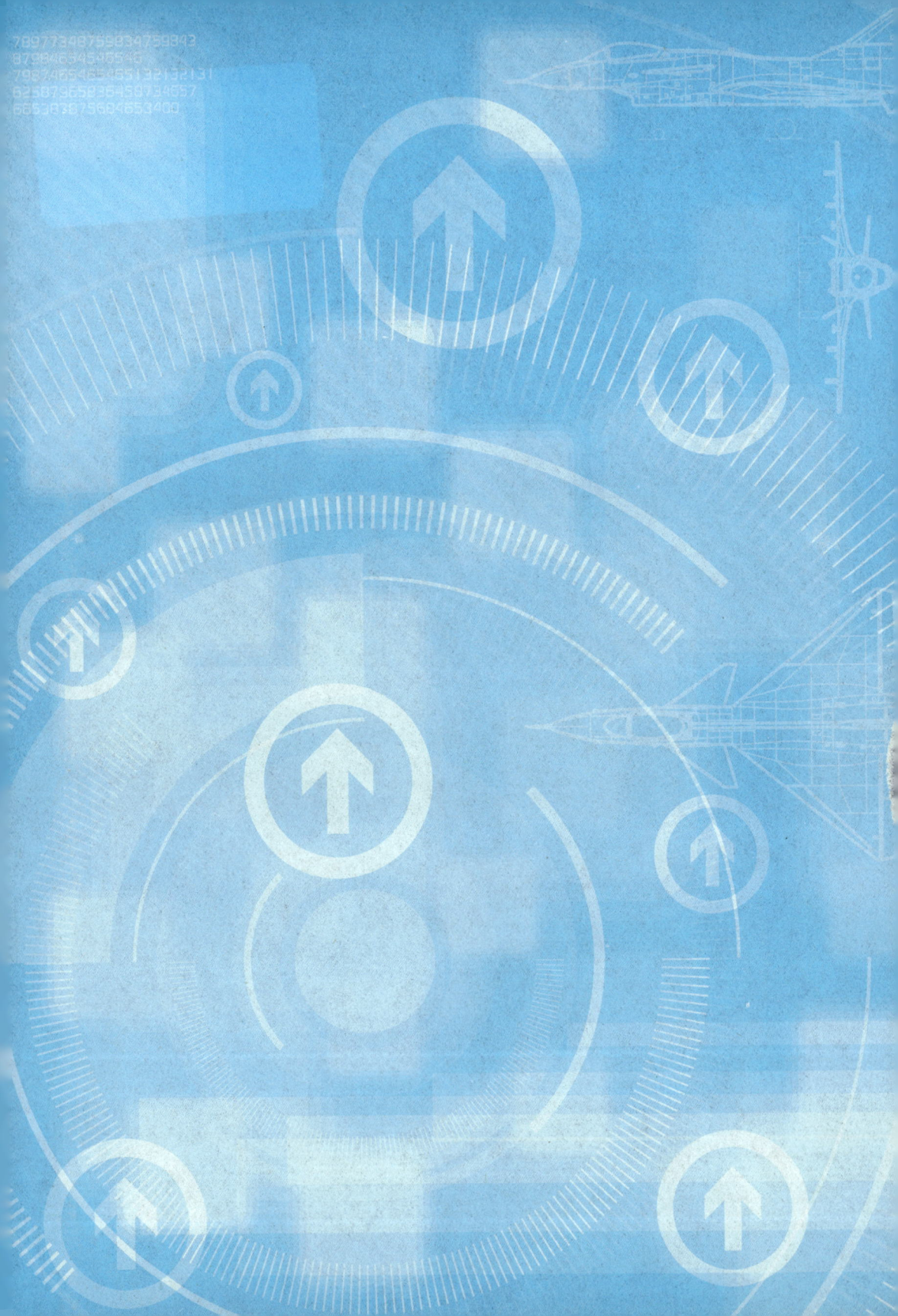

图解日新月异的科技

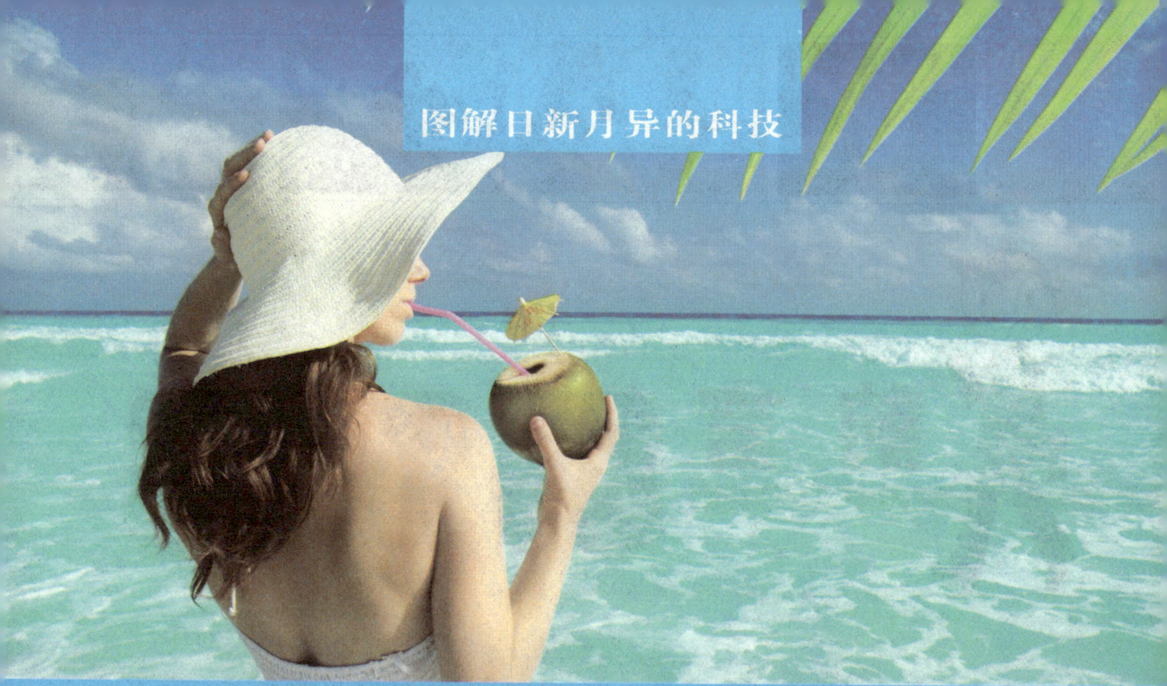

KAN QING ZI JI SHEN TI　　尹丽华◎编著

看清自己身体

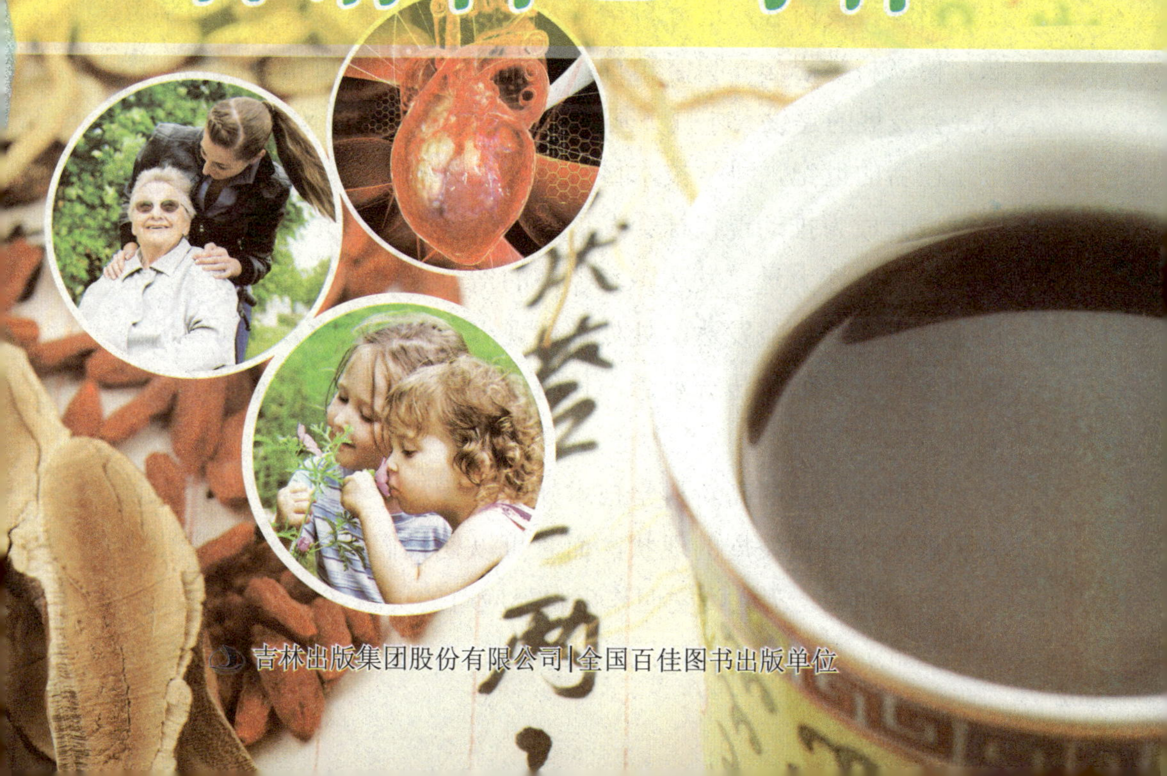

吉林出版集团股份有限公司｜全国百佳图书出版单位

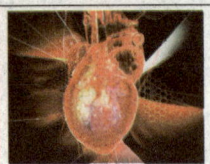 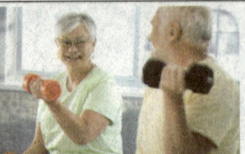 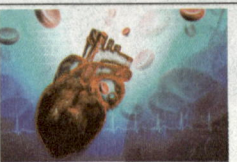 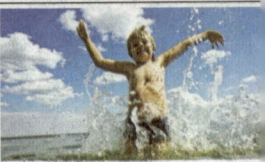

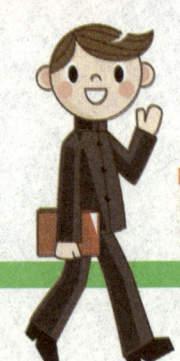

前言 PREFACE

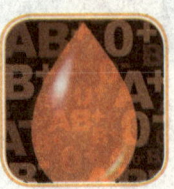 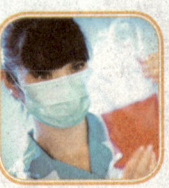 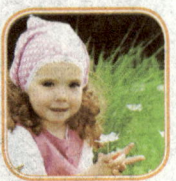

科技人才的培养，基础在于教育。谁掌握了面向未来的教育，谁就能在未来的国际竞争中处于战略主动地位。青少年是祖国的未来，科学的希望，担当着科技兴国的历史重任。因此，把科技教育作为一项重要的内容，从小学抓起，为培养未来的人才打下坚实基础是势在必行。

图解科技内容，进行科学普及，对培养广大读者学习科学方法，树立科学思想和科学精神，从而成为具有创造精神的、应未来社会发展的建设人才打下基础具有十分重要的意义。

在新的世纪，科学技术日益渗透于经济发展和社会生活的各个领域，成为推动现代社会发展的最活跃因素，并且是现代社会进步的决定性力量。发达国家经济的增长点、现代化的战争、通讯传媒事业的日益发达，处处都体现出高科技的威力，同时也迅速地改变着人们的传统观念，使得人们对于科学知识充满了强烈渴求。

对迅猛发展的高新科学技术知识的普及，不仅可以使广大读者了解当今科技发展的现状，而且可以使我们树立崇高的理想：学好科学知识，为人类文明作出自己应有的贡献。

为此，我们特别编辑了这套丛书，主要包括人体医疗、前

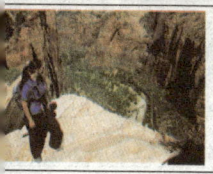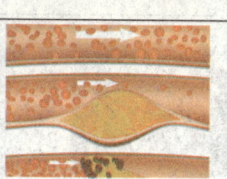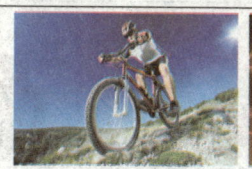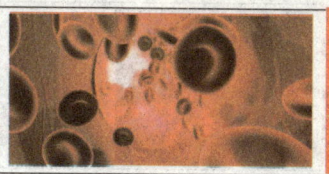

沿武器、古代文明、科技历史等内容，知识全面、内容精练、图文并茂，形象生动，通俗易懂，能够培养我们的科学兴趣和爱好，达到普及科学知识的目的，具有很强的可读性、启发性和知识性，是我们广大读者了解科技、增长知识、开阔视野、提高素质、激发探索和启迪智慧的良好科普读物。

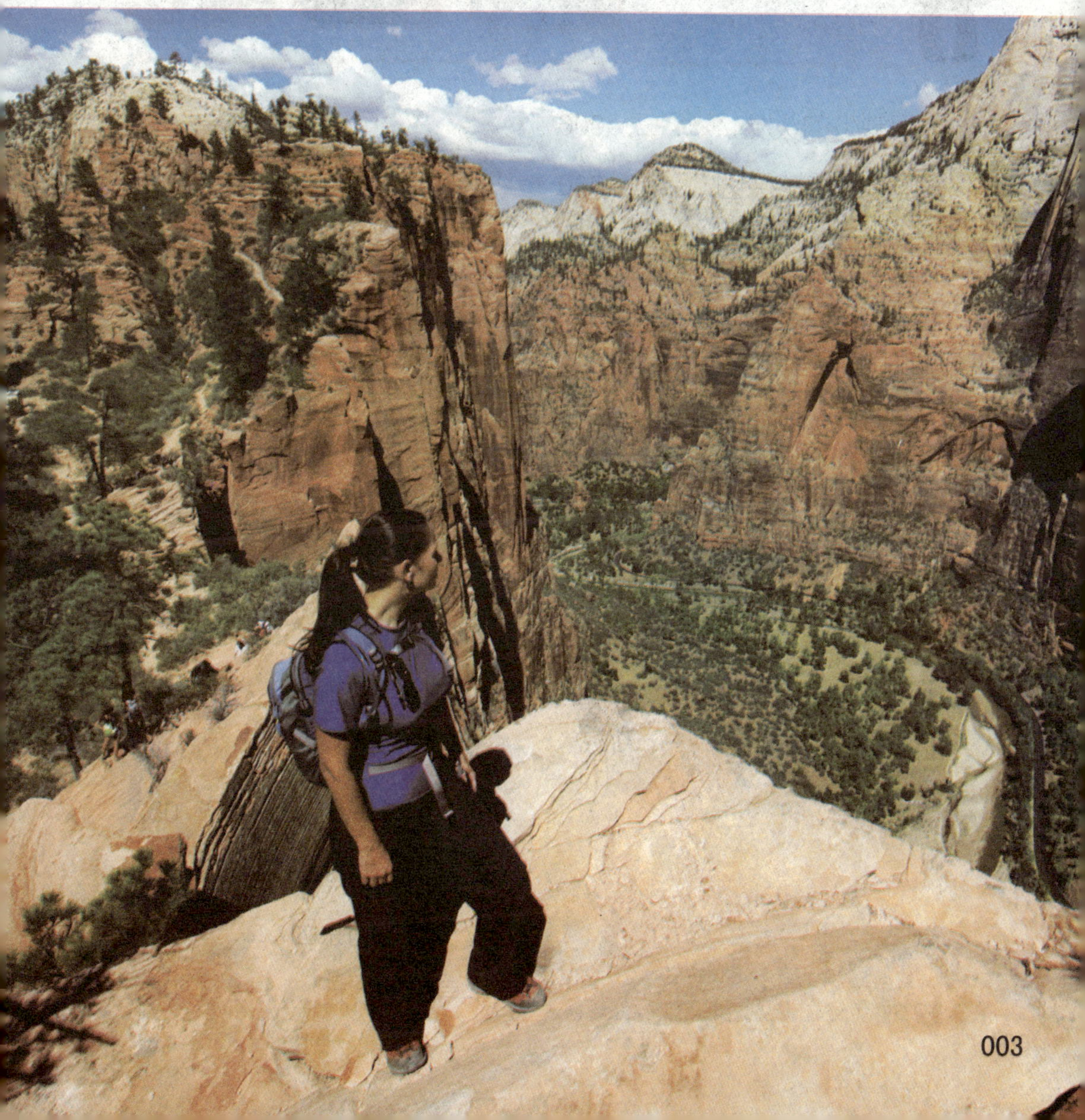

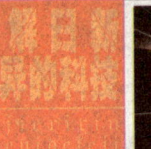
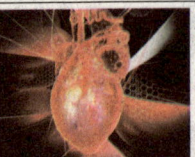
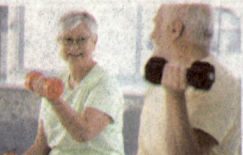
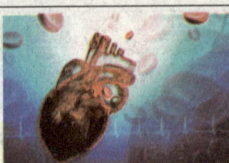
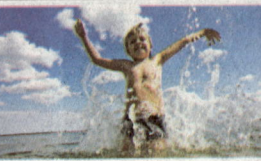

目录 CONTENTS

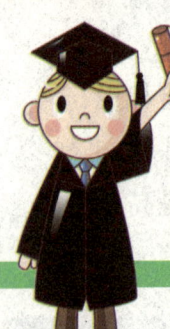
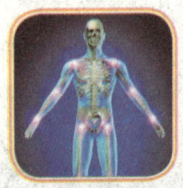
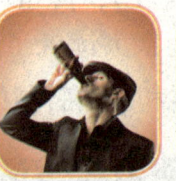
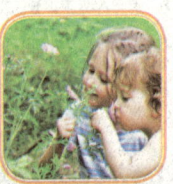

不可缺少的头发 006

头发自然卷的原因 010

头发变白的原因 014

人体毛发的功能 018

皮肤的主要作用 022

人类皮肤的颜色 026

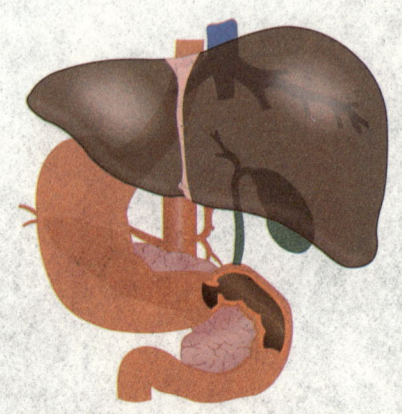

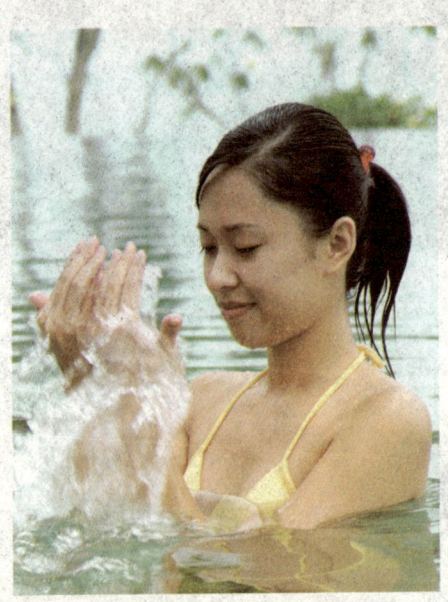

人体皱纹的来历 030

人体的骨骼系统 034

人体经络的功能 038

血液的颜色和功能 042

血小板的功能 046

人的血型差异 052

人体衰老的时间 056

人越长越高的原因 060

人类身高的变迁 064

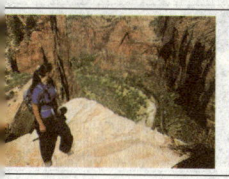
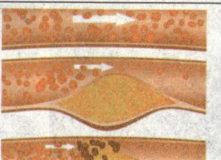
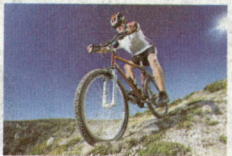
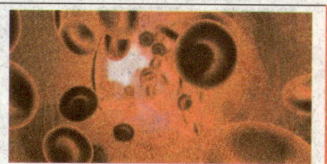
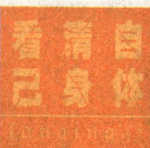

错觉是怎样产生的.............068

左脚的重要功能................072

人体中铁的作用................076

身体自伤的奥秘................080

人与水的密切关系.............084

夏天人易变瘦...................090

人的正常体温...................094

人发胖的原因...................098

人体发烧与预防................102

人怕痒的原因...................106

睡觉是一种生理反应.........110

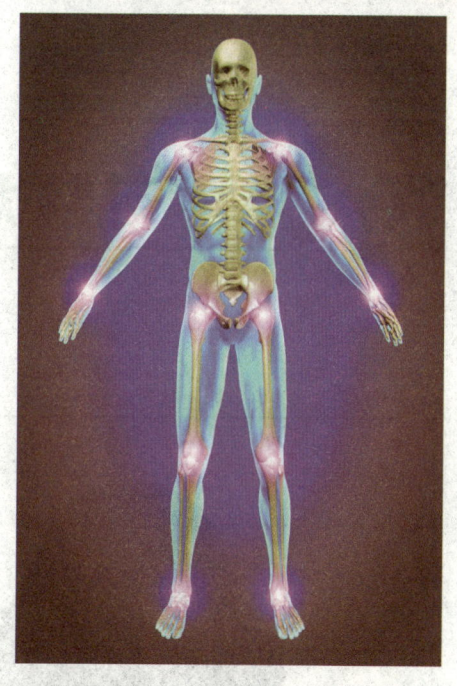

睡眠的最佳时间................114

打哈欠不是病...................120

打喷嚏的原因...................124

人为什么会打嗝................128

记忆的形成过程................132

人的最高寿命...................136

人衰老的原因...................140

人的疲劳感觉...................146

人的胆量有大有小............150

人真的会被吓死................154

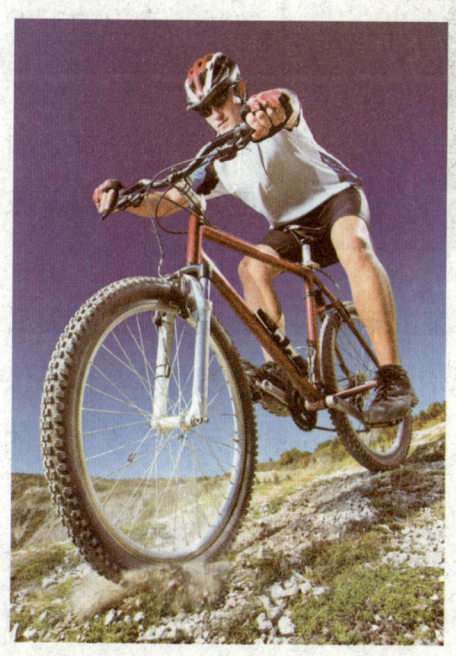

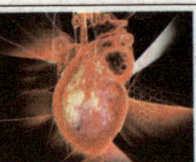
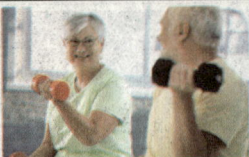
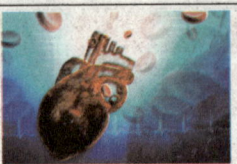
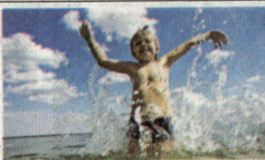

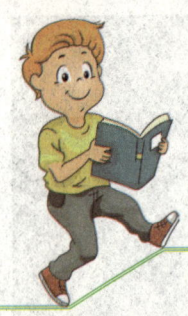

不可缺少的头发

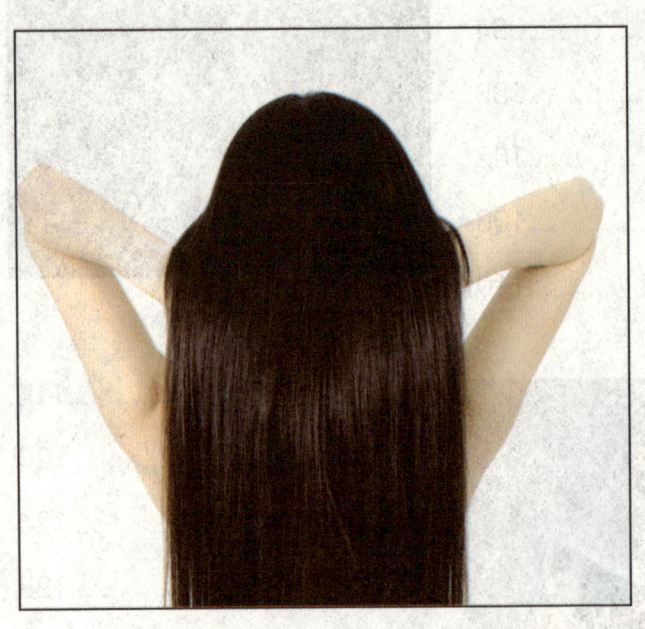

原始人不会做衣服，只能全身长毛，冬天保暖，夏天的夜里也需要保暖。后来，原始人进步了，学会制作衣服，身上的毛发就渐渐退化了。于是只剩下头发、眉毛、胡须，以及腋下阴部的毛。

在显微镜下，从大腿上拔下来的毛发的毛囊与头发的毛囊看起来是一样的，在解剖学上，我们的腋窝、腿以及身体其他部位的毛发与头发也是一样的。但是毛发移植试验显示，毛发所在的部位决定着它的生长方式。

人们在进行头发移植时往往是从头部的一个地方取一片头发移植到头部的另一个地方，因为如果从身上其他部位移植毛发再

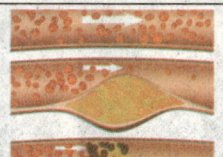
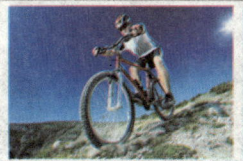
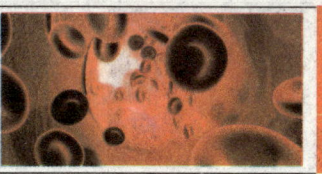
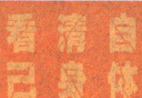

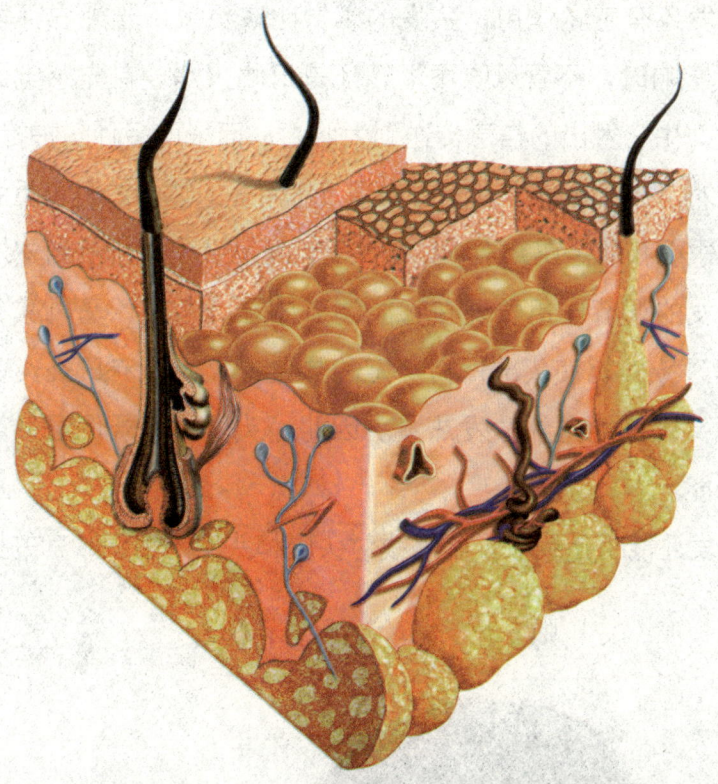

种植到头部，是不会成功的。

同样，如果把头发移植到身体的其他部位，头发也不会顺利生长。

纽费尔德博士说："研究人员把头发从头上移植到腿上，这些头发就不会像在头上那样长那么长，不过，移植到腿上的头发会比典型的腿上的毛要长得长一些。"那么，我们在进化过程中，为什么留下了头发呢？

这是因为头发有保护作用，成千上万根头发包裹着头颅，形成头部的第一道防线。浓密、健康、清洁的头发，能使头部免受外界机械性和细菌的损害，对健康起着重要作用。

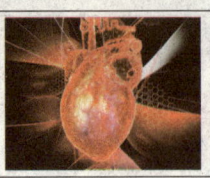
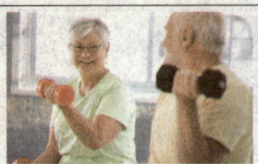
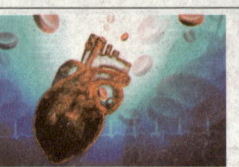
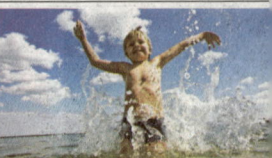

头发还有感觉作用，头发的感觉比较灵敏，当外界环境对人体有所影响时，不管风吹雨淋，还是日晒火烤，首先感觉到的都是头发，由它发出的信息传送到大脑，从而采取多种防护措施。

另外，头发还有排泄作用和调节作用。人体内的有害重金属元素（如汞）和非金属元素（如砷）等都可从头发中排泄到体外。

头发的调节作用表现在它能调节体温。冬天，寒风凛冽，血管收缩，头发能使头部保持一定的热量；夏天，赤日炎炎，血管扩张，头发又能向外散发热量。因此，头发具有既保温又散热的双重功能。

头发还能阻止或减轻紫外线对头皮和头皮内组织器官的损伤。

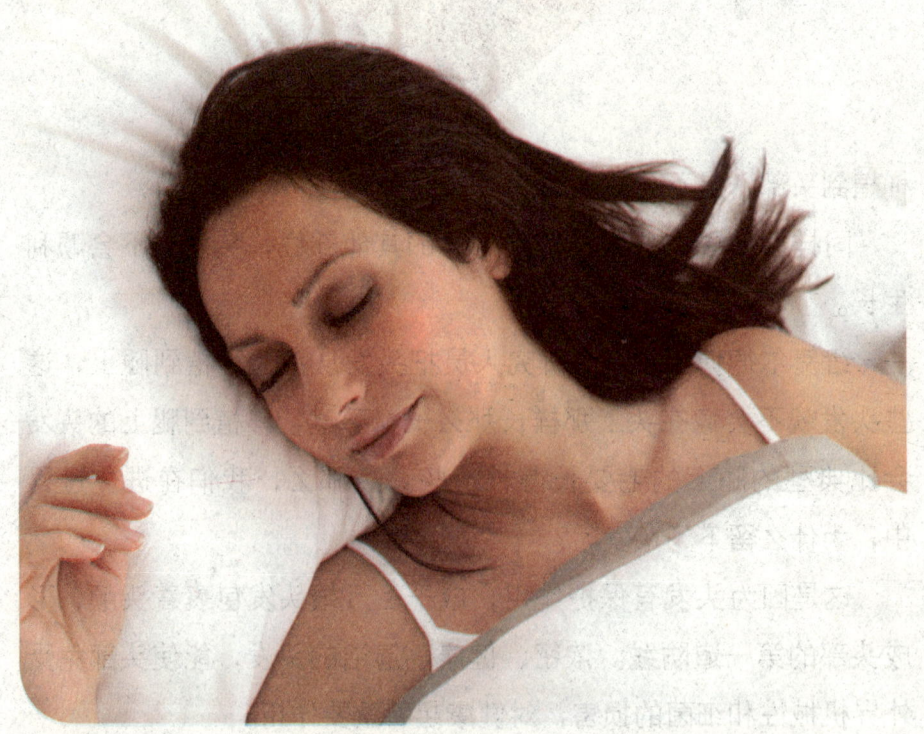

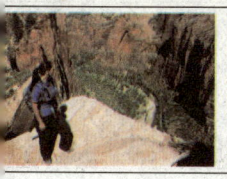 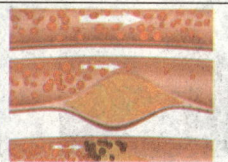 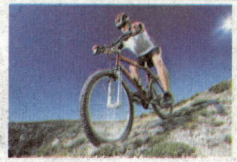 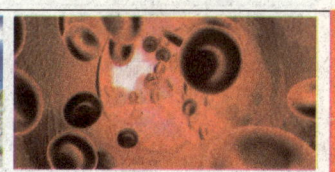 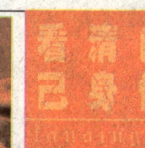

我们中国人美发的标准是：头发有光泽，发粗而密集，发长而秀美。健康秀丽的头发有特殊的美容作用，会使人显得精神饱满，容光焕发。

头发与五脏的关系十分密切，头发的荣枯能直接反映出五脏气血的盛衰。五脏的生理与病理变化直接影响头发的变化，反过来头发的变化也能反映出人的情志、生理和病理变化。

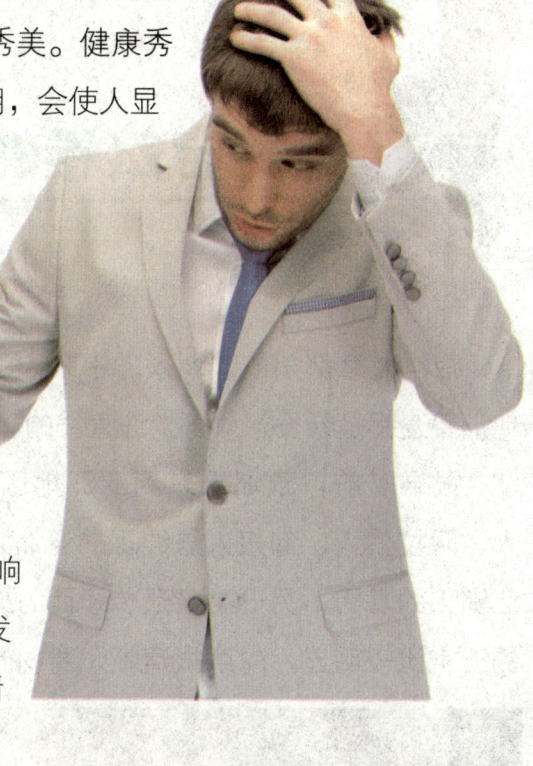

拓展阅读

一般而言，头发由黑变灰、变白的过程，即是机体精气由盛转衰的过程。因此历代养生家都很重视美发保健，把头发的保养，看做是保持健康长寿的重要措施之一。

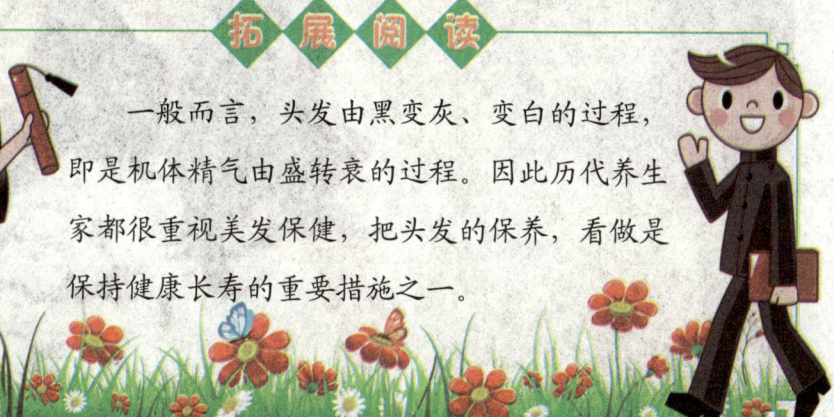

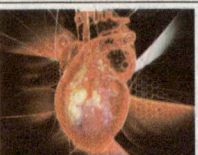
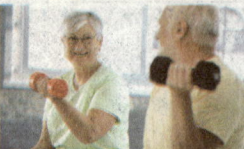
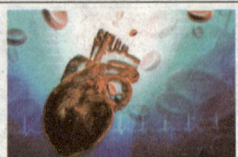
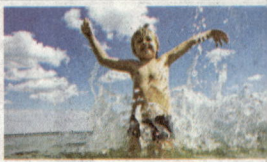

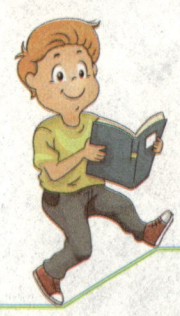

头发自然卷的原因

相信大家都知道欧洲人、中东人、白色人种。那些西方人，他们普遍都是卷发，只有少许直发的。

很早以前，欧洲人来到亚洲地区，特别是吉普赛人、犹太人、阿拉伯人、匈奴人与纯正的亚洲人的后代，一半遗传了纯种亚洲人的基因，另一半又遗传了西方人的基因。经过混血而形成的五官比较明显，轮廓很清晰，身材也比较高大，而头发则是类

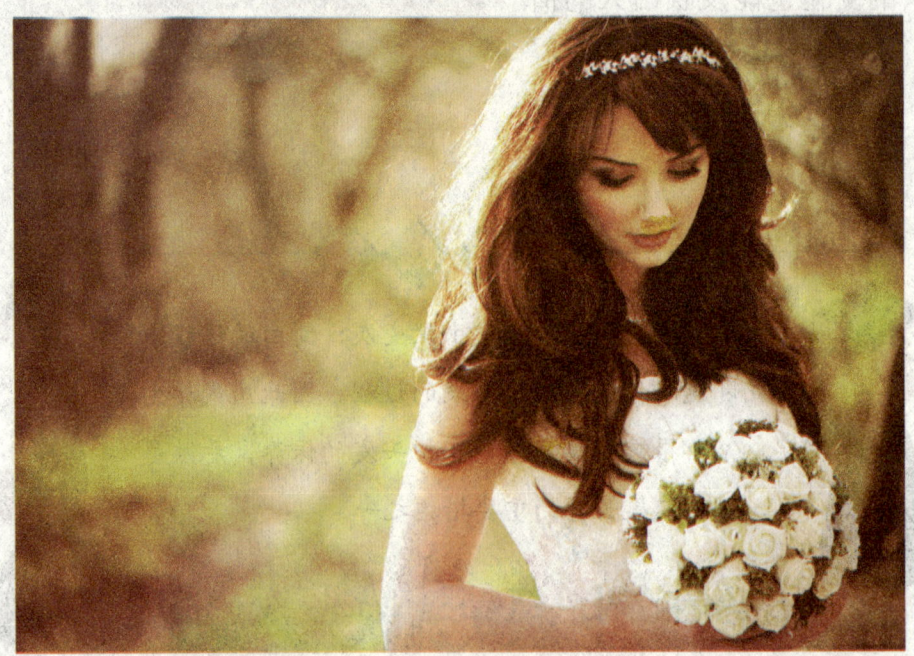

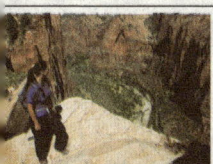
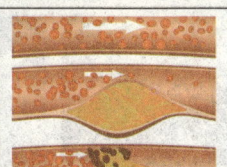
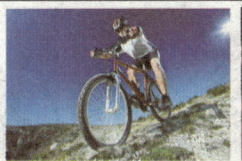
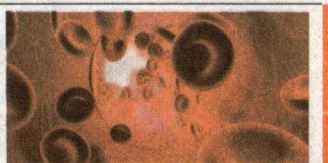
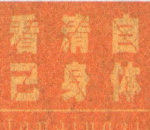

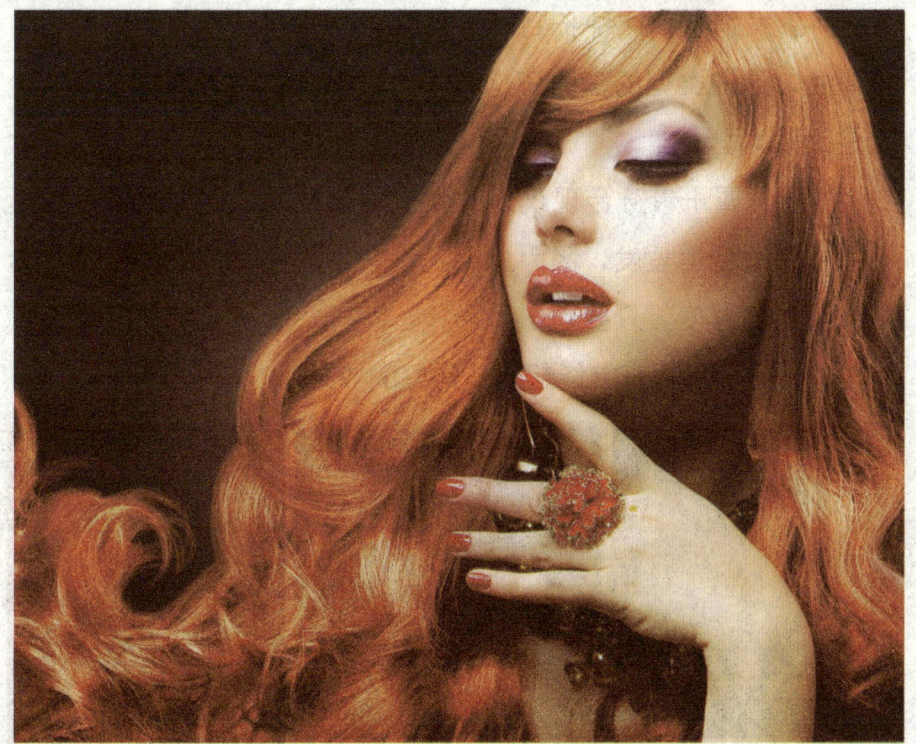

似西方人普遍的卷发，但由于一些基因的原因，一部分人虽然是卷发但发色仍为黑色，一部分人则直发微微带黄。

很多人因为自己是卷发而烦恼，可大家知道为什么自己是卷发吗？到底是什么东西在作怪呢？

原来，头发从头皮上一些叫做发囊的地方里长出来。这些发囊的形状决定了人的头发是直的、波浪形的或是卷曲的。

一般来说，圆形发囊长出直发；椭圆形发囊长出波浪形头发；扁平状发囊长出卷发。

关于卷发，又分为很多种类型，有特别卷的，属于强度卷发并且刚劲，俗称铁发、铜发。举个例子，《三国演义》里的张飞就属于这一类型，他人高马大的原因很可能是遗传了匈奴人的基因。

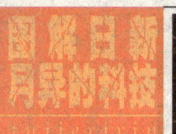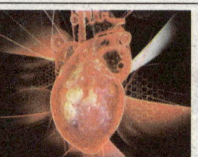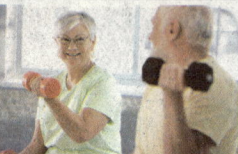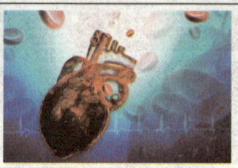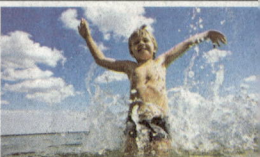

　　而头发稍卷，这种长到一定长度才会体现出卷的类型属于中度弯曲，这种类型的基因还是属于比较中肯的，香港影星金城武就是此种类型。

　　微卷，属于最符合现代人时尚审美标准的。这样的卷发如果不想卷则适合留短发，因为只要是没有到盖住耳朵的长度就不会显出明显的卷度。只要剪出了形状，睡一觉起来用手抓一抓蓬松一些，弄出个形状来就能起到非常好的效果。

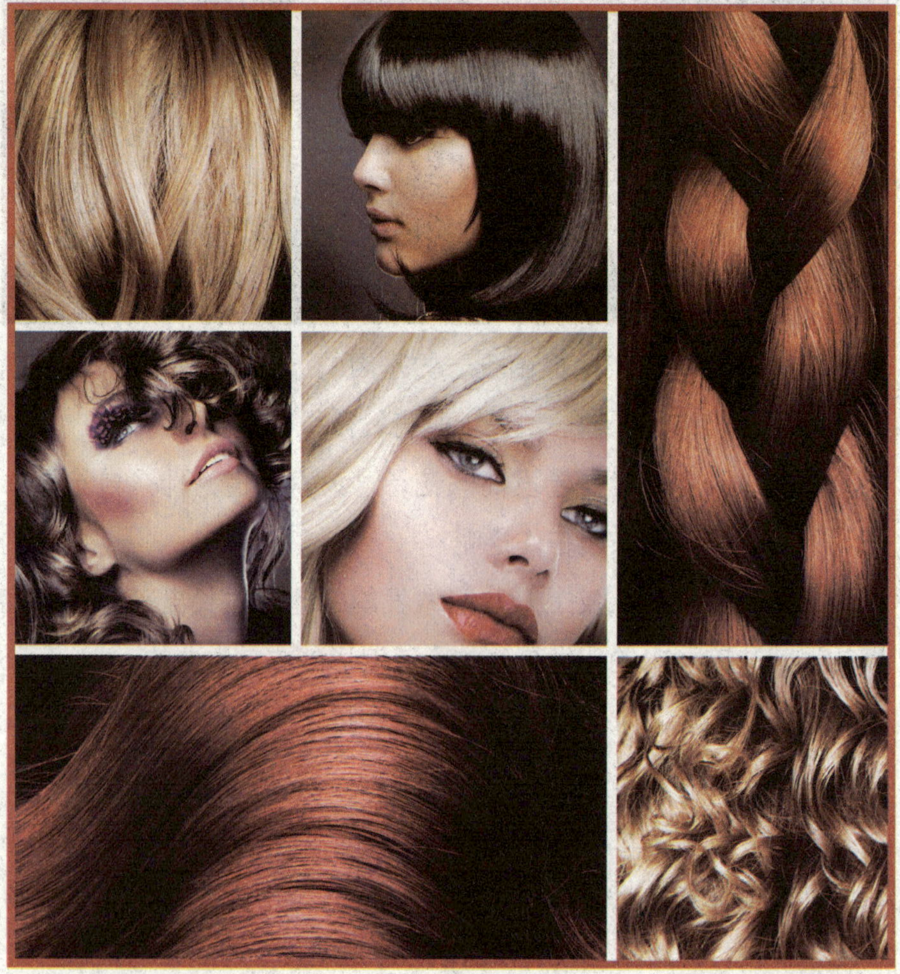

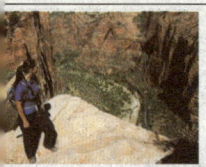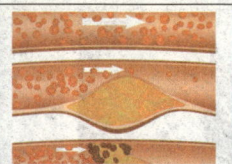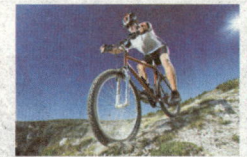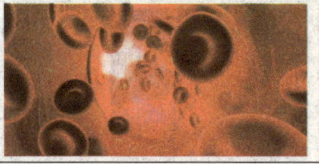

自然卷发,如何打理呢?顺其自然,做成微卷,可以在你头发长到一定长度的时候去做发型。刘海尽量可以到眉毛,或者能够盖住额头。相信一般刘海达到这样的长度,其他部位的长度也没问题。然后找间比较正规的理发店做头型。

推荐自然卷的人,做锡纸烫,皮卡路先烫,烫完之后,首先你要仔细看看,再让理发师给你修剪一下,相信你会很漂亮的!

拓展阅读

我们每个人的头发结构都不相同,横切头发放在显微镜下观察,就可以发现,人的头发形状有圆形、扁平形、卵形、椭圆形、肾脏形等,形状的不同是构成发丝卷曲或直长的关键。

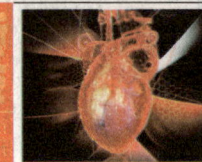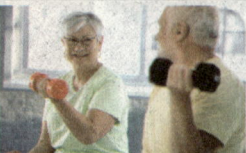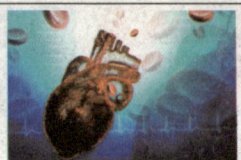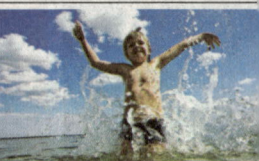

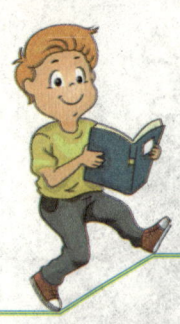

头发变白的原因

　　白发是指头发全部或部分变白。白发分老年白发和少年白发两种情况。

　　此外，无其他异常表现，后天性少白头，引起的原因很多。营养不良，如缺乏蛋白质、维生素以及某些微量元素（如铜）

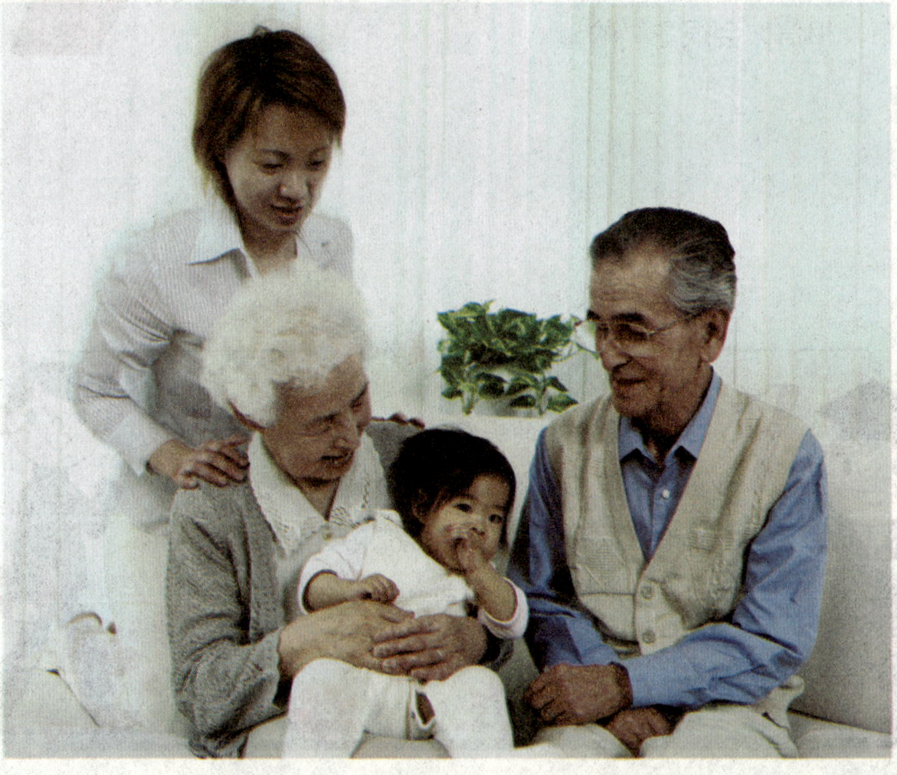

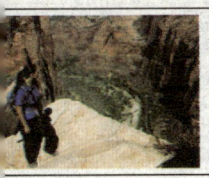
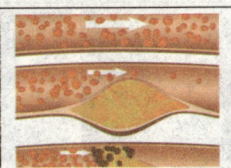
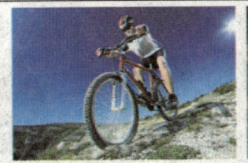
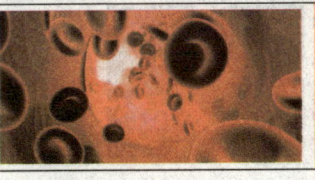
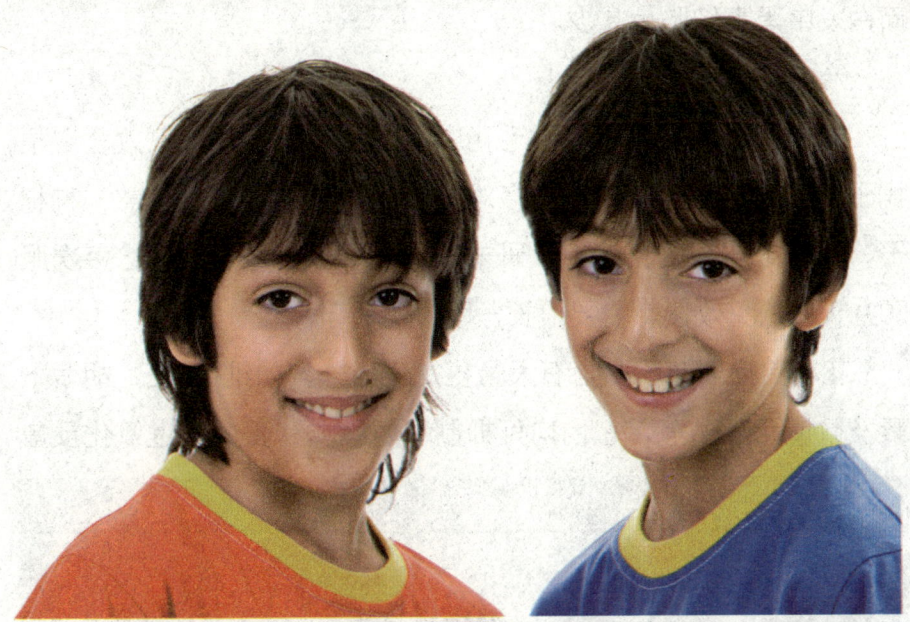

等，都会使头发变白。某些慢性消耗性疾病（如结核病）等，会造成营养缺乏，头发会比一般人的要白得早些。

一些长期发热的病人，头发会黄脆甚至变白脱落，有的内分泌疾病，如脑垂体或甲状腺疾患，可影响色素细胞产生色素颗粒的能力而导致头发过早变白。

有些年轻人在短时间内，头发大量变白，则与过度焦虑、悲伤等严重精神创伤或精神过度疲劳有关。

少年或青年时白发。最初头发有稀疏分散其中的少数白发，大多数首先出现在头皮的后部或顶部，夹杂在黑发中呈花白状。随后，白发可逐渐或突然增多，骤然发生者，多与营养障碍有关。

老年性白发。白发常从两侧鬓角开始，慢慢向头顶发展，数年后胡须、鼻毛等也变灰白。黑素细胞中酪氨酸酶活性丧失而使毛干中色素消失所致。灰发中黑素细胞数目正常，但黑素减少，

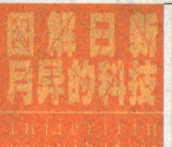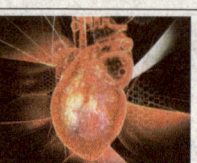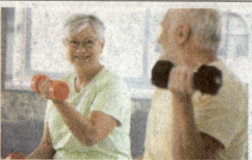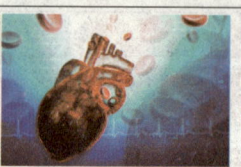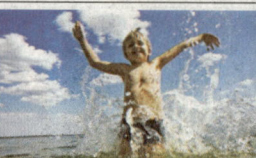

而白发中黑素细胞也减少。

治疗方法有以下几种。

拔去白发，用白蜜涂于毛孔中，即生黑发，如不见效，取梧桐子捣汁涂上必黑；如白发多难拔，用干柿饼加茅香煮熬；枸杞子，酒泡或焙干的各90克，研末做成丸子如梧桐子大小，每次服50丸，此法见效慢，需要很长一段时间。

花粉治疗。花粉中含有大量抗氧化成分，如维生素E、胡萝卜素及微量元素硒等，它们均可抑制体内脂质和蛋白质过氧化反应

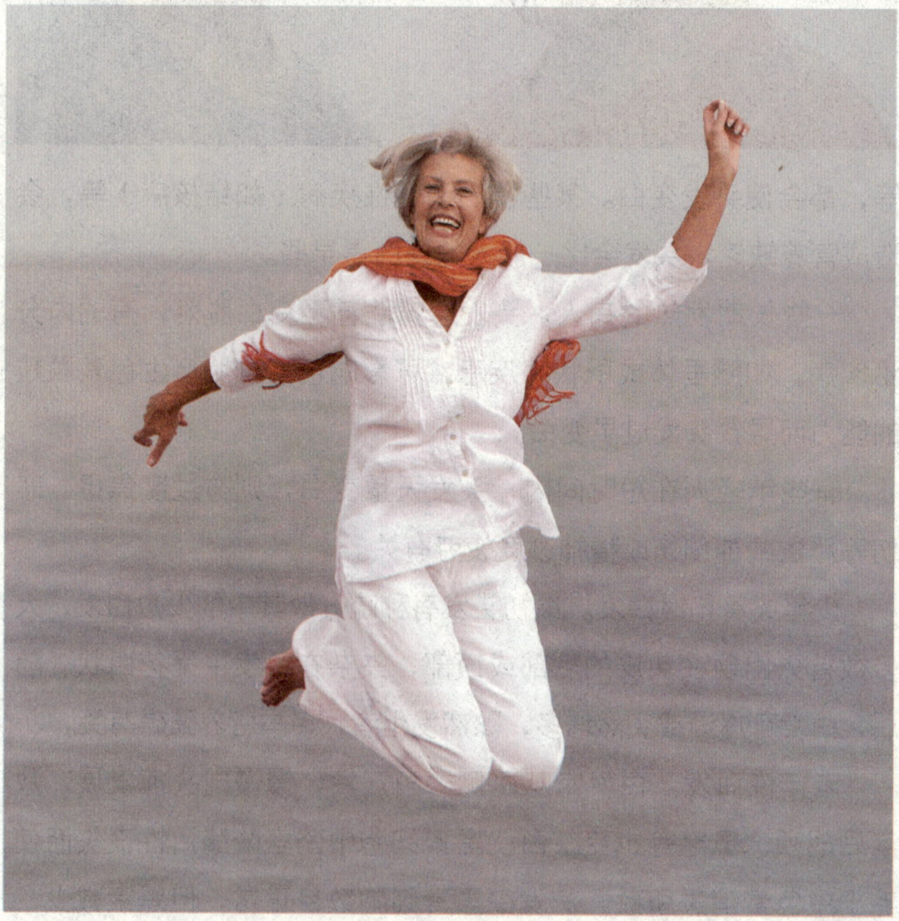

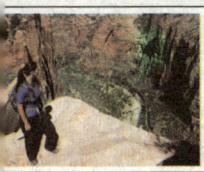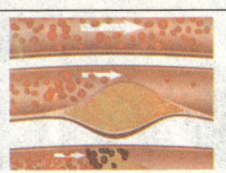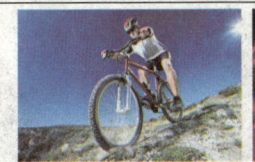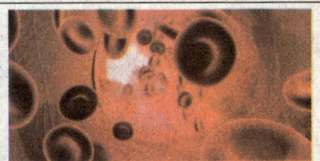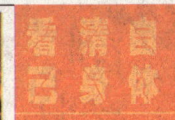

速度，从而具有延缓衰老的作用。

膳食疗法也可以。桂圆肉、莲子、大枣等，放入粳米中，煮成粥。每日二次，连服15天至30日。可以滋补气血，使头发变黑。

另外，还有注意饮食滋补调养。可常食大枣、黑枣、柿子、桑葚、紫葡萄等。

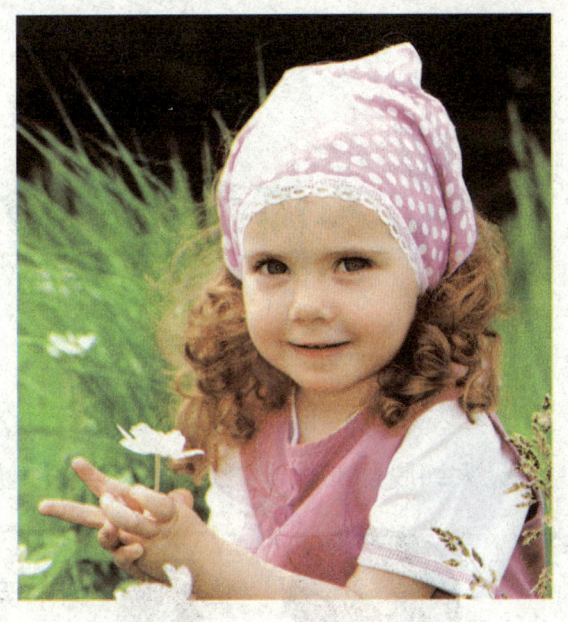

总之，凡是深色的食物都含有自然界的植物体与阳光作用而形成的色素，可以补充人体的色素，对头发色泽的保健有益。

拓展阅读

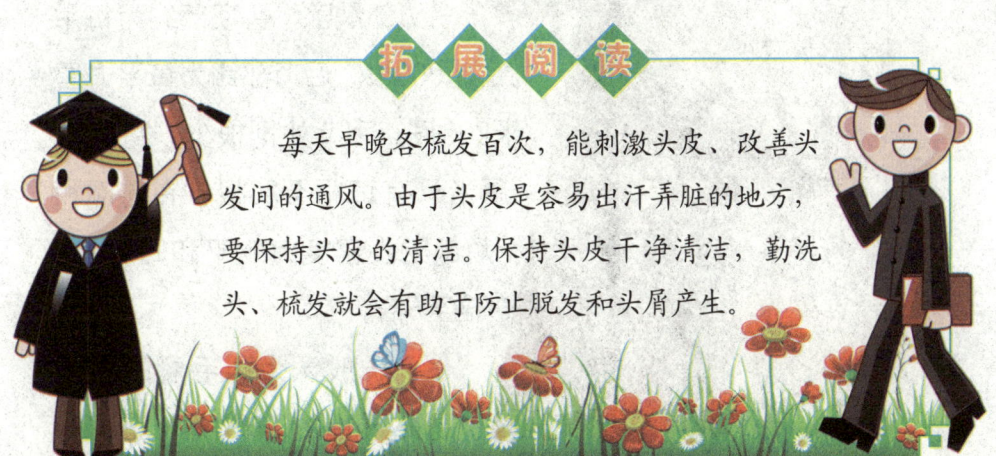

每天早晚各梳发百次，能刺激头皮、改善头发间的通风。由于头皮是容易出汗弄脏的地方，要保持头皮的清洁。保持头皮干净清洁，勤洗头、梳发就会有助于防止脱发和头屑产生。

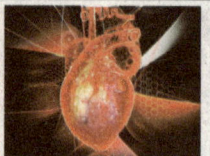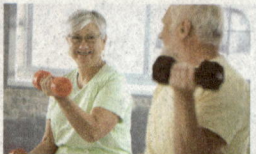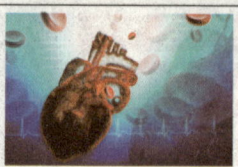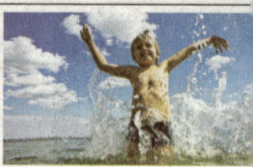

人体毛发的功能

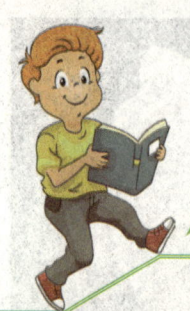

毛发分为毛干和毛根两部分。一个人大约有头发80000多根，每天大约脱落30根至120根，还会长出新头发来补充。头发每根平均生存2年至4年，每天生长0.2毫米至0.5毫米。此外人体还有睫毛、眉毛、鼻毛等20000根，汗毛约90万根。

身体各部位毛发的密度不同，随性别、年龄、个体和种族等而异。一般头部最密，头顶部约为每平方厘米300根。后顶部约为每平方厘米200根。手背处则很少，每平方厘米只有15根至20根，在前额和颊部毛发密度为躯干和四肢的4倍至6倍。

一般认为，毛囊的密度是先天性的，到成人期不能

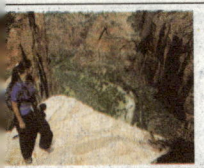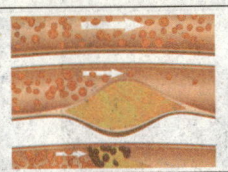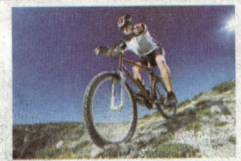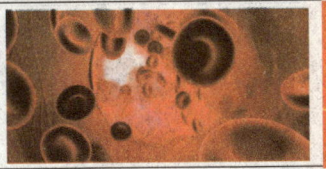

增添新的毛囊数。

　　毛发的生长和替换也有一定规律，并非连续不断，而是呈周期性。一般可分为三个阶段，即生长期、休止期及脱落期。怀孕的人头发的寿命增加；而分娩后，头发又重新恢复正常的生长速度，此时头发会大量掉落。

　　我们的毛发的功能很多，它能帮助机体调节温度，同时也是触觉器官，当我们轻触身体表面时，毛发的根部就会产生轻微的动作，这些动作会立刻被围绕在毛干四周的神经小分支物所截取，然后经由感觉神经传送到大脑去。每根毛发都连着一至数个由排列在分泌管的腺泡所构成的皮脂腺。有的人身上的毛发非常稀少，医学上称为"特发性毛发稀少"。如果患有肾上腺皮质机能低下的疾病，可能会出现毛发稀少和毛发脱落的症状。

　　相反，有些人（特别是妇女）毛发增粗变浓，甚至出现胡

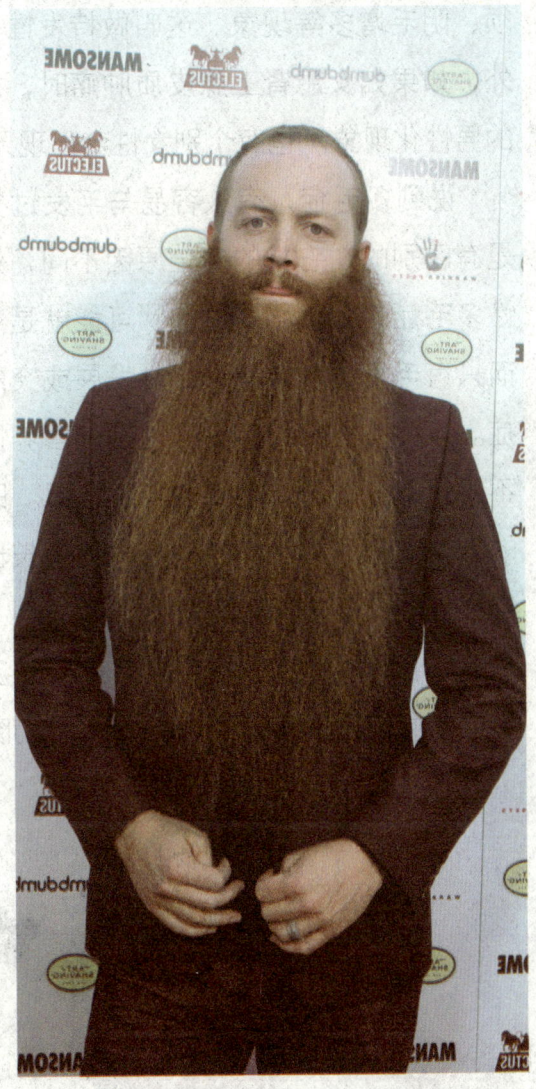

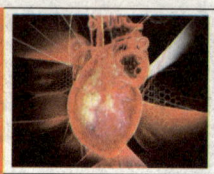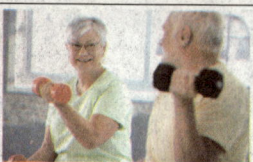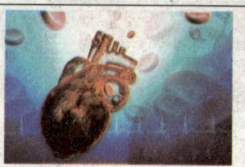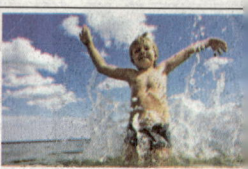

须、阴毛增多等现象。这叫做特发性多毛症，也与遗传有关。此外，如果妇女患肾上腺皮质肿瘤时，雄激素增多，就会出现多毛的男性化现象。也有个别女性会出现无病症而多毛的现象。

说到多毛症，有人容易与毛发过多混为一谈。实际上，两者是有区别的，它们的产生原因不同，处理也有差异。不过得了女性多毛症的人，早期的症状可能就是毛发过多，使人难以分辨。而只有毛发过多并呈进行性发展或突然增多时，才属于女性多毛症。人类的种族、年龄、性别、营养情绪以及居住地区的气候的不同，都可以影响毛发的生长情况。即使是同一个地区同一种族的人，正常的男性女性，毛发的生长也有早晚、快慢、多少、粗细、长短以及颜色深淡等区别。

多毛症的治疗包括病因治疗及对症治疗。手术治疗，若明确多毛症原因系因肿瘤引起，应手术切除肿瘤，多毛症即可消失。

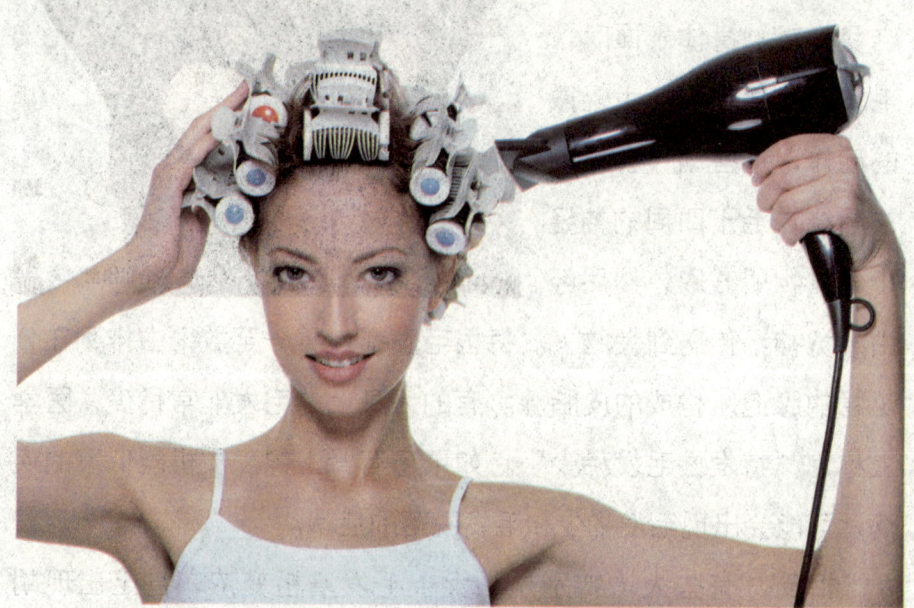

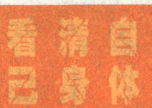
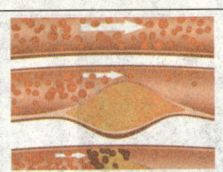
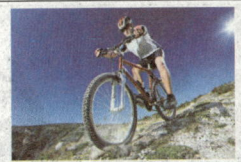
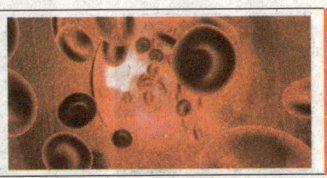

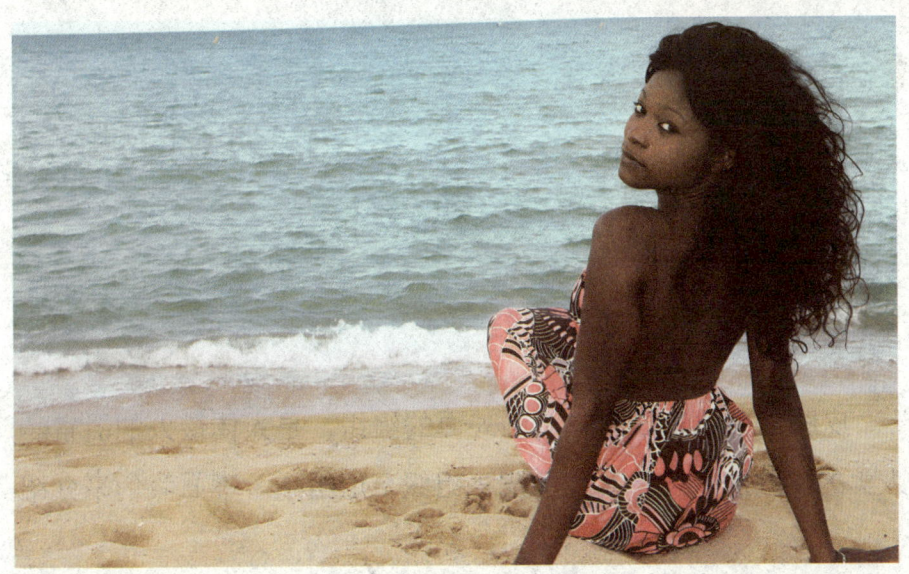

抑制肾上腺皮质增生药物有迟发型先天性肾上腺皮质增生时，可用糖皮质激素类药物，如泼尼松每晚2.5毫克口服，或用地塞米松0.25毫克至0.5毫克，每晚睡前口服，可有抑制雄激素分泌的作用，但不可过量服用，防止引起副作用。

拓展阅读

特发性多毛症，内分泌紊乱引起，由于皮肤内毛囊对雄激素敏感性增加所致。丙黄体酮有拮抗雄激素的作用，一般每天服用10毫克至100毫克，分次口服。可与其他药联合应用，如与炔雌酮合用，如出现副作用应立即停用

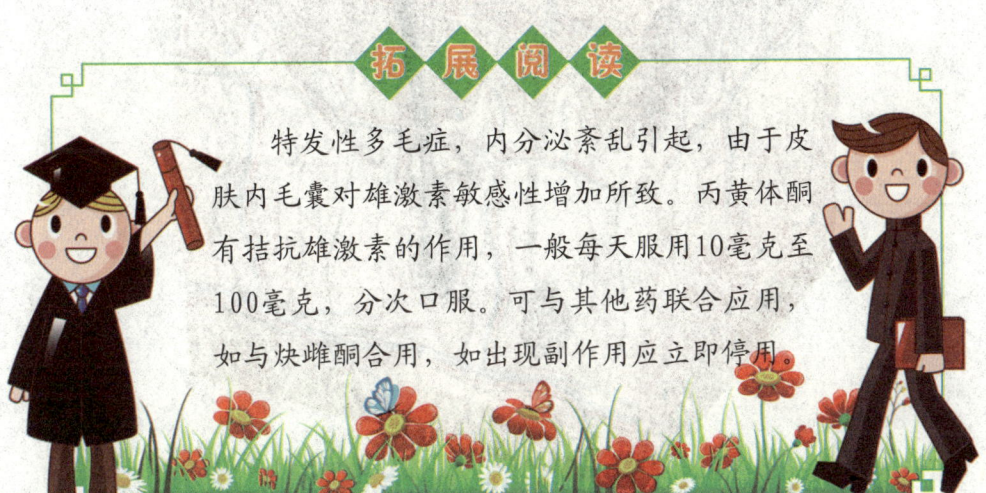

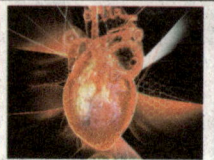
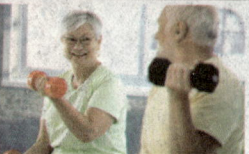
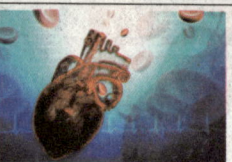
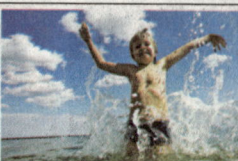

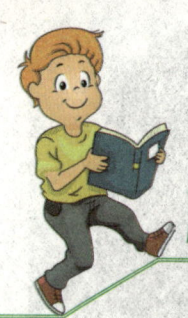

皮肤的主要作用

皮肤指身体表面包在肌肉外面的组织，是人体最大的器官。人类的皮肤由表皮、真皮、皮下组织三层组成。下面我们来介绍

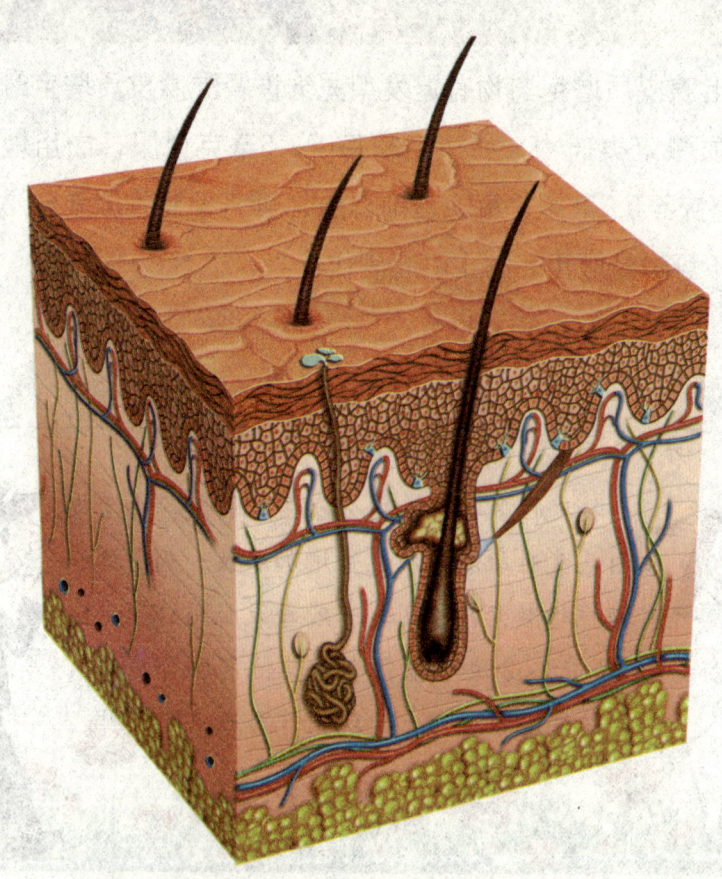

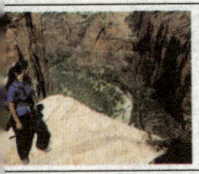
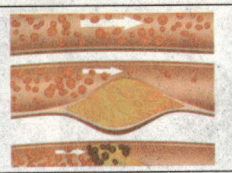
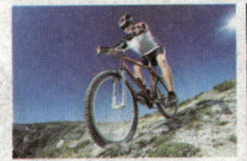
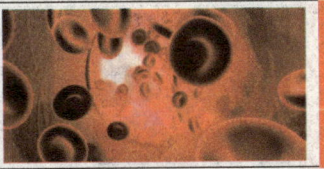

皮肤的功能。

一是保护功能。皮肤覆盖在人体表面，表皮各层细胞紧密连接。真皮中含有大量的胶原纤维和弹力纤维，使皮肤既坚韧又柔软，具有一定的抗拉性和弹性。

皮肤还可以阻绝电流，皮肤的角质层是不良导体，对电流有一定的绝缘能力，可以防止一定量电流对人体的伤害。

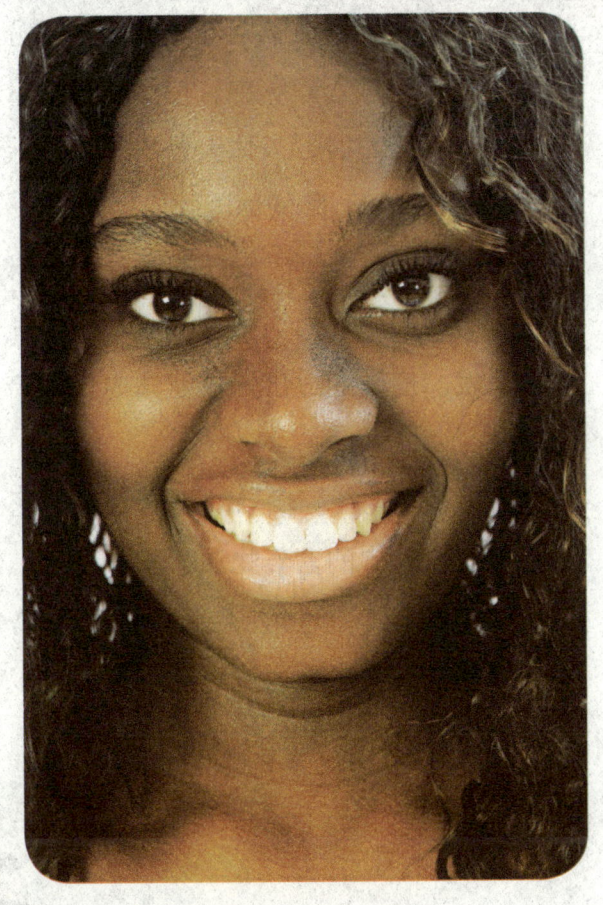

皮肤的角质层和黑色素颗粒能反射和吸收部分紫外线，阻止其射入体内伤害内部组织。皮肤表面有一层乳化皮肤膜，可以滋润角质层，防止皮肤干裂。

二是感觉功能。皮肤内含有丰富的感觉神经末梢，可感受外界的各种刺激，产生各种不同的感觉，如触觉、痛觉、压力觉、热觉、冷觉等。

三是调节体温。当外界气温较高时，皮肤毛细血管网大量开放，体表血流量增多，皮肤散热增加，使体温不致过高。当气温

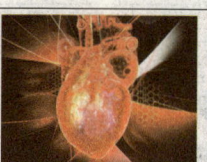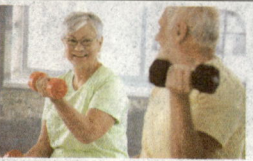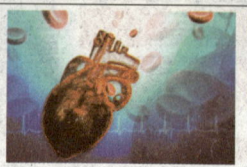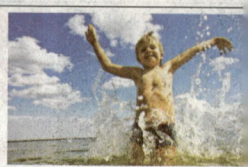

较低时，皮肤毛细血管网部分关闭，部分血流不经体表，直接由动静脉吻合支进入静脉中，使体表血流量减少，减少散热，保持体温。当气温高时，人体大量出汗，汗液蒸发过程中可带走身体的部分热量，起到降低体温的作用。

四是分泌与排泄。皮肤的汗腺可分泌汗液，皮脂腺可分泌皮脂。皮脂在皮肤表面与汗液混合，形成乳化皮脂膜，滋润保护皮肤及毛发。皮肤通过出汗排泄体内代谢产生的废物，如尿酸、尿素等。

五是吸收功能。皮肤并不是绝对严密无通透性的，它能够有选择地吸收外界的营养物质。皮肤直接从外界吸收营养的途径有三条：营养物渗透过角质层细胞膜，进入角质细胞内；大分子及水溶性物质有少量可通过毛孔、汗孔被吸收；少量营养物质通过表面细胞间隙渗透进入真皮。

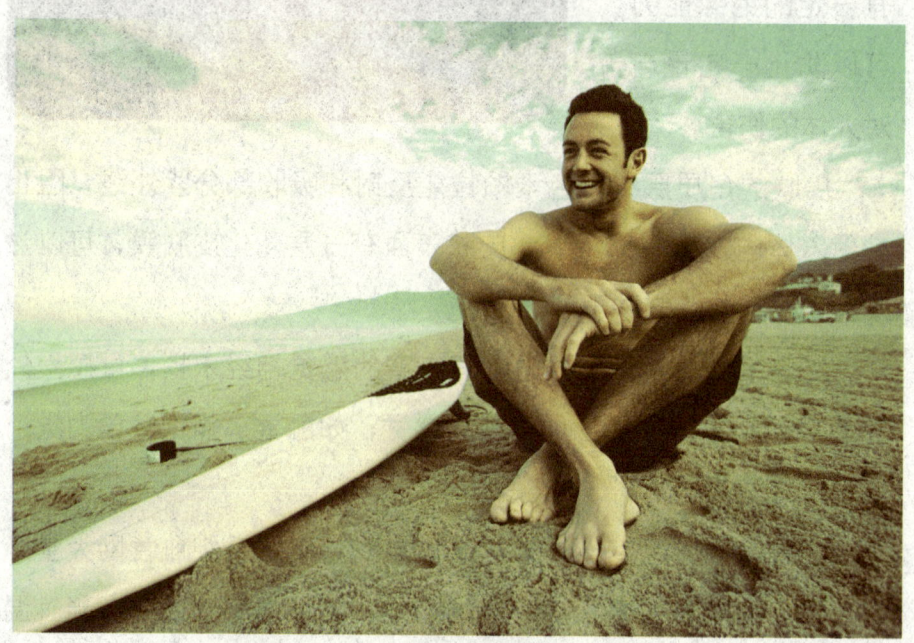

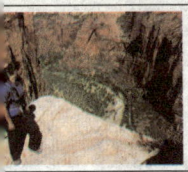
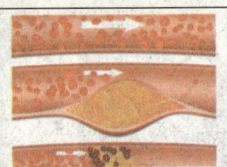
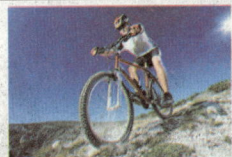
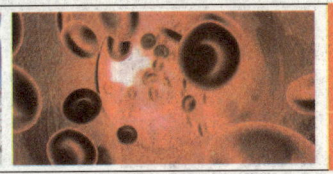

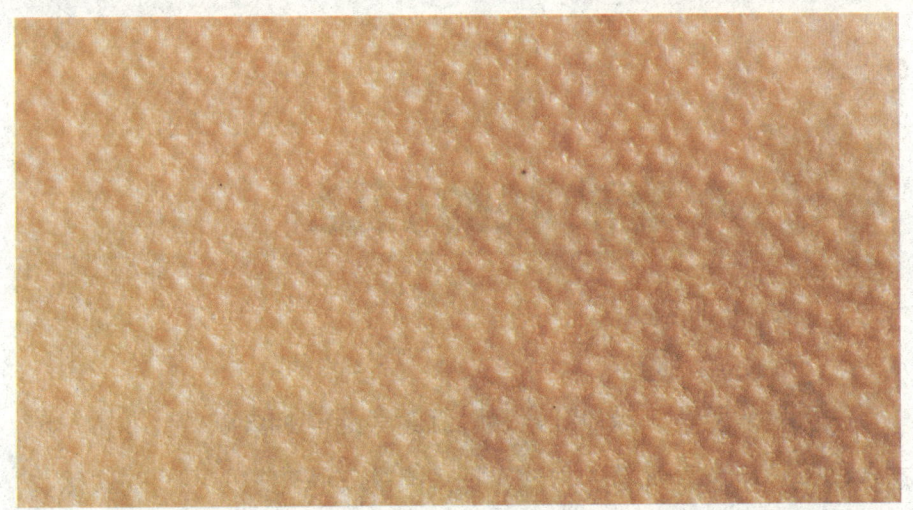

六是新陈代谢。皮肤细胞有分裂繁殖、更新代谢的能力。皮肤作为人体的一部分，参与全身的代谢活动。皮肤中有大量的水分和脂肪，它们不仅使皮肤丰满润泽，还为整个肌体活动提供能量，可以补充血液中的水分或储存人体多余的水分。皮肤是糖的仓库，能调节血糖的浓度，以保持血糖的正常。

拓展阅读

皮肤的健康色是铜色，这一观点已被推倒，太阳紫外线中的辐射会影响皮肤的健康，而皮肤如果吸收了维生素C和维生素E是会变白的，也就是营养多的皮肤会比较白，所以最健康的肤色应该是白里透红的。

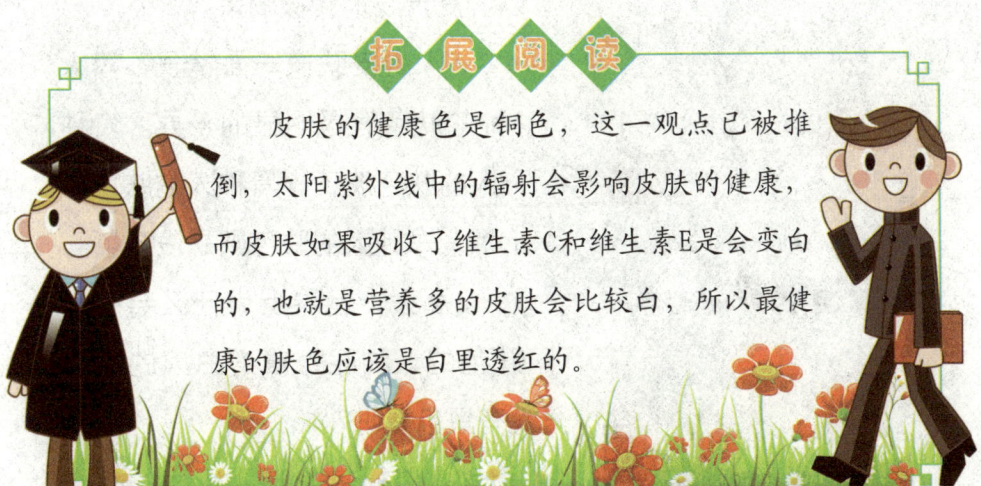

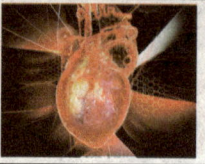
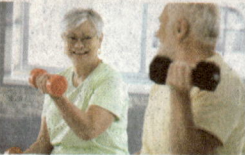
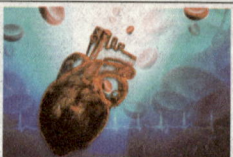
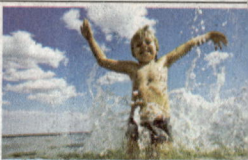

人类皮肤的颜色

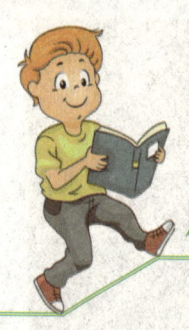

肤色是黑色素、原血红素、叶红素等这些神奇的"化妆师"的杰作。他们用色素沉着的方法,把人类的皮肤变幻成不同的颜色。这到底是怎么回事呢?

原来,皮肤的颜色是由皮肤内黑色素的多少决定的。黑色素是一种黑色或棕色的颗粒,其主要作用是阻挡阳光中紫外线对人体皮肤下面细胞的伤害。阳光较强时,黑色素的含量会增多,所以,夏天我们会被晒黑。

人的皮肤像一面镜子不同人种的肤色有极明显的差异。黄种人的肤色淡黄,黑种人的肤色黝黑,白种人的肤色则是浅淡色。

那么,世界上为什么会有不同肤色的人种呢?难道白人的身体里没有黑色素吗?

科学家经研究发现,人类的祖先

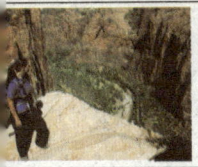
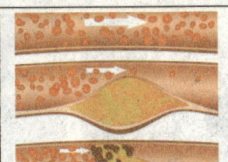
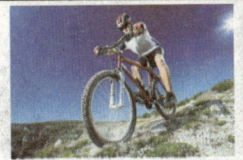
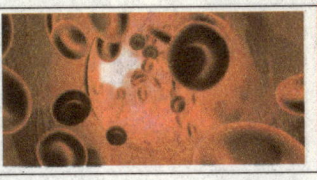

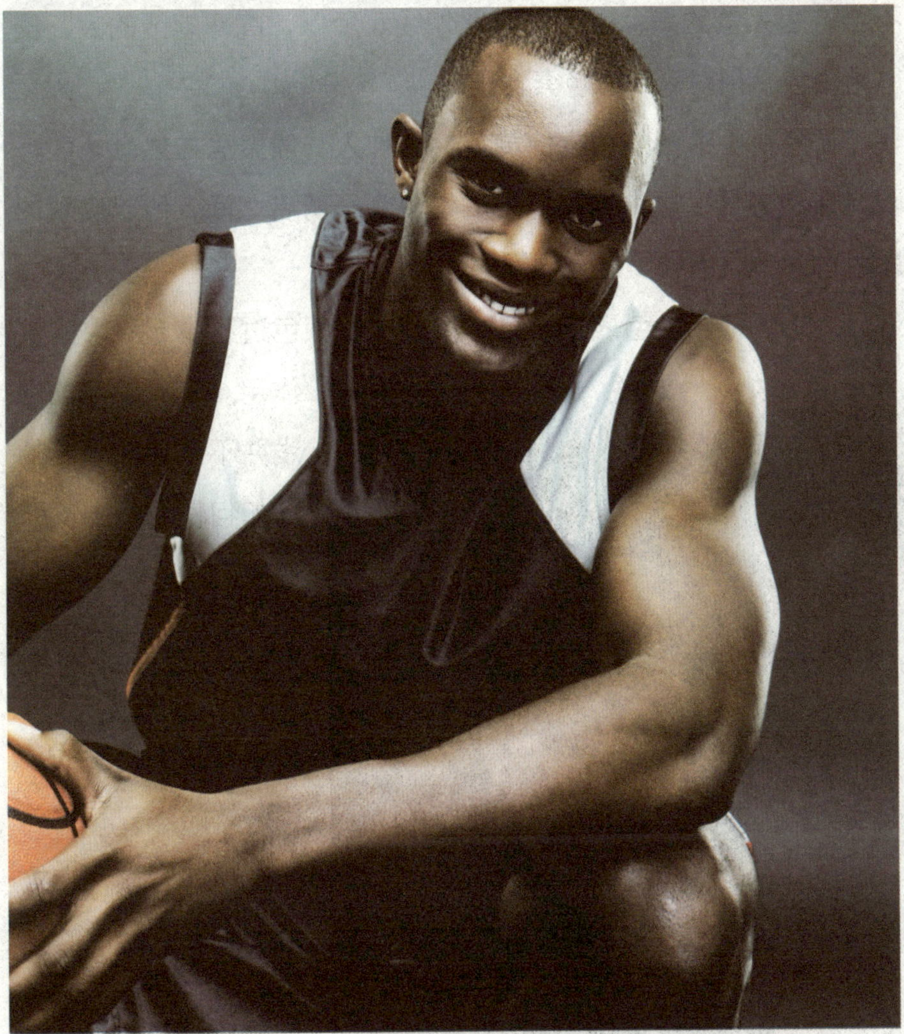

在一开始并没有差异，肤色基本相同。只是到了后来，人们移居到不同的地区，为适应外界的环境才渐渐出现了肤色的差异。

人类皮肤的颜色，是进化过程中适应自然的结果。居住在赤道地区的非洲人，常受到强烈的日光照射，身体经调节产生大量黑色素，以便用来保护皮肤，所以皮肤呈黑或棕黑色。在高寒的北欧，人们不会受到烈日的暴晒，阳光相对来说比较弱，皮肤就

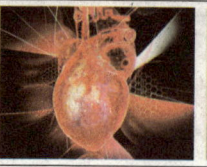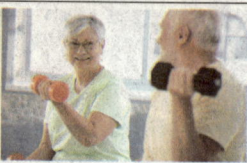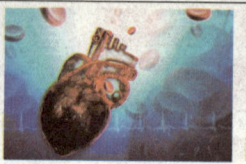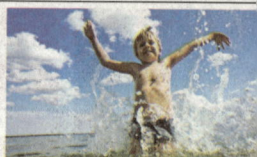

不会产生大量的黑色素来对抗紫外线。所以，高寒地区的人，皮肤为白色，相对来说黑色素含量较少。

温带则呈中性的黄或棕黄色。黄种人一般聚居在温带地区，阳光强烈的程度居中，黑色素的量也介于两者之间，所以皮肤的颜色也介于白色和黑色人种间。

由此可见，黑色素在调节人们皮肤颜色过程中起着决定性作用。其实肤色的深浅并不重要，重要的是如何使我们的皮肤健康。

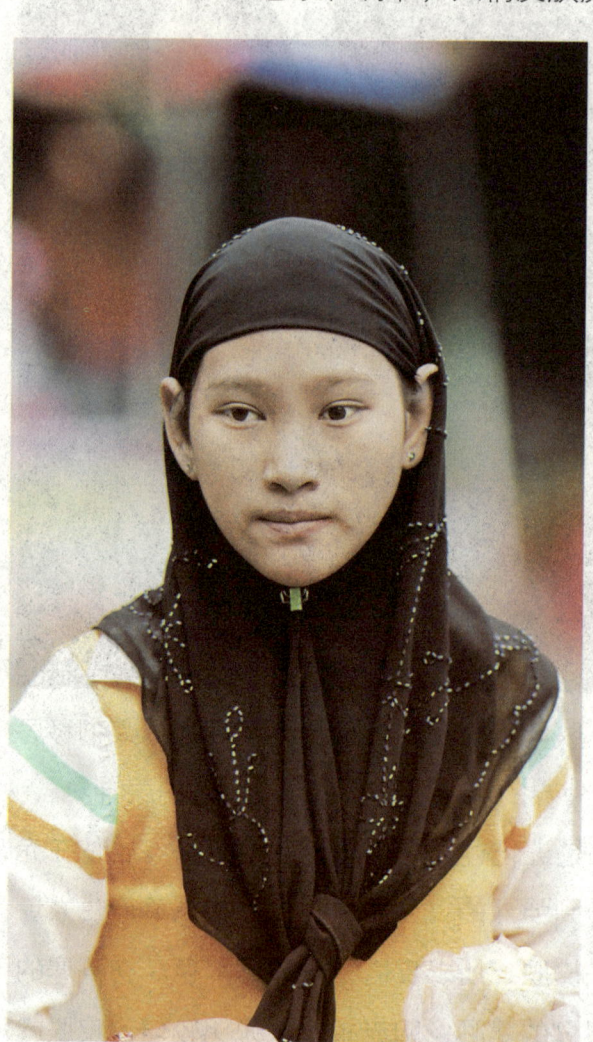

随着季节的不断变换，人体也在不断调整新陈代谢的步伐。体内水分和营养的消耗和增加，直接影响着我们的皮肤健康状况。

那么，怎样才能使我们的皮肤健康地适应季节的变化呢？

要想皮肤好，下面几点要记牢：

一是洁面水温不

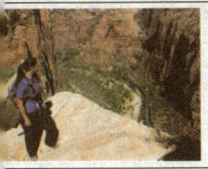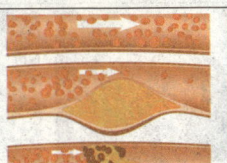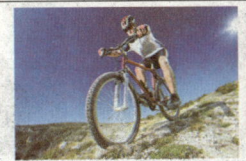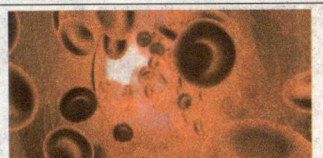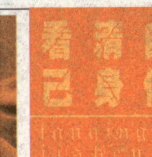

可偏高，以30℃左右为宜。

二是用调节皮脂分泌的化妆水护理肌肤，用适于油性皮肤的护肤品营养皮肤。

三是不偏食油腻之物，多食蔬菜、水果。

四是要经常做深层皮肤护理：洗面、蒸汽浴面、按摩、面膜。要用适合自身皮肤特点的化妆品。

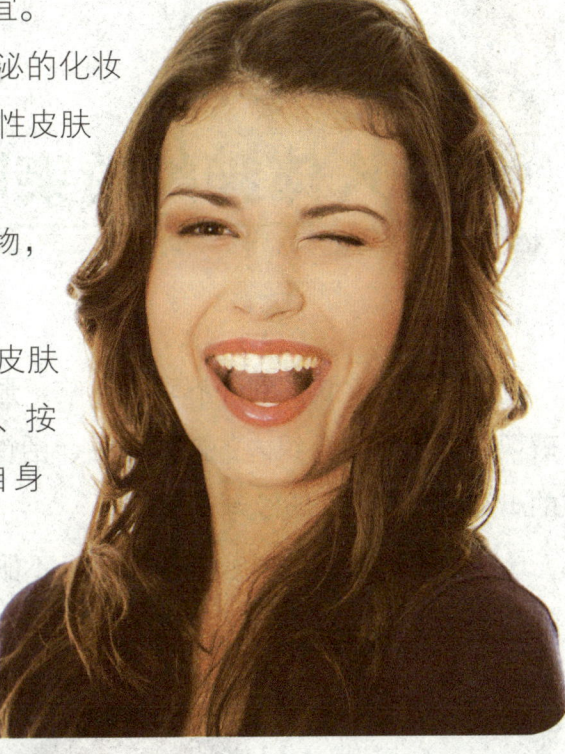

拓 展 阅 读

黑色素是一种生物色素，是酪胺酸经过一连串化学反应所形成的，动物、植物与原生生物都有这种色素。黑色素通常是以聚合的方式存在。黑色素有对抗紫外线的作用。

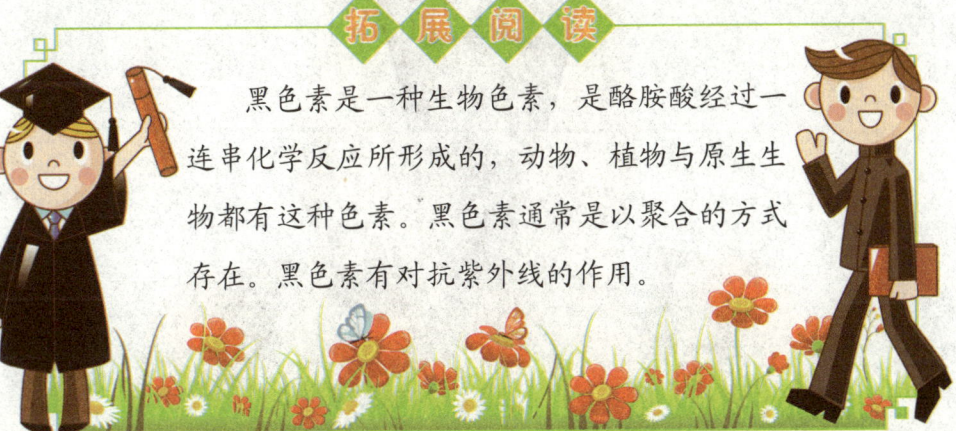

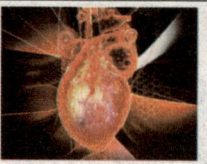
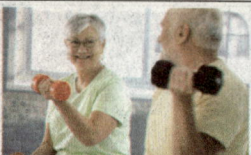
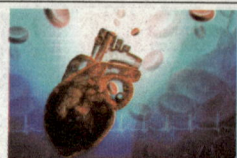
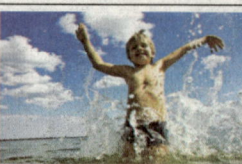

人体皱纹的来历

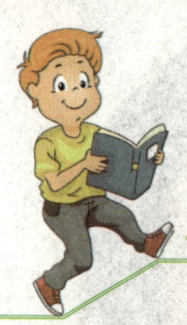

皱纹是指皮肤受到外界环境影响，形成游离自由基，自由基破坏正常细胞膜组织内的胶原蛋白、活性物质和氧化细胞而形成的小细纹、皱纹，皱纹渐渐出现。

皱纹出现的顺序一般是前额、上下眼睑、眼外眦、耳前区、颊、颈部、下颌、口周。面部皱纹分为萎缩皱纹和肥大皱纹两种

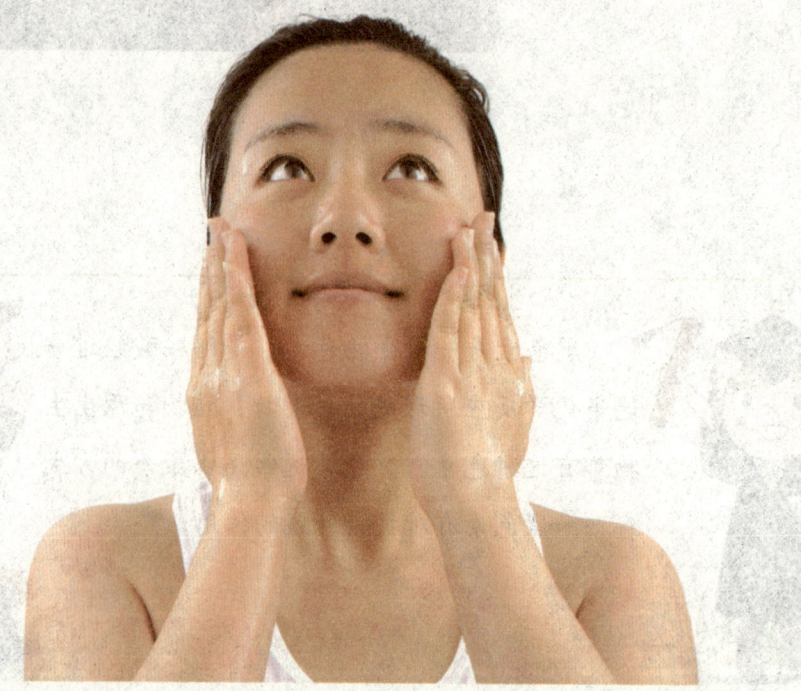

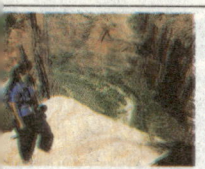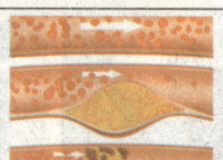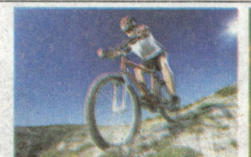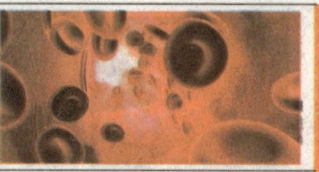

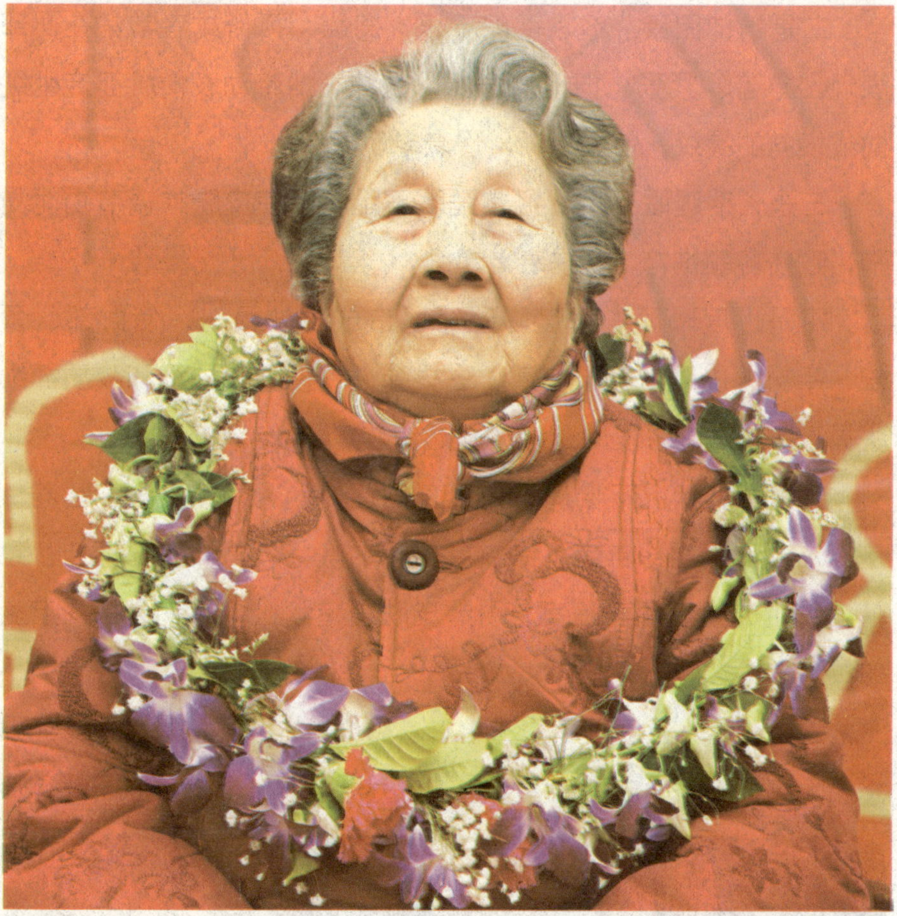

类型。

我们为什么会长皱纹呢？生理学家经过研究发现，人脸部长皱纹的原因有以下几个方面：

一是体内及皮肤水分不足。我们知道皮肤的最外层为角质层，角质层可以由体内供给水分，也可以从体外吸收水分，使皮肤保持适度的水分含量。皮肤含水量在10%～20%之间最合适，若低于10%，皮肤呈干燥状态，即显得粗糙松弛，时间长了，就会出现皱纹。

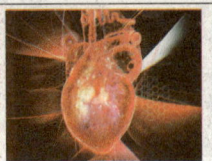
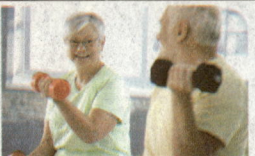
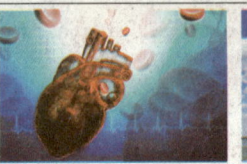
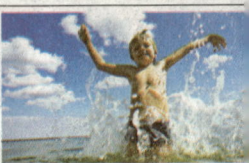

二是精神因素。经常闷闷不乐、急躁、孤僻或者常常在面部表现出愁苦、紧张、拘谨的表情，这种表情牵动表情肌而产生纵向或横向的皱纹，使人逐渐出现衰老现象。

三是长期睡眠不足。经常睡眠不足，会使皮肤的调节功能受损，致使容颜憔悴，容易衰老起皱。

四是过度曝晒。过度曝晒可以造成皮肤损伤，使面部、颈部、手部的皮肤变干、变薄、失去弹性，使弹力纤维和胶质纤维失去正常的功能，皮肤逐渐变松起皱。

五是营养状况不合理。如果身体营养状况好，皮肤的营养供应充足，皮下组织丰满，皱纹就出现的晚；如营养状况不佳，致使皮肤肌肉组织营养不良，引起皮肤粗糙和松弛，就会容易产生皱纹。

六是洗脸水温度过高。洗脸水以30℃左右的温水最合适，如果水温太高，皮肤的皮脂和水分会被热气所吸收，而使皮肤干燥，日

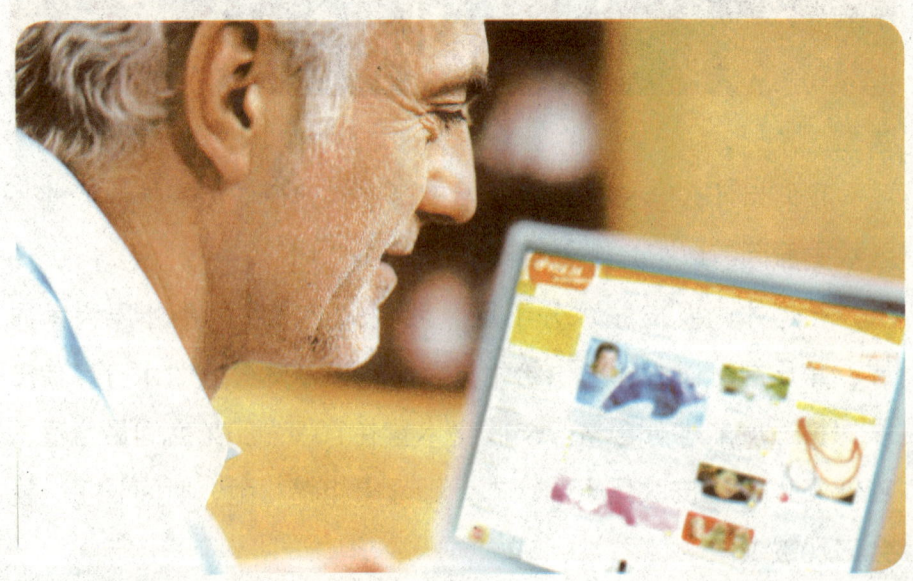

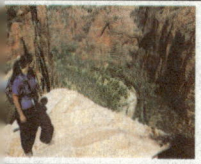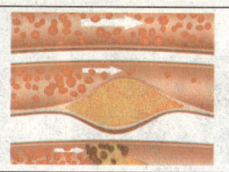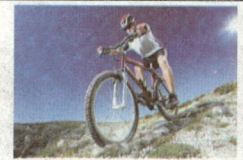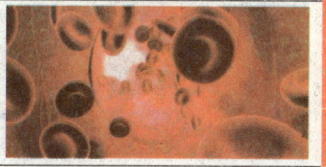

久天长会逐渐在脸部产生皱纹。

七是化妆品使用不当。使用不适当的化妆品会破坏皮肤的质地，过多的扑粉也会使面部出现细密的小皱纹。

八是过度吸烟、饮酒。长期过度吸烟、饮酒会加速皮肤的老化，从而过早产生皱纹，使人显得苍老憔悴。另外，吃盐太多也易长皱纹。法国国家医学院网站上的专家解释说，食盐以钠离子和氯离子的形式存在于人体血液和体液中，它们在保持人体渗透压、酸碱平衡和水分平衡方面起着非常重要的作用。如果吃盐过多，体内钠离子增加，就会导致面部细胞失水，从而造成皮肤老化，时间长了就会使皱纹增多。

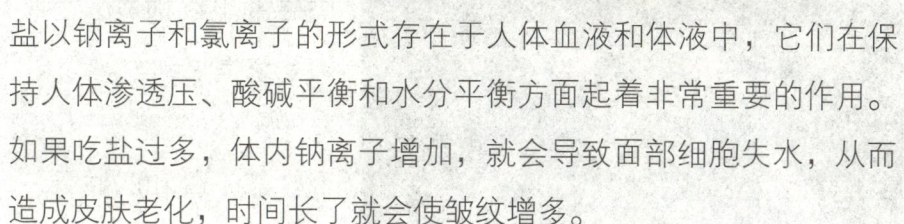

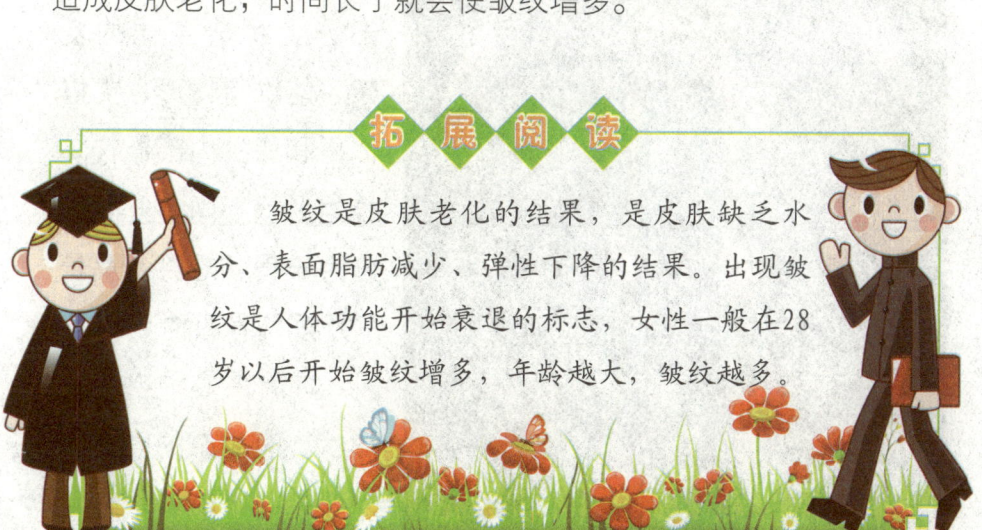

皱纹是皮肤老化的结果，是皮肤缺乏水分、表面脂肪减少、弹性下降的结果。出现皱纹是人体功能开始衰退的标志，女性一般在28岁以后开始皱纹增多，年龄越大，皱纹越多。

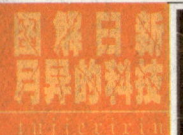
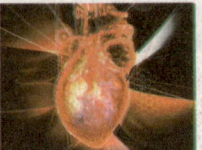
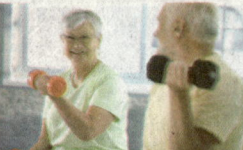
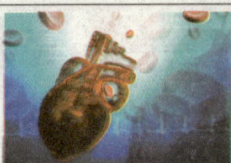
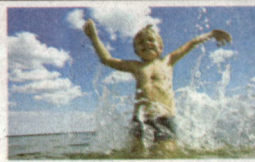

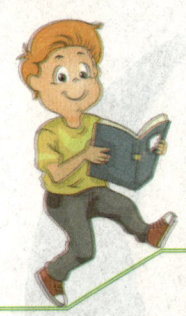

人体的骨骼系统

骨骼系统是为生物体提供支持作用的生命系统，其类别主要有外骨骼、内骨骼和水骨骼。

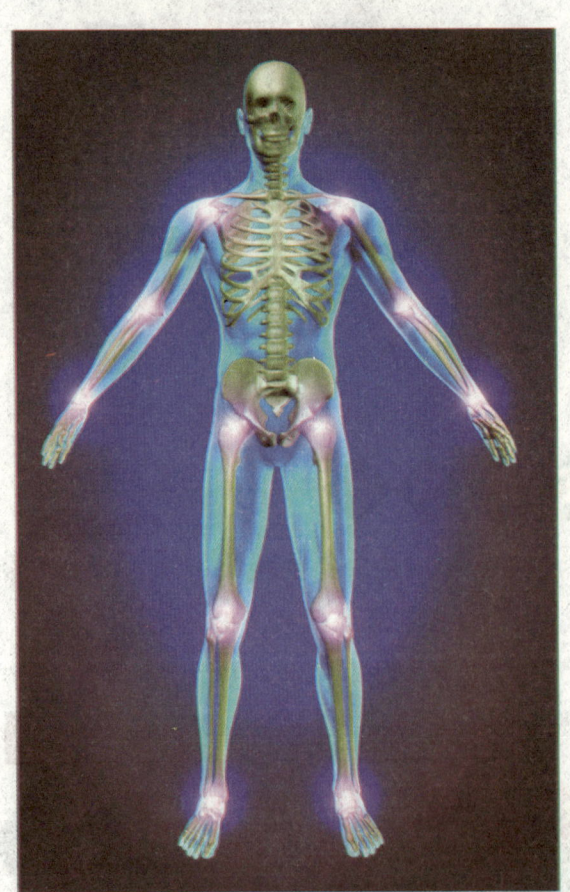

我们人类属于内骨骼系统。内骨骼由体内坚硬的组织构成，由肌肉系统提供动力。

人体骨骼分为头骨、躯干骨和四肢骨三部分，构成身体的支架，能维持体形，支撑体重和保护内部器官。根据形状不同，一般可分为长骨、短骨、扁骨和不规则骨四种。

骨骼由各种不同的形状，有复杂的内在和外在结构，使骨骼在减

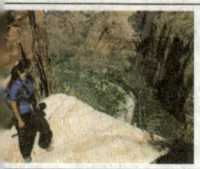
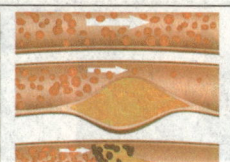
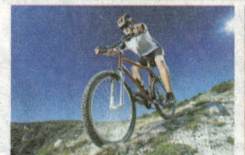
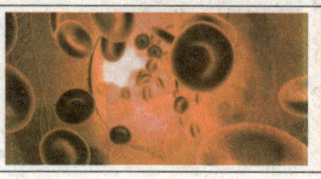

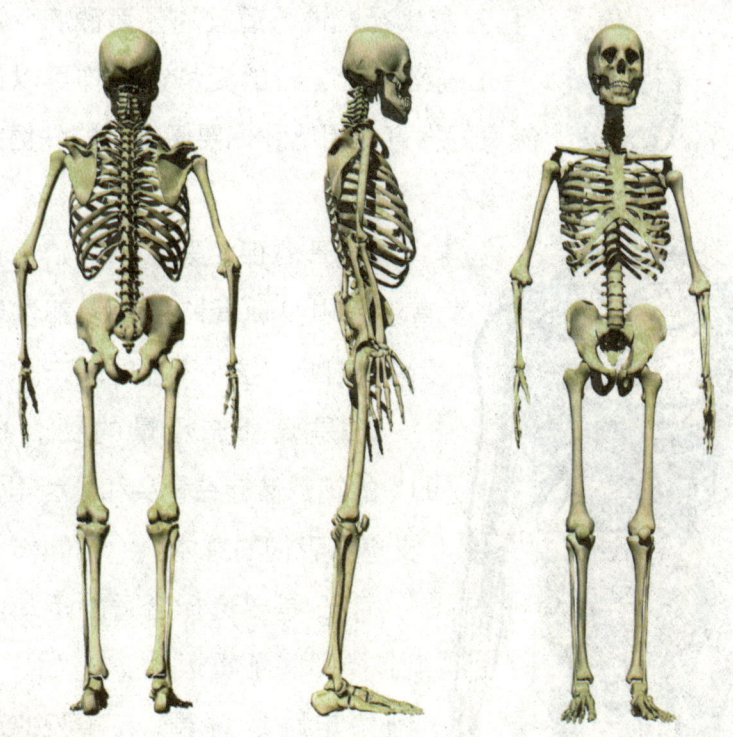

　　轻重量的同时能够保持坚硬。

　　成年人一般有206块骨头，而小孩一般有213块骨头。头骨会随着年纪的增长而愈合，因此，成年人骨头少一两块或多一两块都是正常的。另外，成人有28颗至32颗牙，而小孩的乳牙只有20颗。

　　骨骼与骨骼之间的间隙一般称之为关节，除了少部分的不动关节可能以软骨连接之外，大部分关节是以韧带连接起来的。

　　人体的骨骼功能是运动、支持和保护身体，制造红细胞和白细胞，储藏矿物质。

　　骨骼的形态会因生活条件、习惯、劳动性质及是否发生某些疾病而发生一定改变。在儿童和青少年时期，要根据年龄、性别

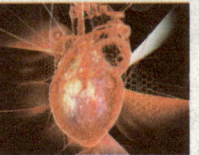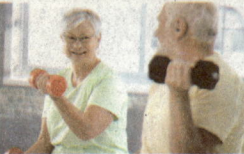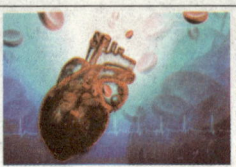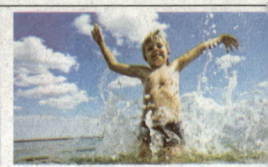

和健康状况，进行适宜的体育锻炼，注意保持正确坐、立、行的姿势，这样可以促进骨骼良好发育。因此我们要懂得骨骼保健的有关知识。

一是骨骼保护要从小开始，孩子在发育过程中身体骨骼的各大部位最容易变形，因此小孩子不能睡软床。

二是要补充足量的钙。身体里99%的钙都储存在骨头和牙齿里，它们支撑着我们的身体。

三是要选择合适的运动。最好选择那些承重运动，例如走路、跳舞、慢跑、爬楼梯或举重等。因为当你跳跃、奔跑或举重时，骨骼承受了压力，身体就会受到一个需要增强骨骼的信号，并开始制造新的细胞以强壮骨骼。

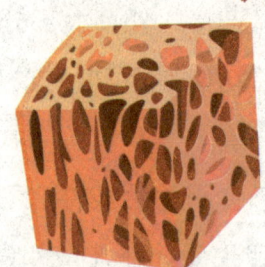

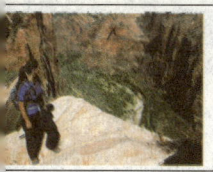 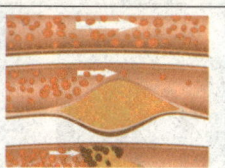 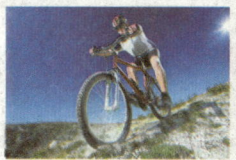 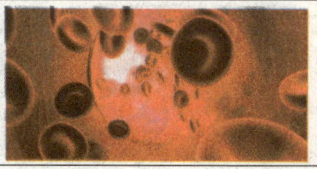

四是多进食富含维生素D的食物。维生素D的作用相当于钙类稳定剂，它能促进我们吸收食物中的钙，并锁定到骨骼中。

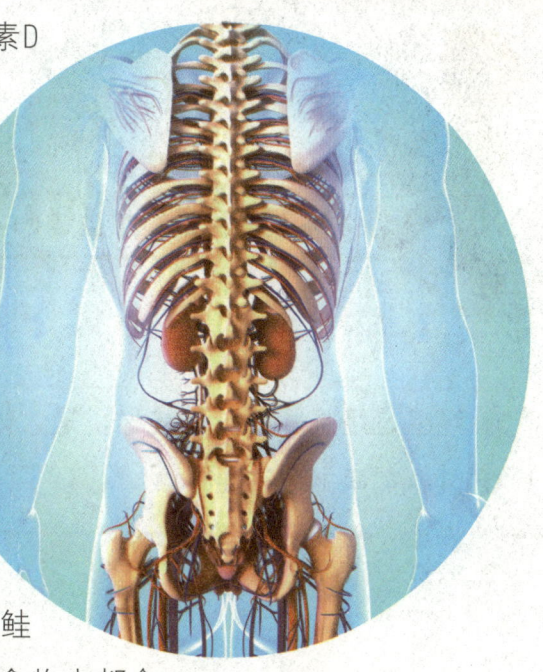

维生素D的来源有两个：一是太阳紫外线与皮肤中的化学成分相互作用产生维生素D；二是包括蛋黄、鲑鱼、金枪鱼、动物肝脏等食物中都含有维生素D，我们可以选择食用这些食物。

拓展阅读

软骨病又叫骨软化症，就是骨矿化不足，使新形成的骨基质钙化产生了障碍，发生在生长发育已完成的成年人称为软骨病，发生在儿童则称为佝偻病。因此，我们一定要注意补充钙和维生素D。

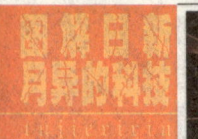
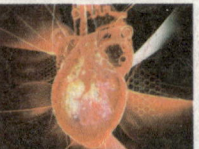
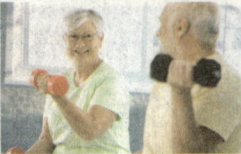
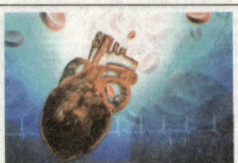
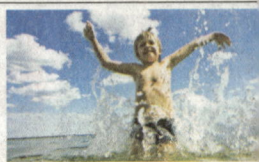

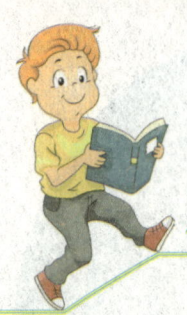

人体经络的功能

经络是经脉和络脉的统称，是人体运行气血、联络脏腑、沟通内外、贯串上下的通路。

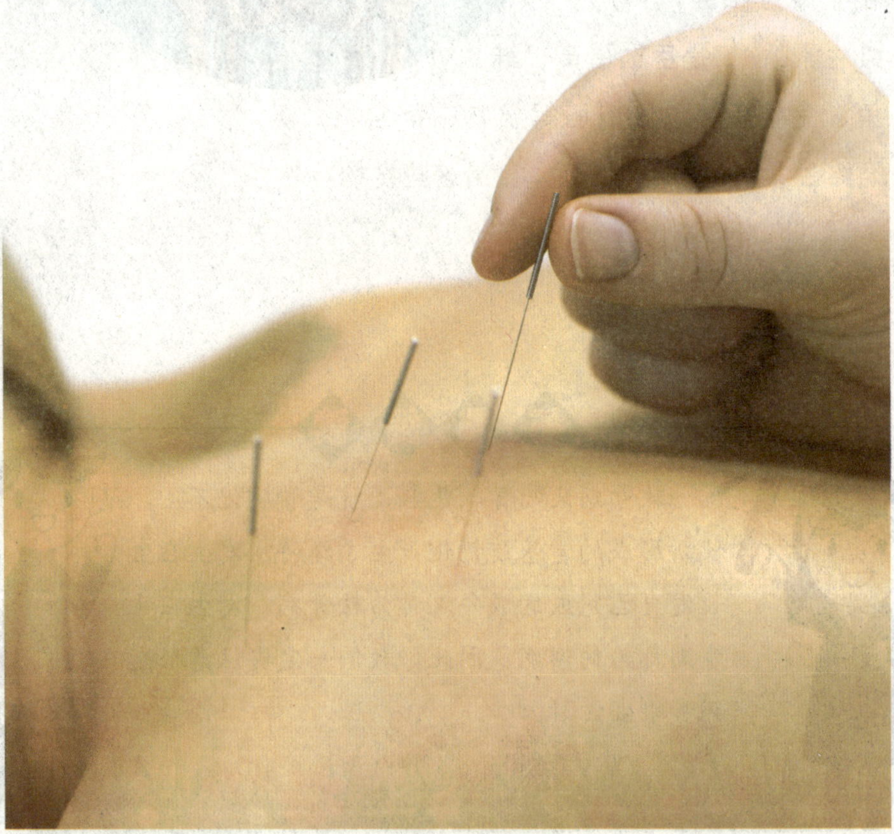

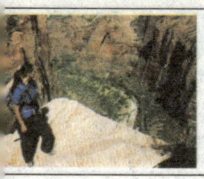
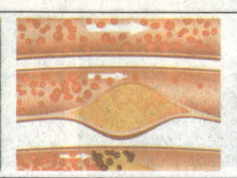
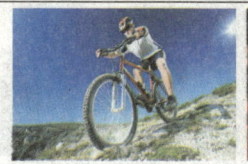
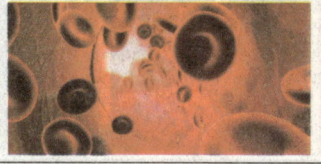

经络的功能。中医把经络的生理功能称为"经气"。

其生理功能主要表现在沟通表里上下联系脏腑器官。通行气血，滋润调养脏腑组织；感应传导；调节脏腑器官的机能活动等方面。

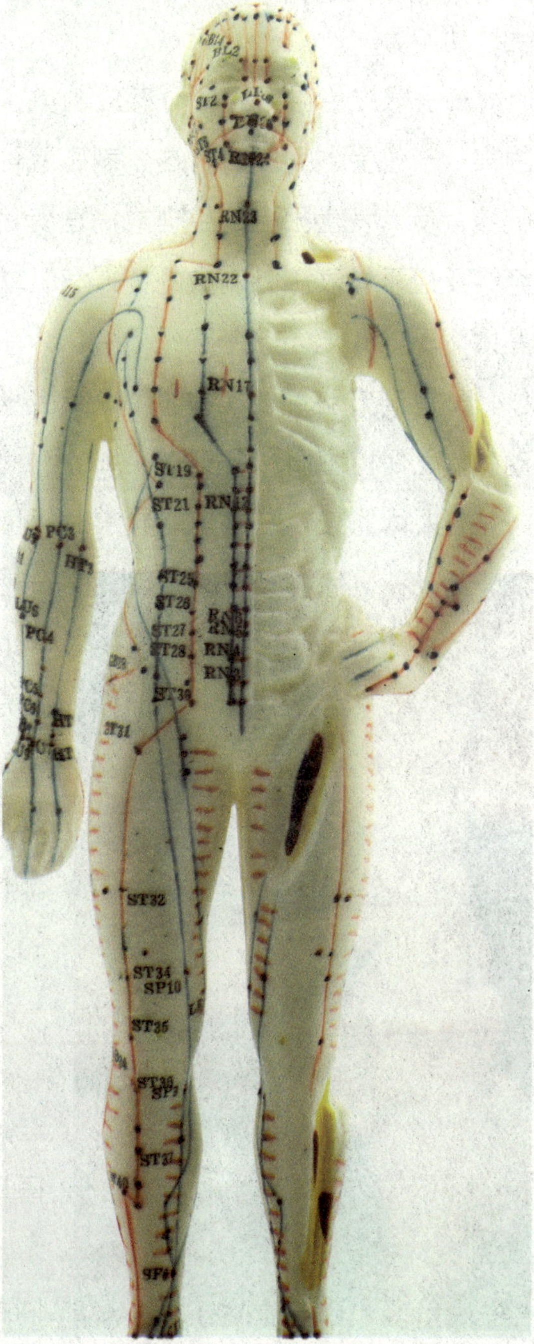

一是沟通表里上下，联系脏腑器官：人体由五脏六腑、皮肉筋骨等组成，它们各有其独特的生理功能。只有通过经络的联系作用，这些功能才能达到相互配合、相互协调，从而使人体形成一个有机的整体。

二是通行气血，滋润调养脏腑组织：气血是人体生命活动的物质基础，必须通过经络才

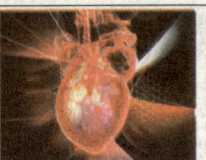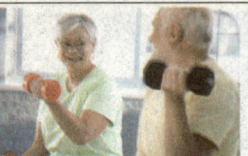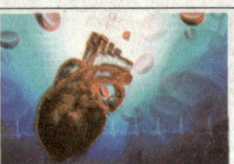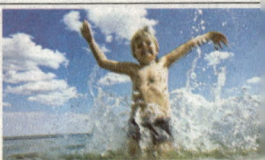

能输布周身,以温养濡润各脏腑、组织和器官,维持机体的正常生理功能。

三是感应传导:经络有感应刺激、传导信息的作用。当人体的某一部位受到刺激时,这个刺激就可沿着经脉传入人体内有关脏腑,使其发生相应的生理或病理变化。而这些变化,又可通过经络反应于体表。针刺中的"得气"就是经络感应、传导功能的具体体现。

四是调节脏腑器官的机能活动:经络能调节人体的机能活动,使之保持协调、平衡。

当人体的某一脏器功能异常时,可运用针刺等治疗方法来进一步激发经络的调节功能,从而使功能异常的脏器恢复正常。

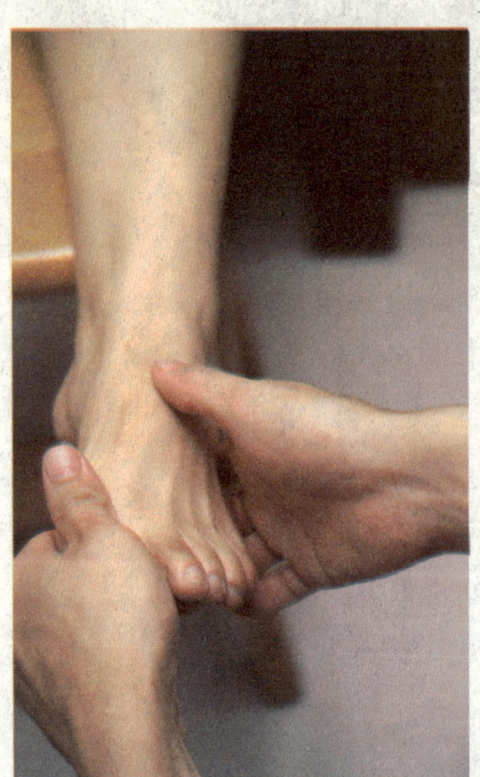

经络是遍布人体全身的一个网络系统,人体任何一个部位发生疾病,都会在相关的经脉线上反映出来。

那么,经络怎么锻炼呢?

养生专家认为,我们日常进行的各种体育锻炼,以及每日的梳头、洗脸等活动,无一不是通过各种途径使人体各部位的经络处于活跃状

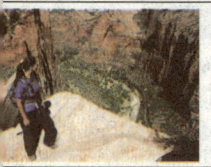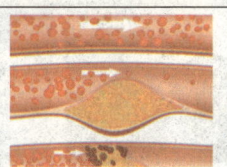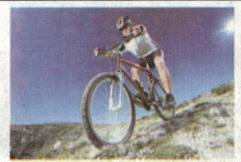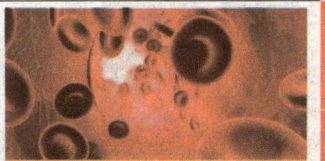

态，促使各脏器各生理系统之间协调平衡。

而每天对自身的关键穴位进行按摩，更是简便易行的独特锻炼保健方法。

每天早晚两次按摩合谷、内关和足三里三个穴位，按压频率约为每分钟30次，每次按摩5分钟，以达到酸、麻、胀感觉为有效。其原理是直接激活人体最主要的经络，使全身气血畅通。

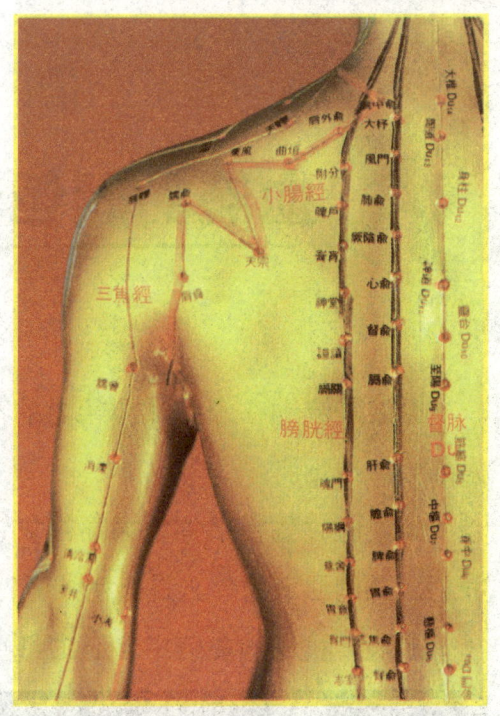

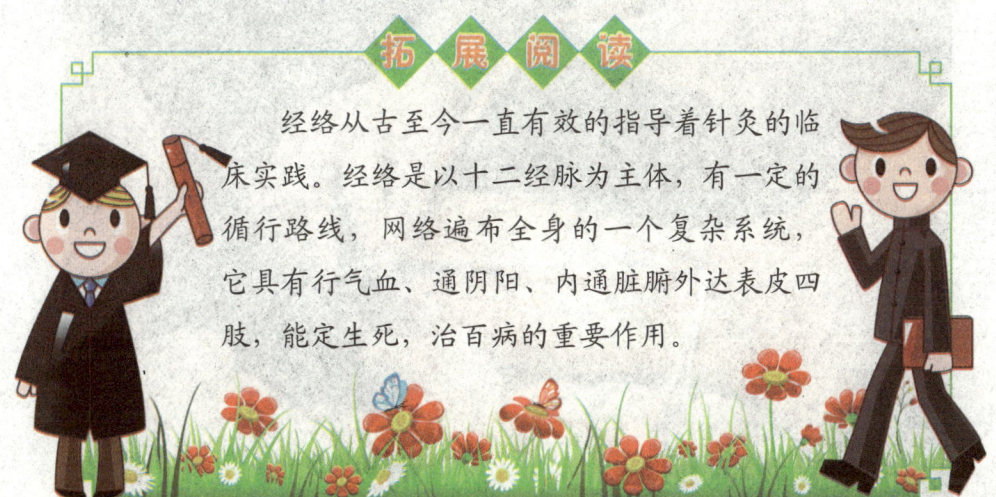

拓展阅读

经络从古至今一直有效的指导着针灸的临床实践。经络是以十二经脉为主体，有一定的循行路线，网络遍布全身的一个复杂系统，它具有行气血、通阴阳、内通脏腑外达表皮四肢，能定生死，治百病的重要作用。

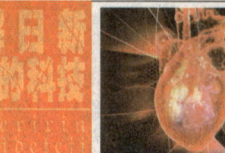
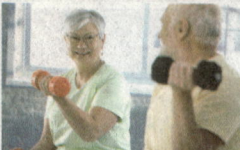
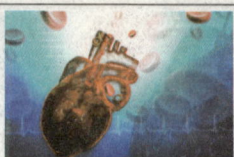
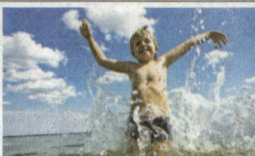

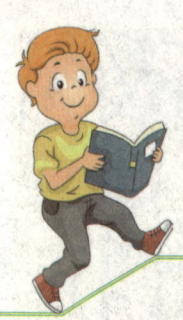

血液的颜色和功能

血液是流动在心脏和血管内的不透明的红色液体，主要成分为血浆、血细胞。

血液通过昼夜不停地循环往复，维持我们的生命活动。可是我们人类的血液为什么是红色的呢？

原来，我们的血液中含有血红蛋白。血红蛋白的功能是运输

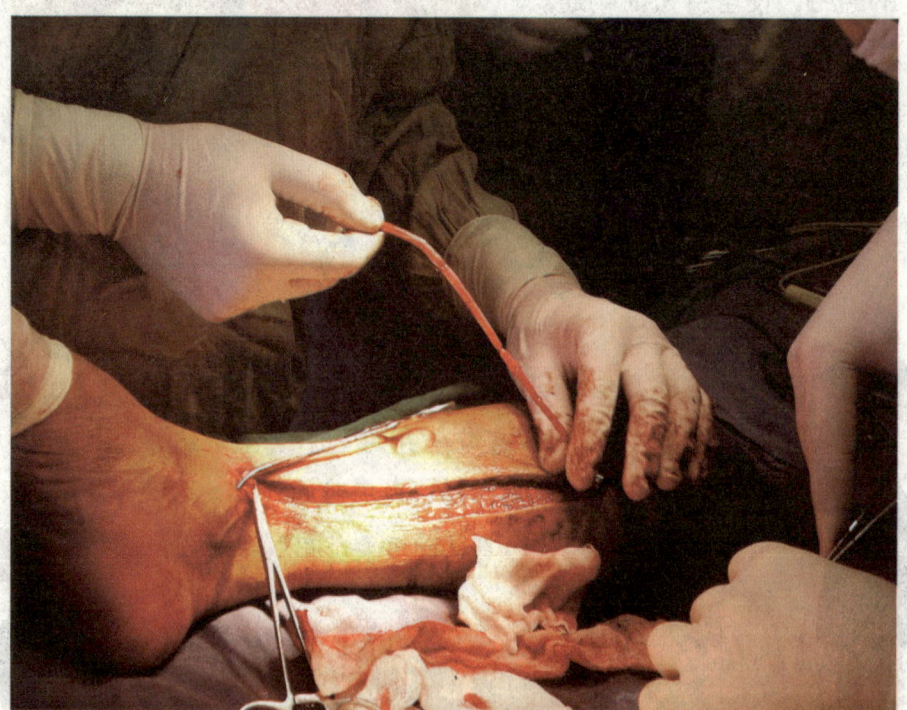

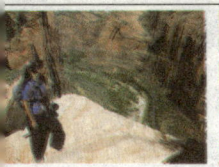
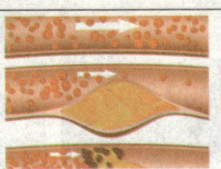
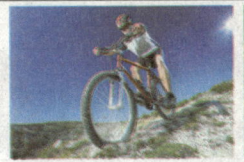
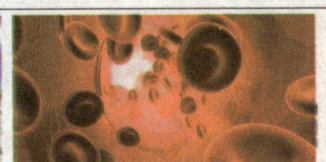
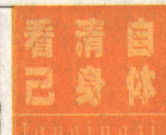

氧和二氧化碳，维持血液酸碱平衡。

人类的血液含氧多，就是氧合血红蛋白含量多，因此，我们人类的血呈鲜红色，静脉血呈暗红色。

美国加利福尼亚大学医学院著名运动生理专家维西，在智利欧坎基尔查山海拔6000多米的高处，也发现了蓝色血液的人。为什么他们的血会是蓝色的呢？

科学家经过认真地调研，认为形成蓝色血液的产生有多方面的原因：

第一种原因是蓝色血液中的化学成分发生了异常变化，血红蛋白，变成了血蓝蛋白，因为血液里面含有铜元

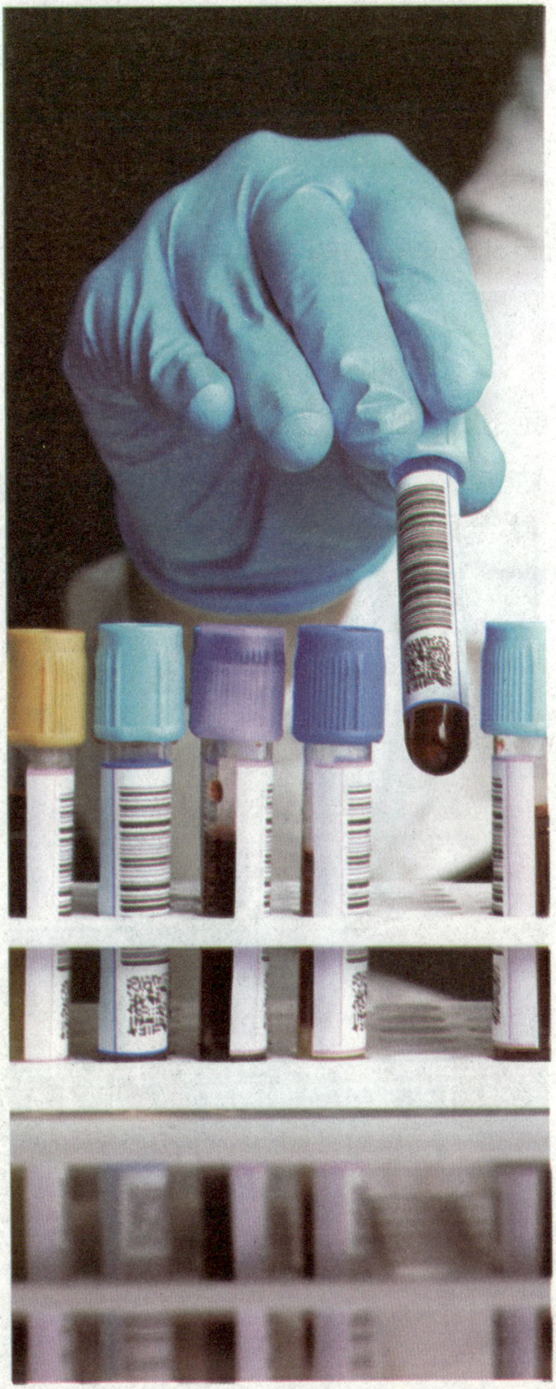

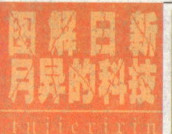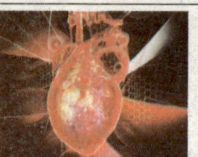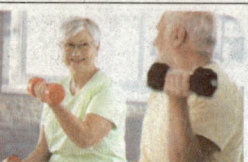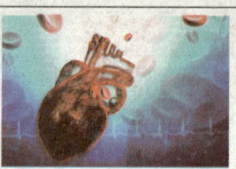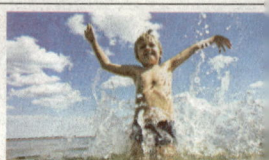

素，导致其颜色改变。这种异常变化可能是由于某种特殊的病态基因造成的。

第二种原因是血红蛋白输送的氧气不足。氧气充足时，血红蛋白会呈红色，所以常人的血液呈红色；当氧气缺乏时，血红蛋白就会变成蓝色。高山环境应该是缺氧的，这也是蓝色血液形成的原因。

不难看出，血液的颜色是由血红蛋白中含有的物质元素所决定的。使血液变蓝的叫血蓝蛋白，使血液变绿的叫血绿蛋白。绝大部分人类血液里面含血红蛋白，所以血液是红色的。

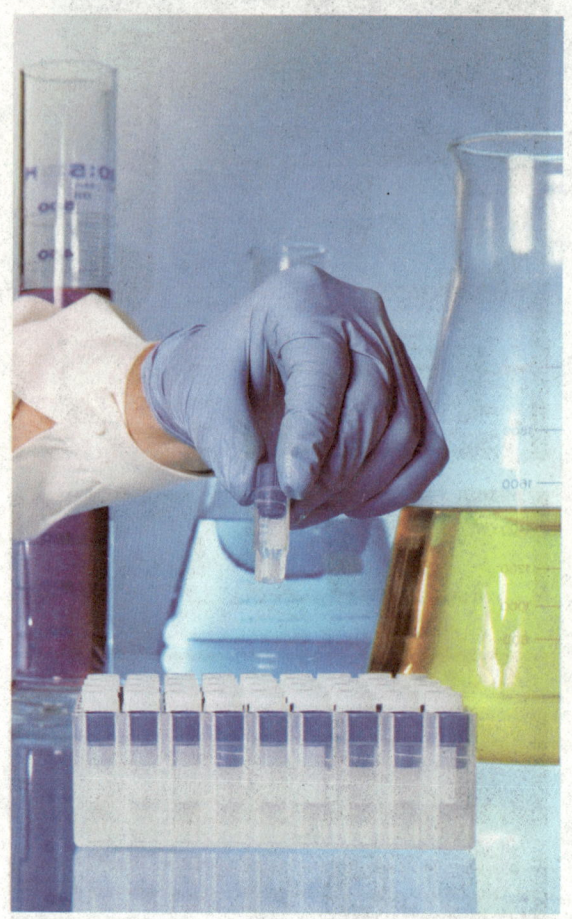

那么，有人的脸色不红润了，发黄了，是不是"贫血"呢？

贫血不一定是脸色发黄，不贫血也不一定就脸色红润，这里面的原因很复杂，要经过医生检查才能确定。

不过，贫血也是一种常见病，可要警惕！

如果要补血，可以经常食用阿胶红枣乌鸡汤，就是用乌鸡一只、

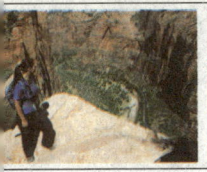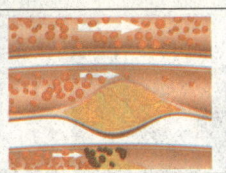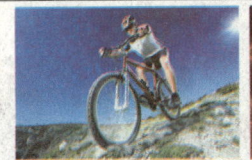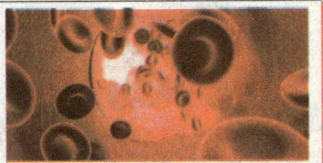

阿胶、黄精、桂圆、红枣、枸杞、桑葚、姜各适量。其做法为：第一步，乌鸡洗净放入砂锅中，加清水适量熬煮一个半小时；第二步再加入阿胶、黄精、桂圆、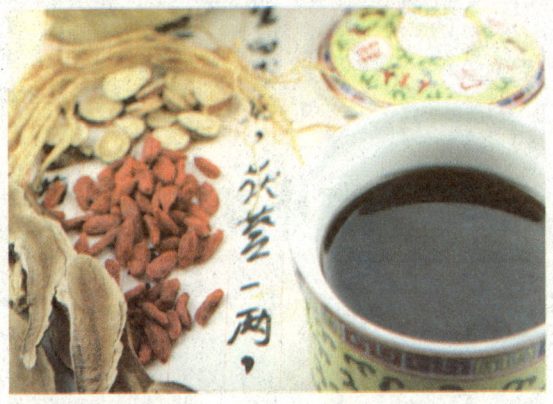红枣、枸杞、桑葚、姜，慢火熬煮一小时后，阿胶红枣乌鸡汤就做好了。

此汤的特点是：滋阴、养肝、补血、美容。

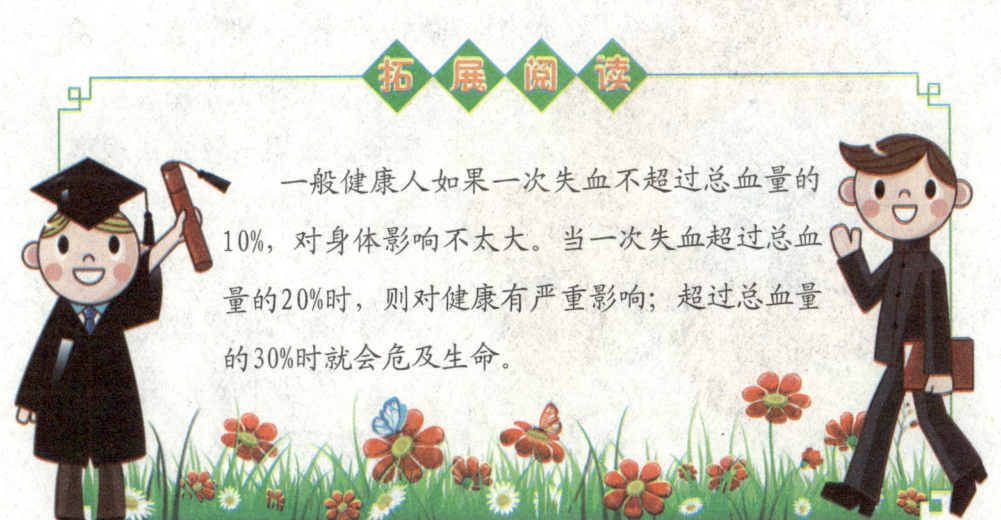

拓展阅读

一般健康人如果一次失血不超过总血量的10%，对身体影响不太大。当一次失血超过总血量的20%时，则对健康有严重影响；超过总血量的30%时就会危及生命。

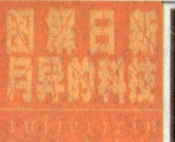
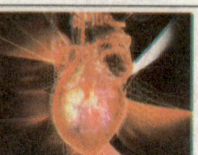
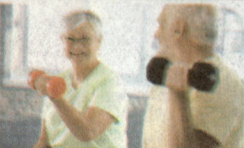
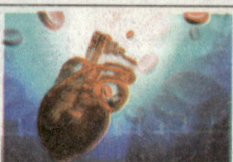
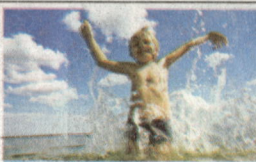

血小板的功能

血液的组成中说红细胞极小，其实血小板比它更小。血小板只有红细胞的1/8大小。在血球家族里它称得上是一位"小个子"。血小板的数量不算多，正常人体内每立方毫米的血液中约有10万至30万个。

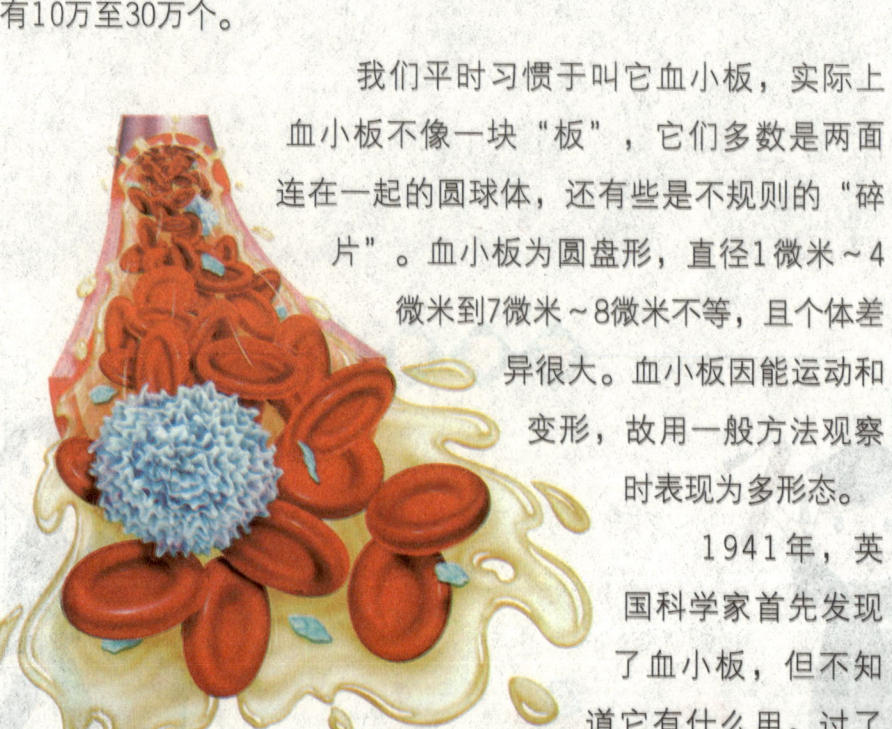

我们平时习惯于叫它血小板，实际上血小板不像一块"板"，它们多数是两面连在一起的圆球体，还有些是不规则的"碎片"。血小板为圆盘形，直径1微米～4微米到7微米～8微米不等，且个体差异很大。血小板因能运动和变形，故用一般方法观察时表现为多形态。

1941年，英国科学家首先发现了血小板，但不知道它有什么用。过了整整14年，它的作用才

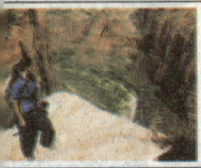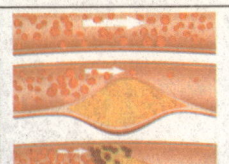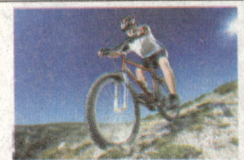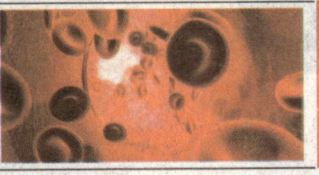

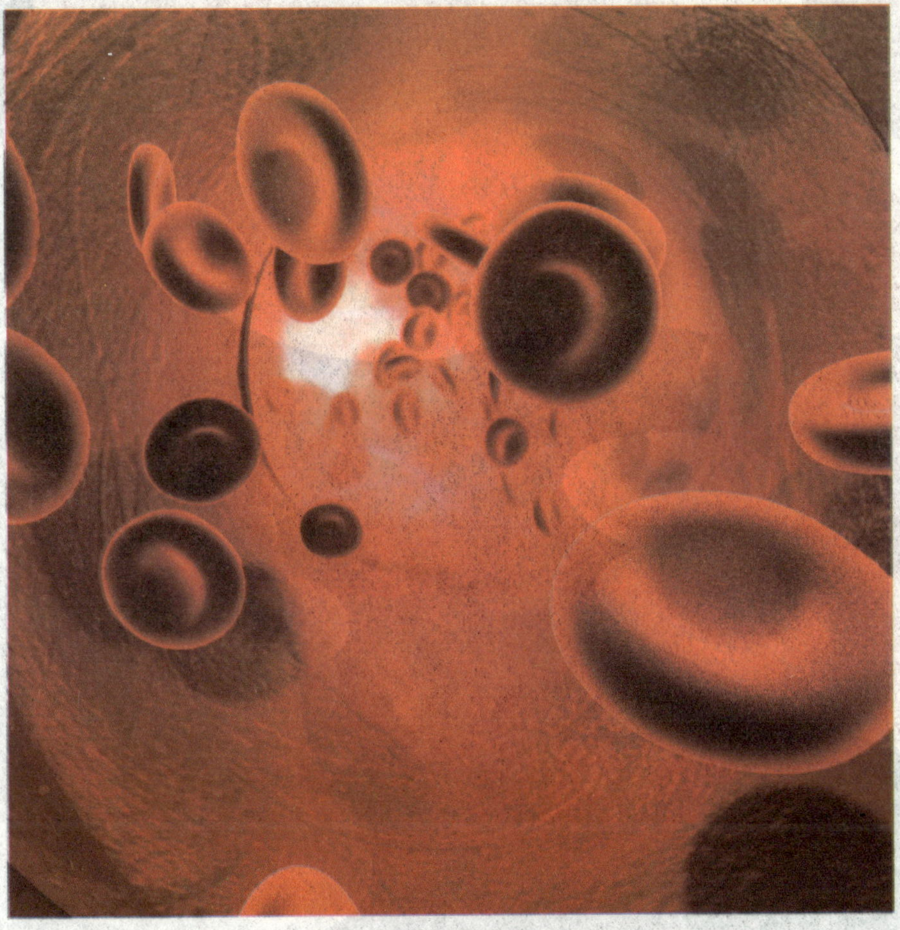

被人们陆续认识。

你一定知道，拧开自来水龙头后，水就"哗哗"地流出来了，不关住龙头，水就会不停地流。如果立刻关住水龙头，水就不会再流了。

生活中假如你不小心划破了皮肤，出了血，可过了几分钟，鲜血就不再从小伤口里往外流了。

那么，是谁帮我们拧住了血管上的"龙头"呢？告诉你，拧住"血龙头"的主要功臣正是血小板。

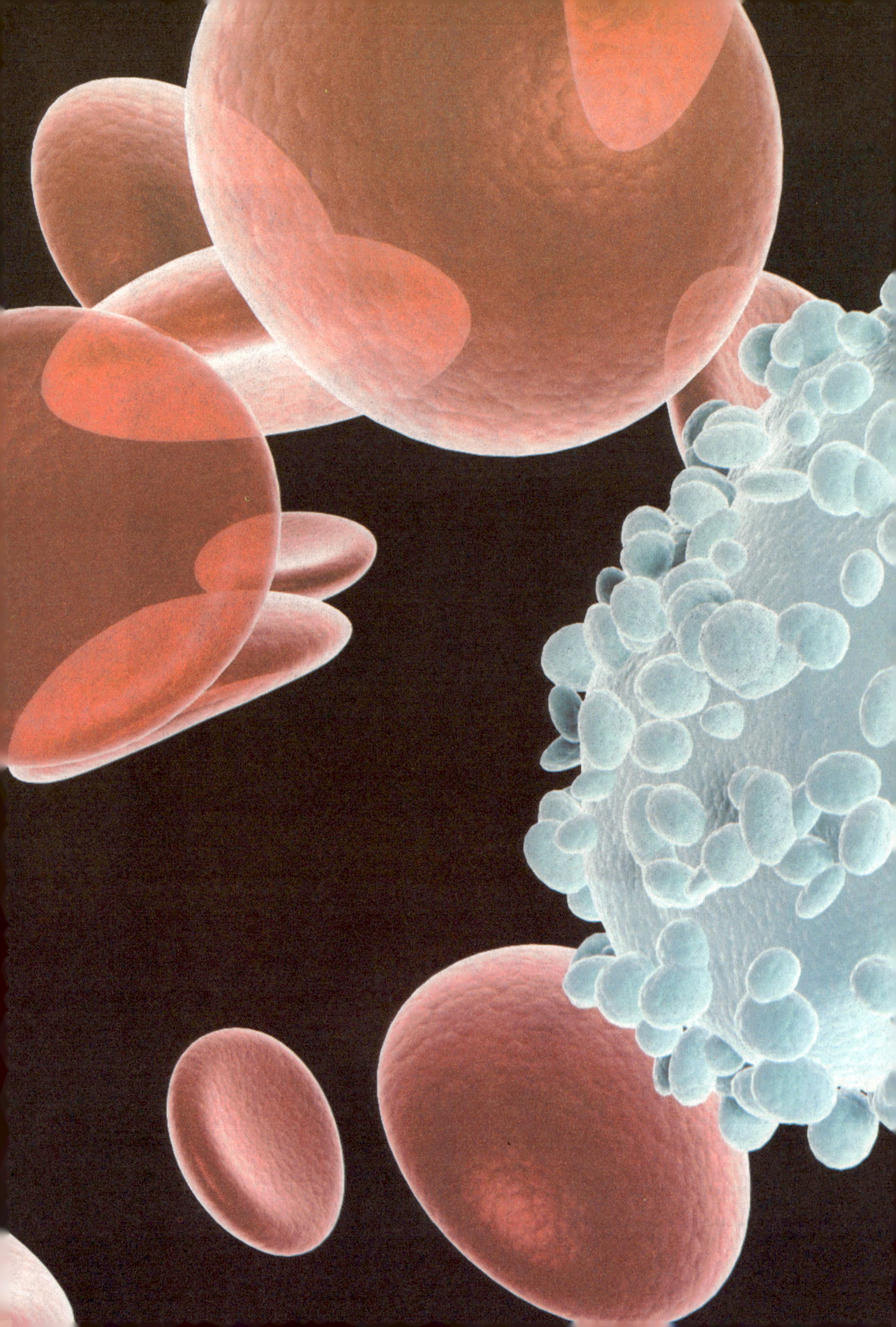

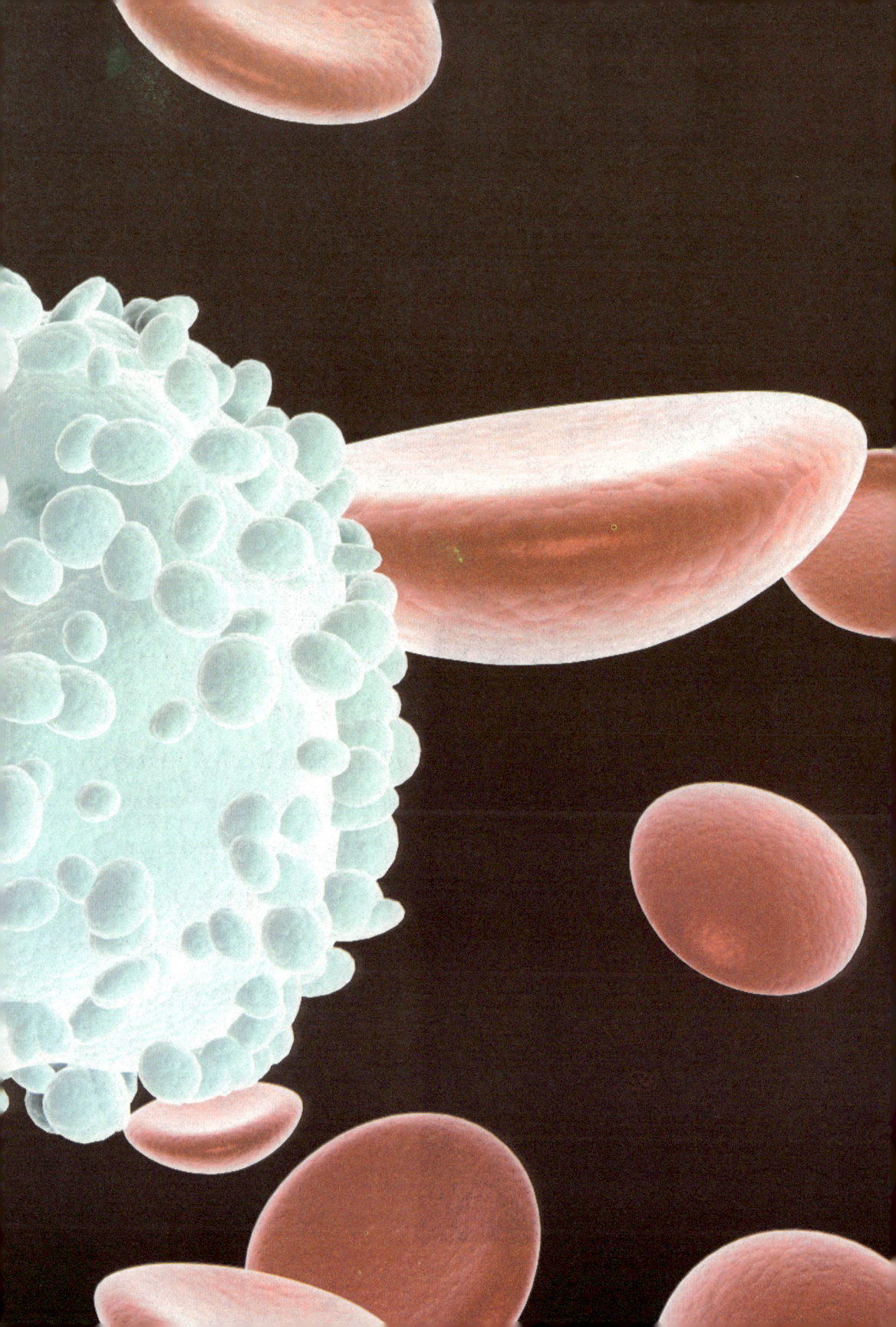

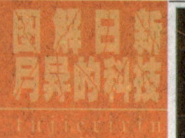
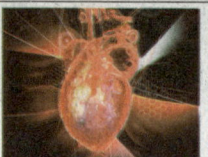
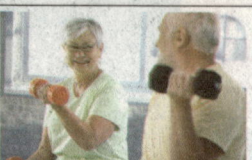
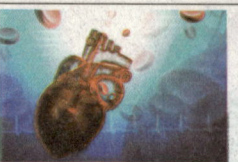
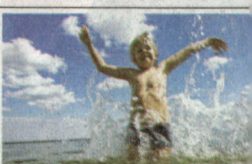

图解日新月异的科技

　　血小板平常是排列在血管壁旁的，血管一旦有了损伤，它们会立即来到"出事地点"，相互黏连在一起，而且越聚越多，抱成一团，加上其他因素，于是伤口被堵住了，不再流血了。

　　医学家认为，人的身体里几乎每天都有上百次的微细血管破裂，幸亏血小板时时奋勇地堵险抢修，才免生意外。这些体内工程兵实在功勋卓著。

　　当然，假如血液中血小板数量太少，止血功能就会大受影响，说不定还会危及生命呢！

　　我国台湾的医学家发现，血小板中的生长因子还可以帮助伤口的愈合，烧伤病人在植皮前，抽些血液并从中分离出血小板生长因子，将这些因子覆盖在预植皮的伤口上，就可使伤口的生长速度加快20％~30％，而且愈合情况更好。可见血小板个子虽小，作用却不小。

　　如果血小板少于正常水平，就会引起血小板减少症，这种病的表现是：全身皮肤紫癜，女性月经过多，疲乏

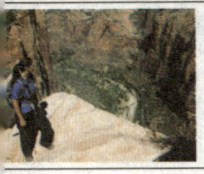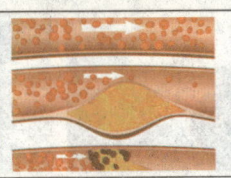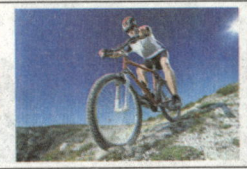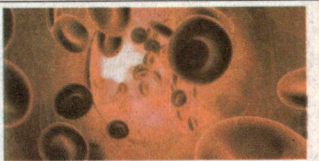

无力，面色苍白，尿色加深。偶尔还可见肾脏受损征象，如高血压、血尿等。

但是，血小板过多也不行。有种病叫"血小板过多症"，就是每立方毫米里有血小板多达几百万个，因为它们常会聚在一块，可能形成血栓，堵塞血管，妨碍血流，引起严重后果。

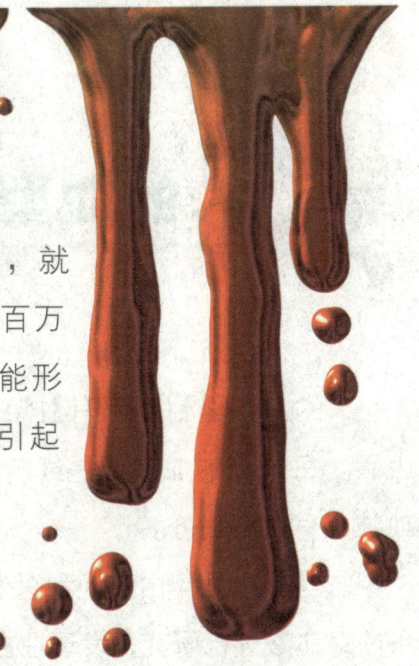

拓展阅读

猪皮红枣羹对血小板减少性紫癜有一定的疗效。其做法为：猪皮500克，红枣250克，冰糖适量。将猪皮去毛、洗净、切小块后与洗净去核的大枣共置锅中，放入冰糖和清水，旺火烧开后用文火炖成稠羹，然后佐餐食用。

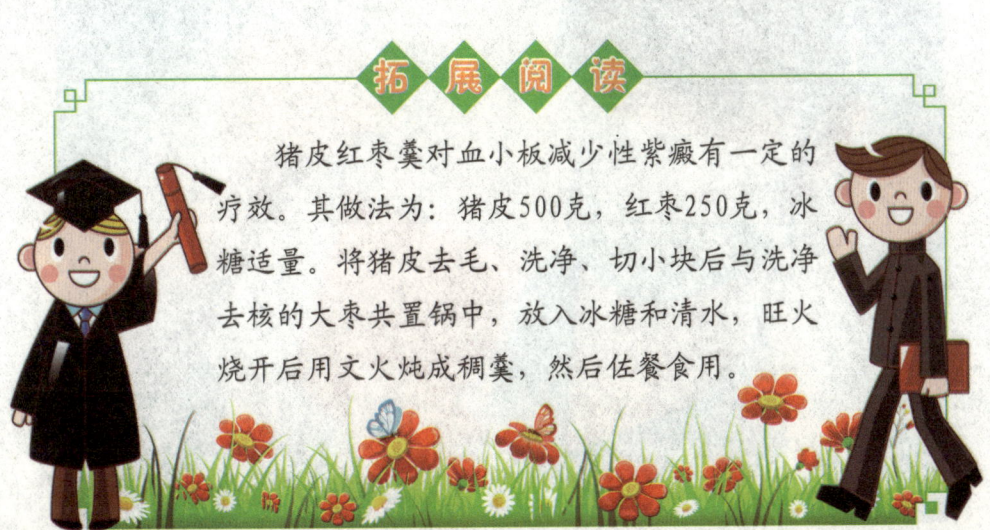

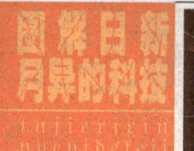
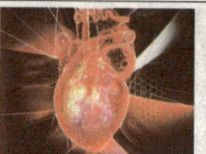
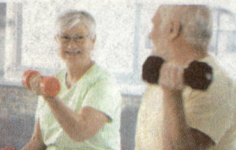
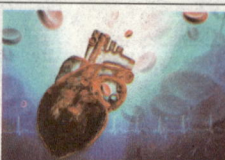
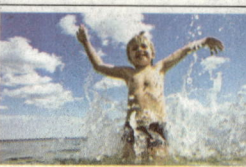

人的血型差异

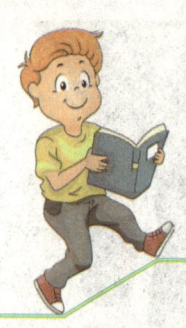

人的身体里到处都有血管，血管里流动的就是血液。从颜色上看，每个人的血液都是红色的，没有任何差别，而实际上人的血液还有血型之分。

血型是1901年由奥地利医生兰斯坦纳发现的。从那以后，人们不断对血液进行研究，发现在血浆中含有能起黏合作用的凝集素，在红细胞中含有能被黏合的凝集原。凝集素分为抗A、抗B两种，凝

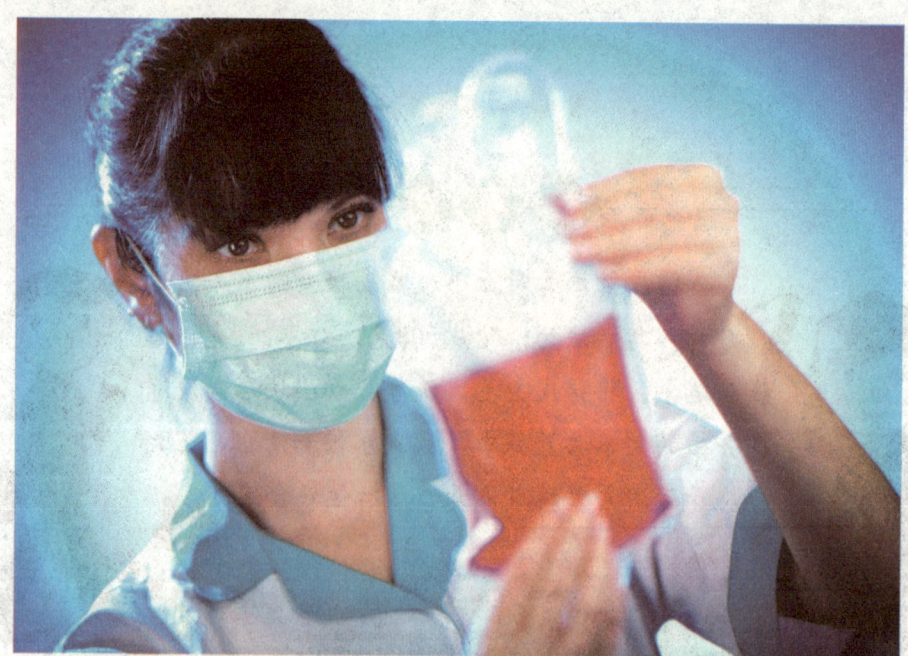

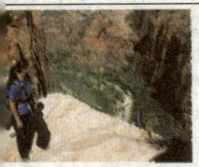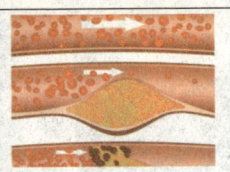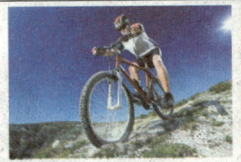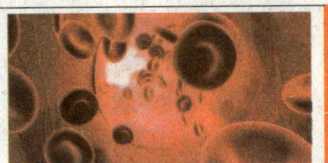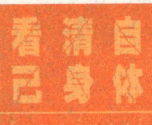

集原则分为A、B两种。

血型主要是根据红细胞里的凝集原决定的。红细胞中含有凝集原A，就是A型血，含有凝集原B就是B型血，既含凝集原A又含凝集原B就是AB型血，红细胞中不含任何凝集原，而血浆中同时存在着两种不同的凝集素的就是O型血。

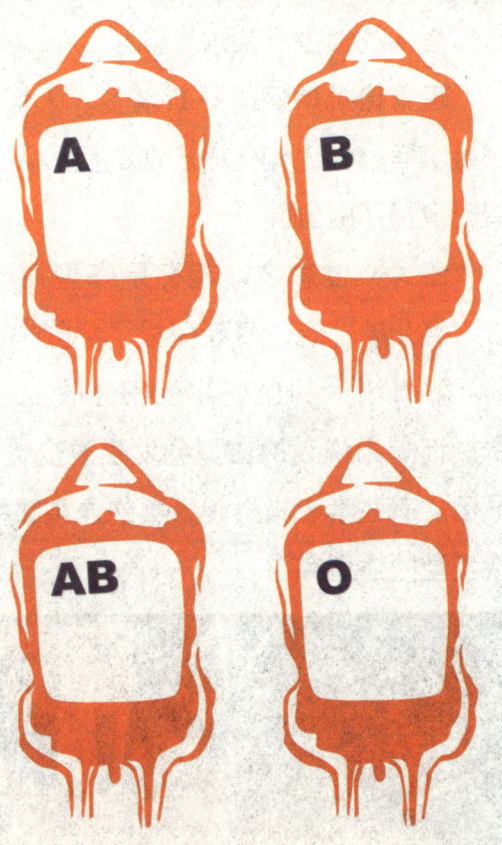

血型又是人类的遗传标志。人类的每一种血型都是由两条染色体上的等位基因组成的，一条来自父亲，一条来自母亲。在精子和卵子的结合过程中，来自父母双方的染色体会重新配对。而新配成的两条染色体就决定了子女的血型。

在通常情况下，一个人的血型在受精卵形成时就已决定下来了，终生都不会改变。但这并不是绝对的，也有人的血型会发生改变。

曾经发生过这样的事情。一位妇女的血型本来是B型，但输了几次血之后，再去化验竟变成了A型血。

对此医务人员百思不解，便去询问有关专家，可是得到的回

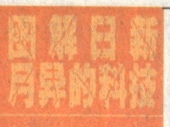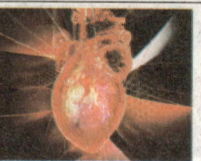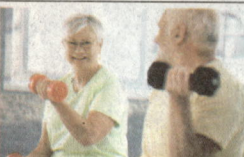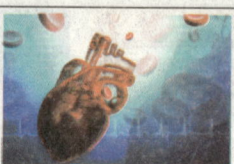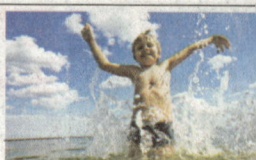

答却是人的血型不会改变。

随着这类事例的不断增多,人们不能不对上边那种回答产生怀疑。有一位上消化道出血的病人,入院化验时是A型血,出院复查时竟成了B型血。

还有一位患者,起初是AB型血,输过四次血后发生输血反应,经化验,这位患者变成了A型血。

如果说人的血型终生不会改变,上述这些事实显然无法解释。而如果说人的血型会发生改变,却没有人能透彻地解释出其原因。有些学者指出,人类的血型除按A、B、O型分类外,还有其他类型的血型存在。

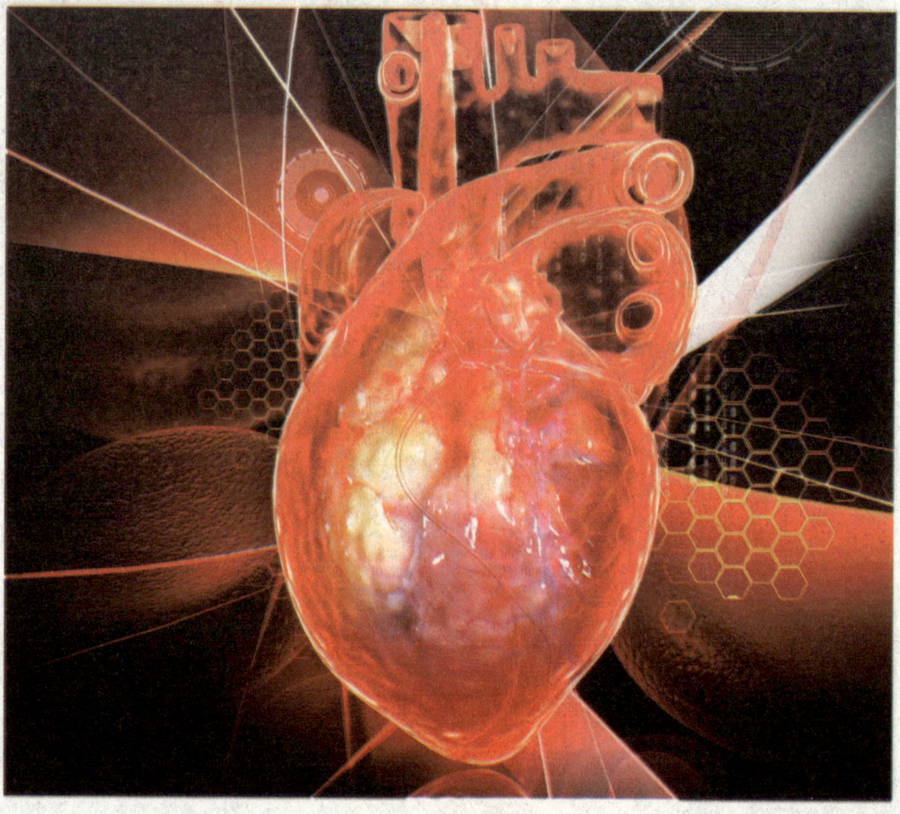

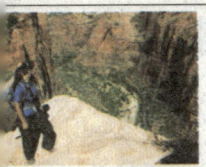
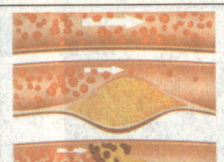
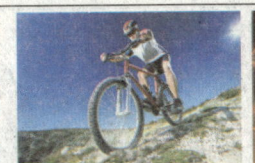
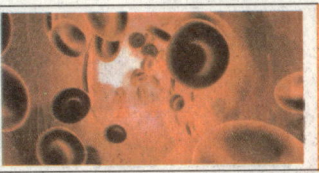
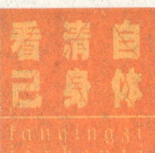

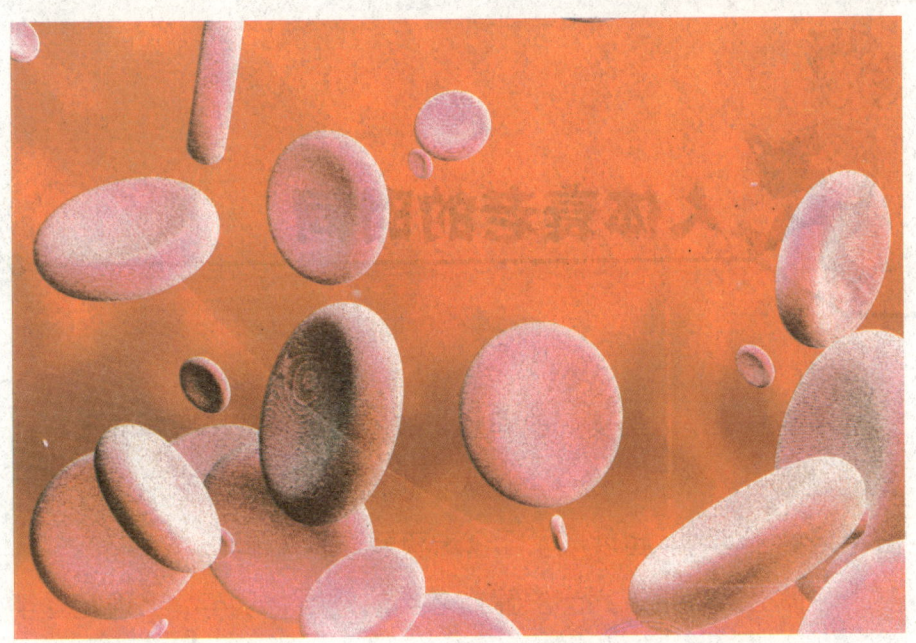

目前已知的人类血型有90种，不同的血型抗原大约有600多种，甚至每个人都可以同时具备不同血型系统中的若干型，经过不同抗原和血型的排列组合，就有可能改变一个人的血型。

拓展阅读

稀有血型就是一种少见或罕见的血型。这种血型不仅在A、B、O血型系统中存在，而且在稀有血型系统中也还存在一些更为罕见的血型。随着血型血清学的深入研究，科学家们已将所发现的稀有血型，分别建立起了稀有血型系统。

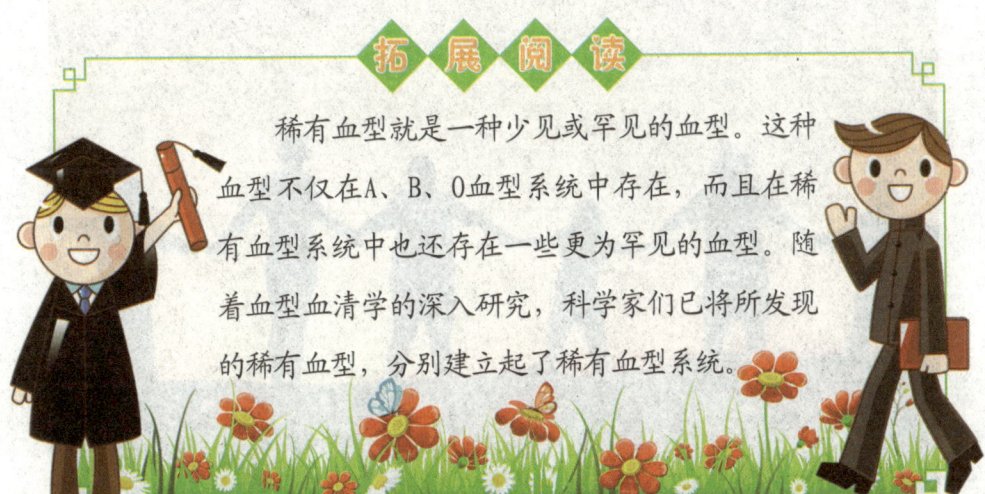

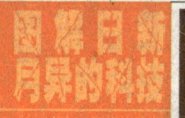 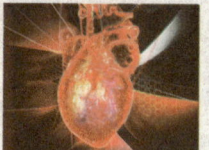 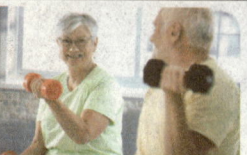 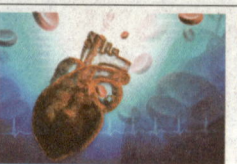 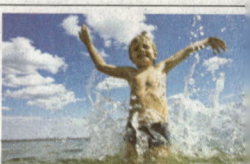

人体衰老的时间

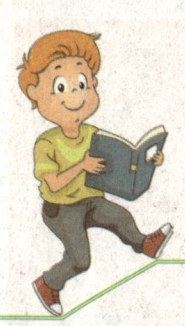

　　延年益寿是人类美好的理想，战胜衰老也成了医学界最重视的问题之一。然而，迄今为止人们也没有真正揭开衰老之谜。人体衰老始于何时，也就成了至今未获解答的难题。

　　习惯上人们把五六十岁算作老年的开端。从年龄上确定老年的开端并不科学，同样年龄的人，有的显得很衰老，有的则精力

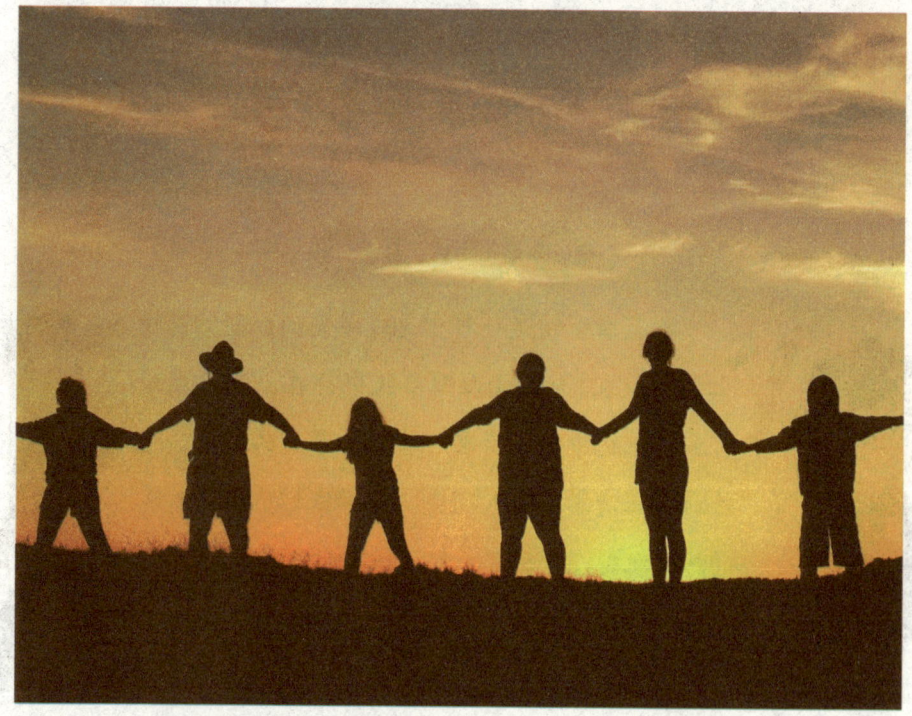

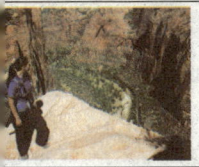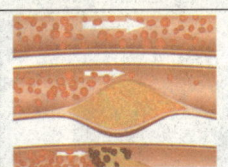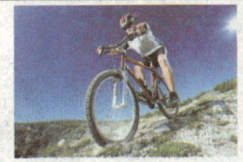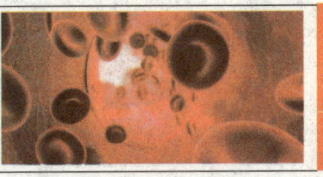

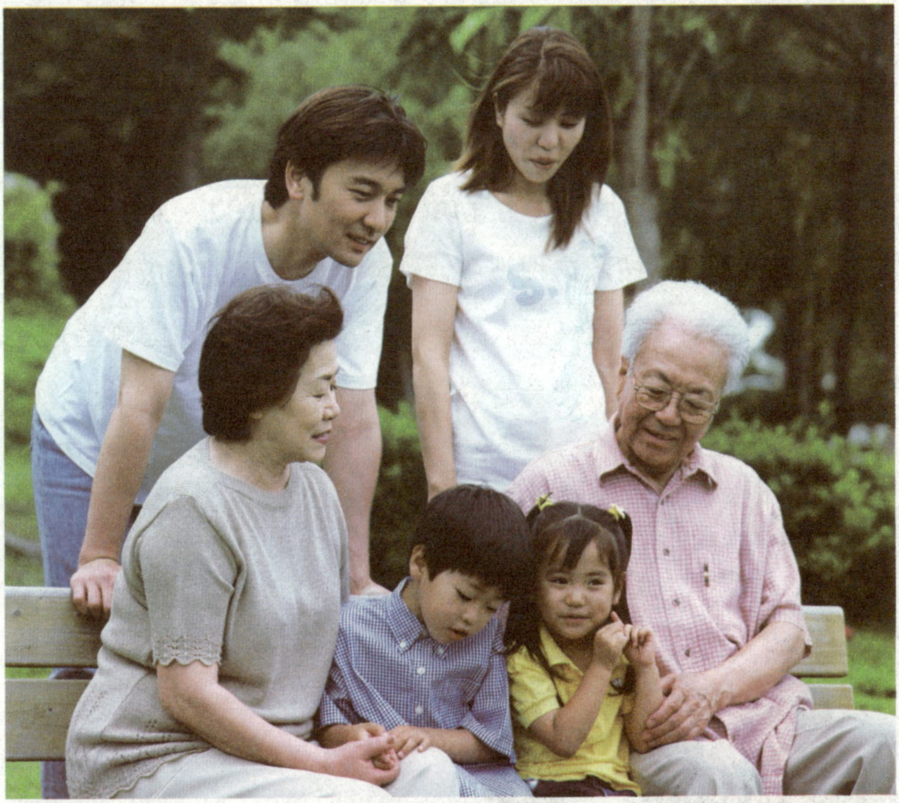

充沛，容光焕发。于是，科学家们纷纷把目光转到人体内部，以确定衰老的真正开端。

确定衰老开端的学说总是跟寻找衰老原因的学说联系在一起，而这些学说又都把衰老和年龄的增长直接或间接地联系到一起。比如：免疫学说认为人体的免疫机能会随着年龄的增长而减退，那时候就是衰老的开始；内分泌学说认为随着年龄的增长，内分泌的机能开始减退，这时候就是衰老的开始；自由基学说则认为随着年龄的增长，自由基在人体内的积累越来越多，对身体的损害越来越大，这时候衰老就开始了。

以上学说比较明确地指出了衰老开始的原因，但是却不大好

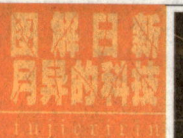
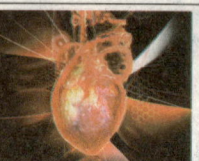
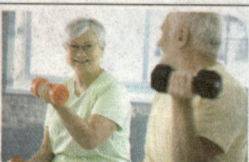
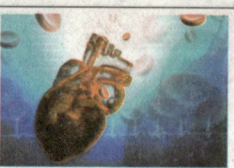
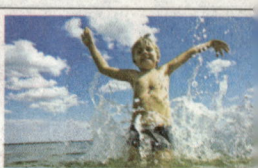

掌握，于是有人提出应该以人体生理功能程度的顶点作为衰老开始的标志。

人一般在30岁左右，生理发达就达到了顶点，在此之后就开始走下坡路，每年大约丧失生理功能的0.8％至0.9％，40多岁出现全面衰老的征象。按照这种观点，从年轻时起人们就应该抗衰防老。美国老年病学家康纳等人提出了一个新见解，认为衰老是从青春期开始的，这样就把衰老的开端大大提前了。他们指出，进入青春期后，人的脑垂体就开始释放出很多激素，而恰恰是这些激素能引起衰老。他们曾在老鼠身上做过实验，证实了上述观点。

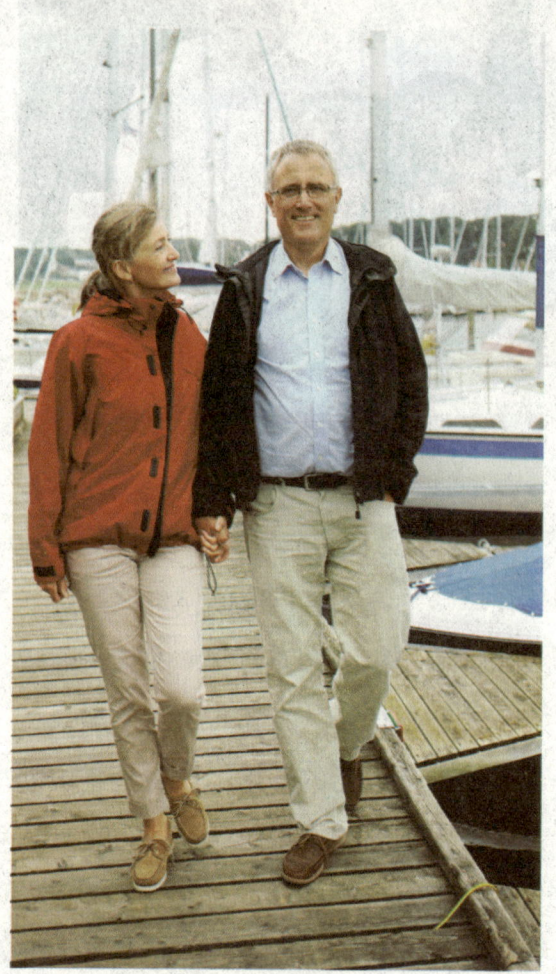

最引人注目的观点是由美国学者麦诺特提出来的，他把衰老的开端与生命的开端并列起来。他认为，个体衰老几乎开始于生命形成的初期，可以这样说，人体在出生时机体就已经相当老了。

这种观点虽然很难

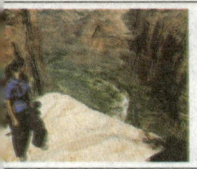
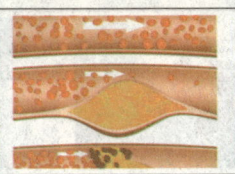
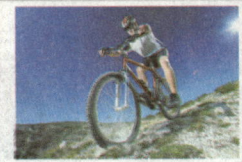
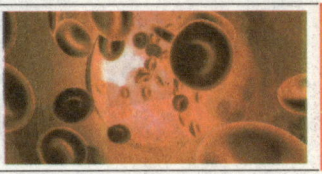

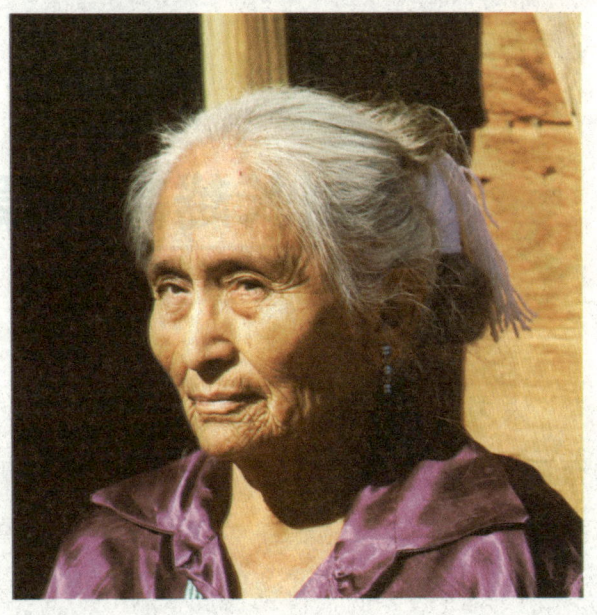

让人接受，但却似乎得到了临床实践的支持：超过35岁的妇女生育的婴儿，发病率显著提高。

此外，父亲的高龄也会造成子女的早衰。对于衰老始于何时这个问题，目前还没有取得统一的认识。但是探讨这个问题却是很有意义的，如果能够确定人体是从什么时候开始衰老的，也就能够及时采取相应措施，积极地延缓衰老。

拓展阅读

衰老症是比较罕见的问题，但是它现在已成为流行病了。据估计美国目前有超过200万衰老疾病患者。一些著名的精神科医生估计，到2020年，将会有500万以上的美国人遭受同样的折磨。

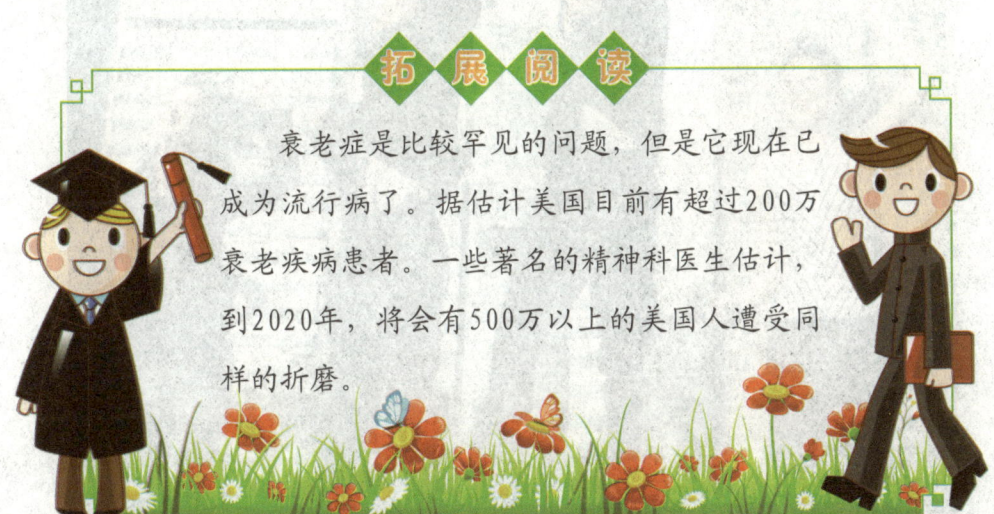

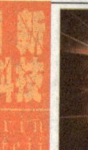
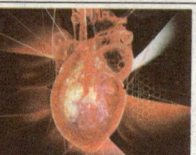
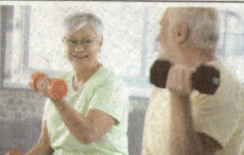
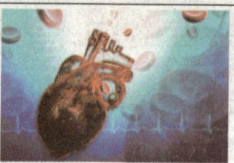
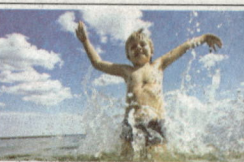

人越长越高的原因

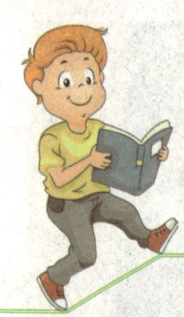

未来学家预测，将来的人类会变得很矮小，这样才有利于生存竞争。这种说法也许适用于未来，但在现实生活中，却是经常看到儿子比父亲长得高，女儿比母亲长得高，好像下一代人总比上一代人个头高。

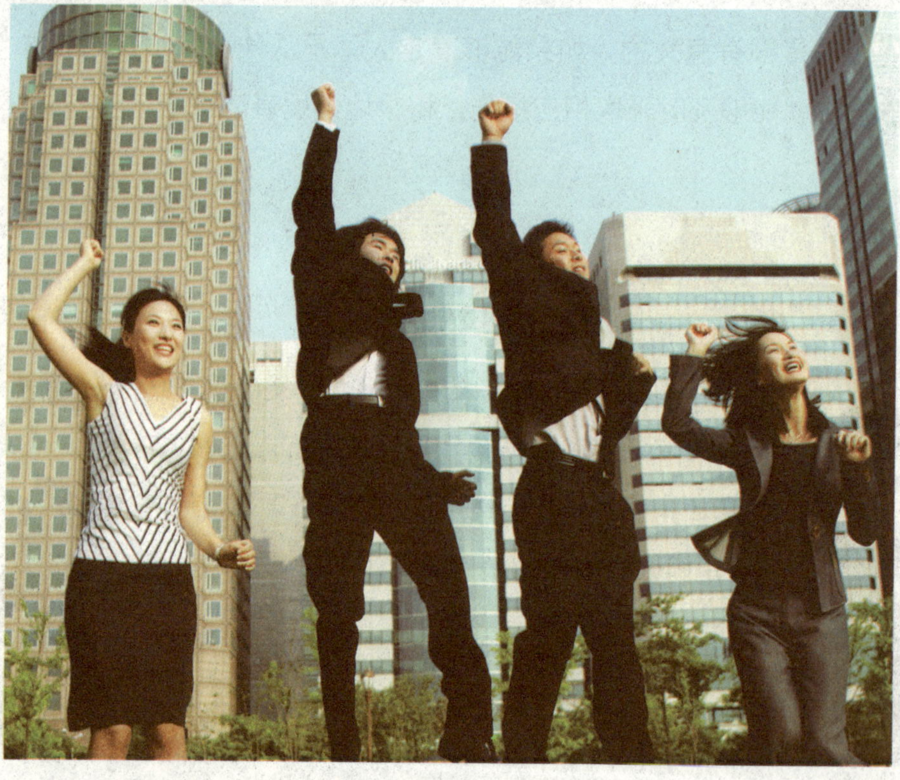

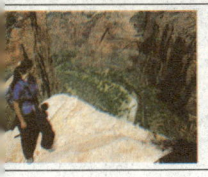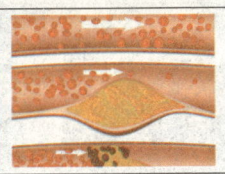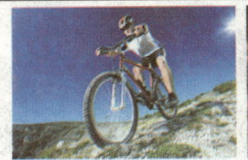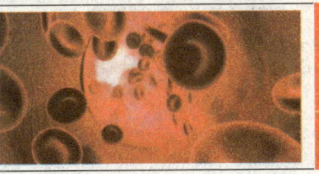

看清自己身体

　　根据各国人体测量数据来看，人类的身高确实在不断增长。现在的新生婴儿比三四十年前平均高1厘米，14岁左右的少年比50年前高12厘米~14厘米。

　　前苏联考古学家曾对发掘出的18世纪的士兵骨骼进行过测量，他们惊奇地发现，这些200多年前的士兵，平均身高竟比今天的士兵矮20厘米。

　　这个发现引起了人类学家的兴趣，他们进一步进行调查，发现从1941年到1963年20多年中，前苏联新兵的平均身高增加了8厘米。从1926年到1956年的30年中，莫斯科市居民的平均身高增加了45厘米。

　　为什么人类会越长越高呢？早在20世纪60年前，德国的科学家科赫就对此进行

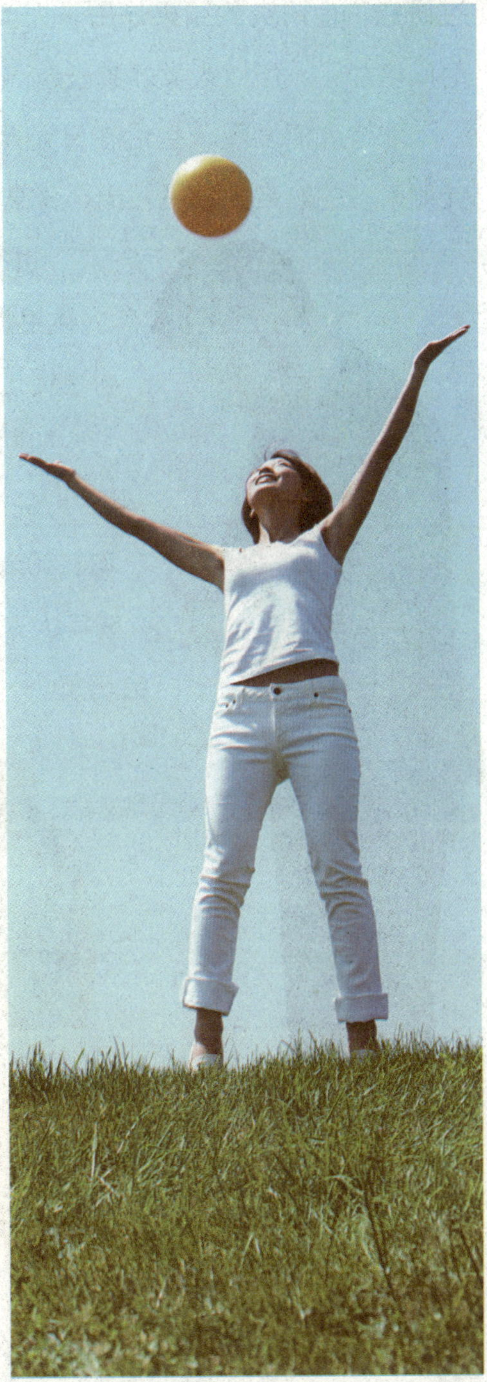

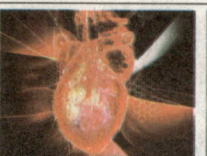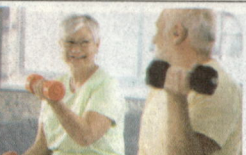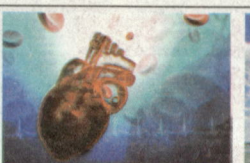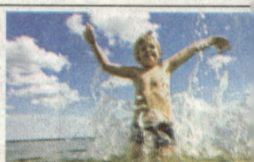

过研究，他研究的结果是由于人类居住环境改变了，受阳光照射时间增加了，所以人类才越长越高。

可是人们发现，生活在日光照射少的极地的居民与生活在日光照射多的热带的居民相比，身高增加的速度并没有什么差异。

也有人认为，不只是太阳辐射，人类生活环境中的电磁波和放射线的辐射也促进了人类身材增高。

加勒比海小安得列斯群岛中有一个小岛，岛上的居民都是高个子，男子平均1.90米，女子平均1.74米，并且外地成年人来岛上生活一段时间后，身高也会增加。

经考察，该岛地下蕴藏有大量的放射性矿藏，这种放射性物质的辐射使人体的内分泌系统和神经系统发生变化，从而使当地人特别高大。

根据这一有趣的例子，许多学者猜测是人类生活环境中电磁波和放射性辐射日益增加，促进了人类身体的增高。

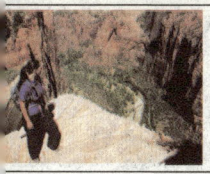
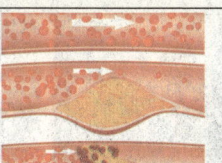
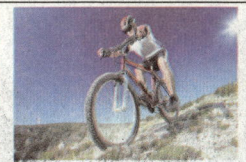
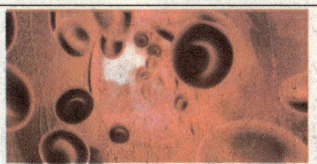
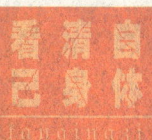

前苏联著名人类学家布诺克从遗传学的角度提出了一个新奇的学说。他认为人越长越高是异地通婚、异族通婚的情况越来越多造成的。来自不同民族、不同地域的人通婚，生下来的孩子会比父母更高大。混血儿就比一般孩子长得高大健壮，这就是个例子。

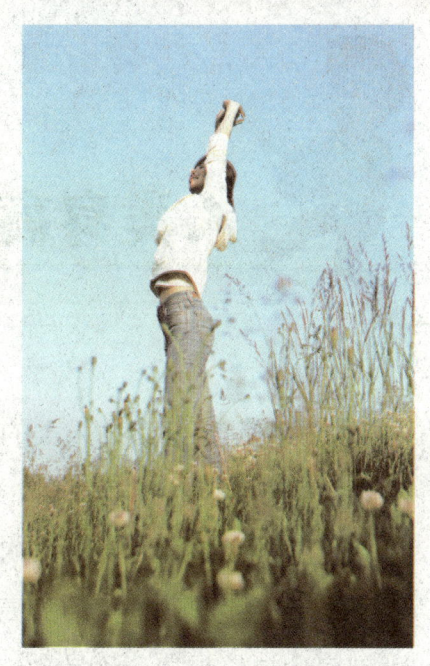

还有人提出，地球大气层中二氧化碳的含量不断增加，改变了生态环境，影响了人体的新陈代谢，从而使人类的身体越来越高。

这些说法究竟谁是谁非，科学家们至今还在研究争论。

拓展阅读

人体的最终身高75%取决于遗传因素。在一般情况下，父母身材高，子女身材也高；父母身材矮，子女身材也矮。但是，父母身高不是影响子女身高的唯一因素，还包括营养、生活习惯、体育锻炼等外在因素。

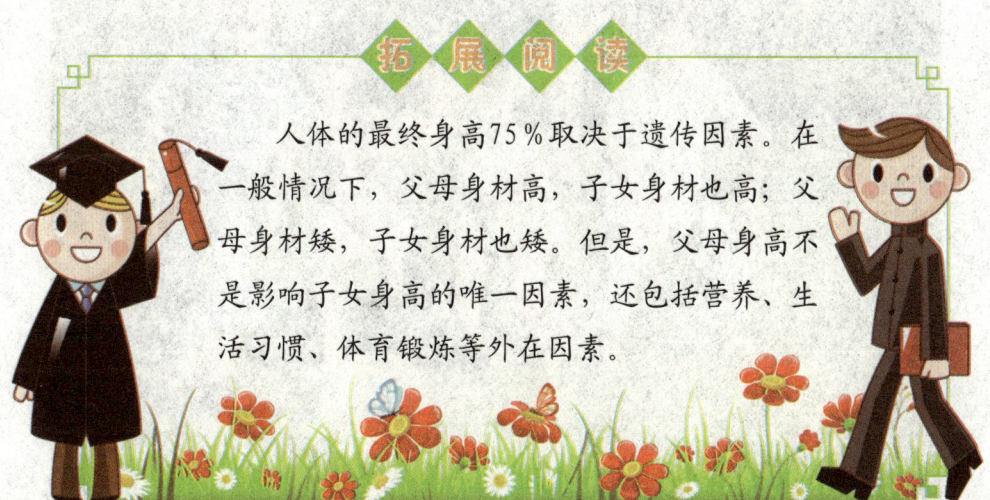

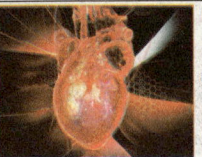
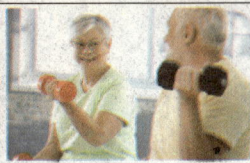
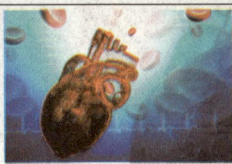
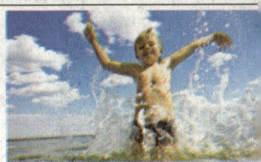

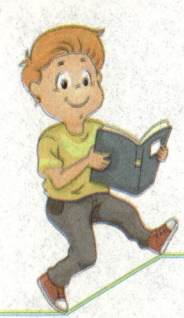

人类身高的变迁

从20个世纪开始，人类的身高就出现了普遍增高的现象，科学家们把它称为"加速生长"。

就在这种加速生长现象的确切原因还没有找到之时，又有人提出了新的问题：人类的身高会不会就这样继续增长下去呢？人类到底会越长越高，还是会越长越矮呢？这一系列问题都使科学家们既感到有趣，又感到困惑。

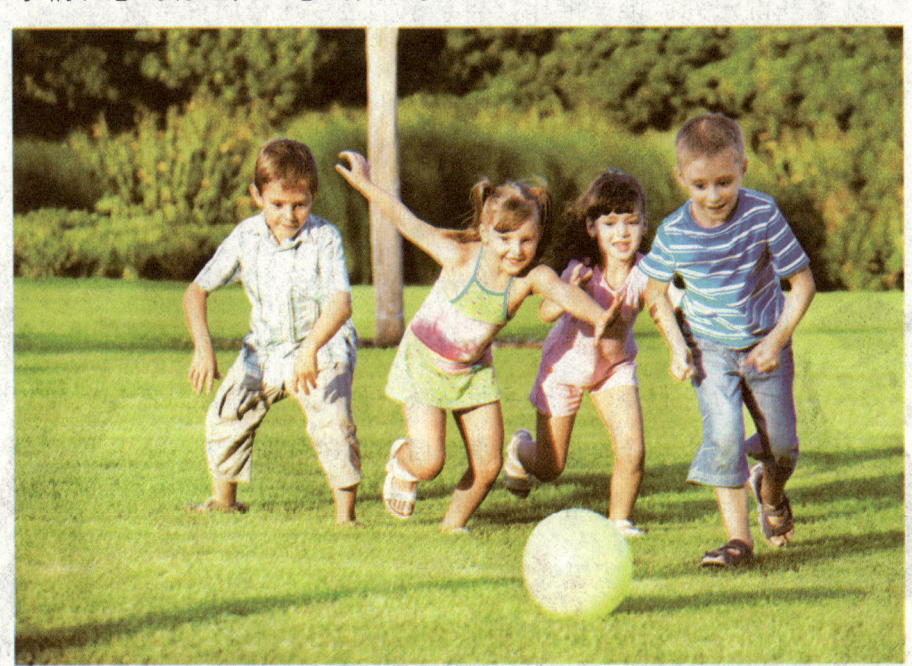

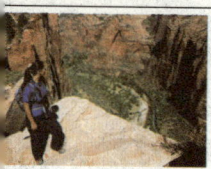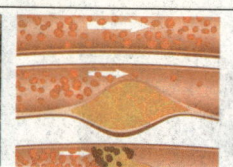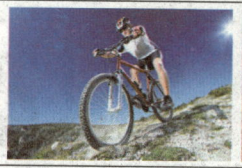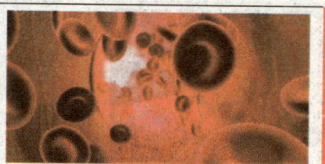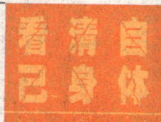

　　有一部分科学家认为，人的身高增长虽然现在看来还没有明确的终点，但在不远的将来就很可能会停止，或者极大地放慢速度。这是因为，自然界中一切事物的发展进程都必须服从最优化原理，人的身高也不例外。

　　在以体力劳动为主的生产条件下，人们需要长得身高体壮，才能应付繁重的劳动。而在脑力思维达到相当完善的程度后，人们可以通过制造和使用不同的工具来延伸自己的肢体器官。

　　从社会发展的角度来看，人类越长越高也是弊大于利。高个子与矮个子相比，身体负荷增加，这就使得高个子在衣食住行方面都要提出比矮个子更高的要求。

　　有的科学家指出，人口的不断增加会迫使人类身高停止增长，否则就会引起生存危机。

　　一些科学家认为，前苏联高加索地区的人身高较为理想。那里的男性平均身高173米，比欧美人要矮12厘米，但他们精神爽，体质好，癌症的发病率也较低，是世界闻

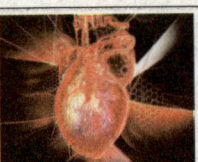
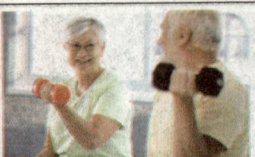
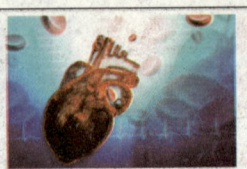
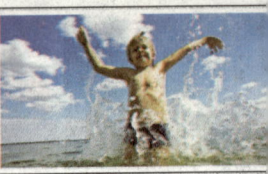

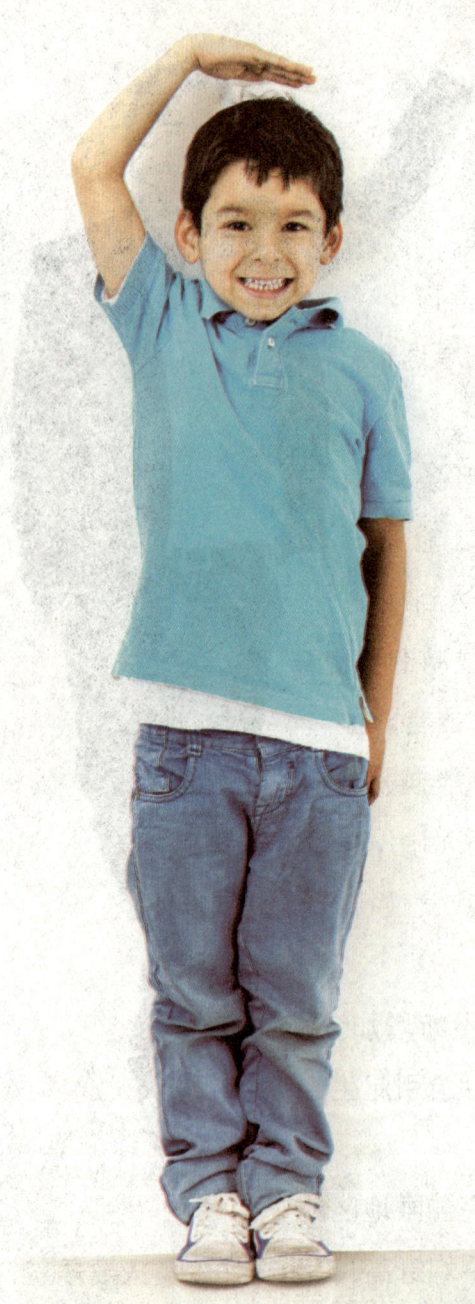

名的长寿区。

总之，矮个子在生存竞争中的优势处处可见。所以很多科学家认为，无论是在应付外部环境方面，还是在遗传方面，矮个子都会表现出巨大的潜能，从而决定了未来必将出现人越长越矮的趋势。

不过，也有一些学者认为，加速生长是一种阶段现象，人类不会按现在的速度长下去，但是缓慢增高的进程却不会停止。也就是说，人类会越长越高。几千年来，人类的平均身高不过增加了20多厘米。再过几千年，也不会高多少。越接近高极限，速度就会越慢，因而完全用不着为此担心。

至于说到身高与生存环境的关系，这些科学家

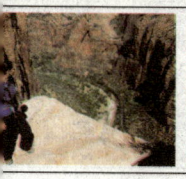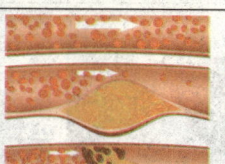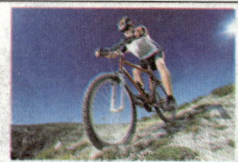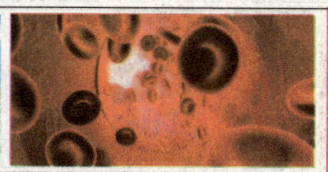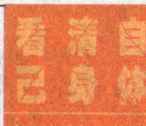

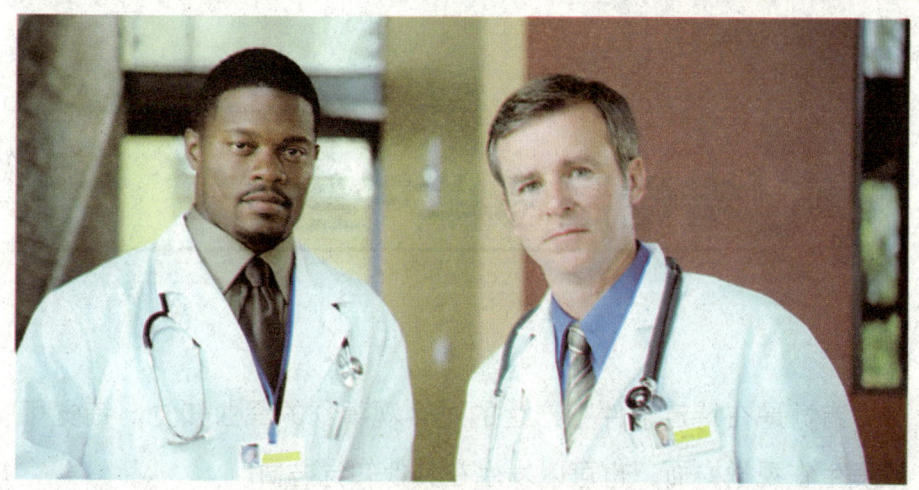

　　认为，人要生存，就要不断改造自身，不断适应周围的环境，但这种改造并不一定表现在身高上。假如到了用降低身高的办法来争取生存空间的地步，到了每人多吃一点食物就会引来灾难的那一天，人类可能早已走上了绝路。

　　以上两种观点似乎都很有道理，但事实究竟如何，可能需要过几个或几十个世纪才能得到验证。

拓展阅读

　　西印度群岛中有一个高人岛，住在岛上的人身材高大。就是从外地去的人，在这个岛上住一段时间后，都会长高几公分。原因是这个岛上蕴藏着大量放射性矿物。这种物质能使人体内部的机能发生某种特殊变化，使人迅速发育、长高。

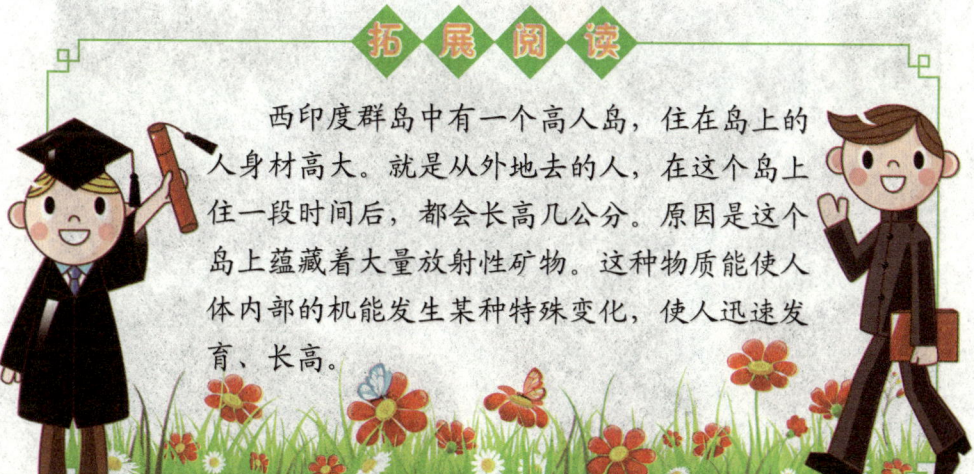

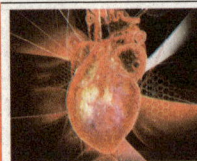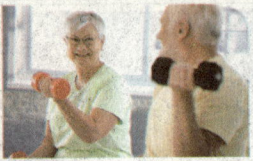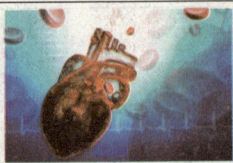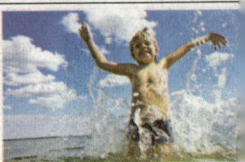

错觉是怎样产生的

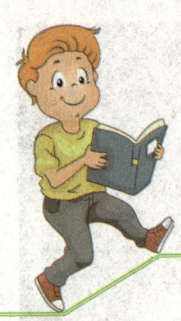

错觉是在特定条件下产生的对客观事物的歪曲知觉。错觉可以发生在视觉方面，也可以发生在其他知觉方面。

法国的国旗是由蓝、白、红3条色带组成的。最初，设计者

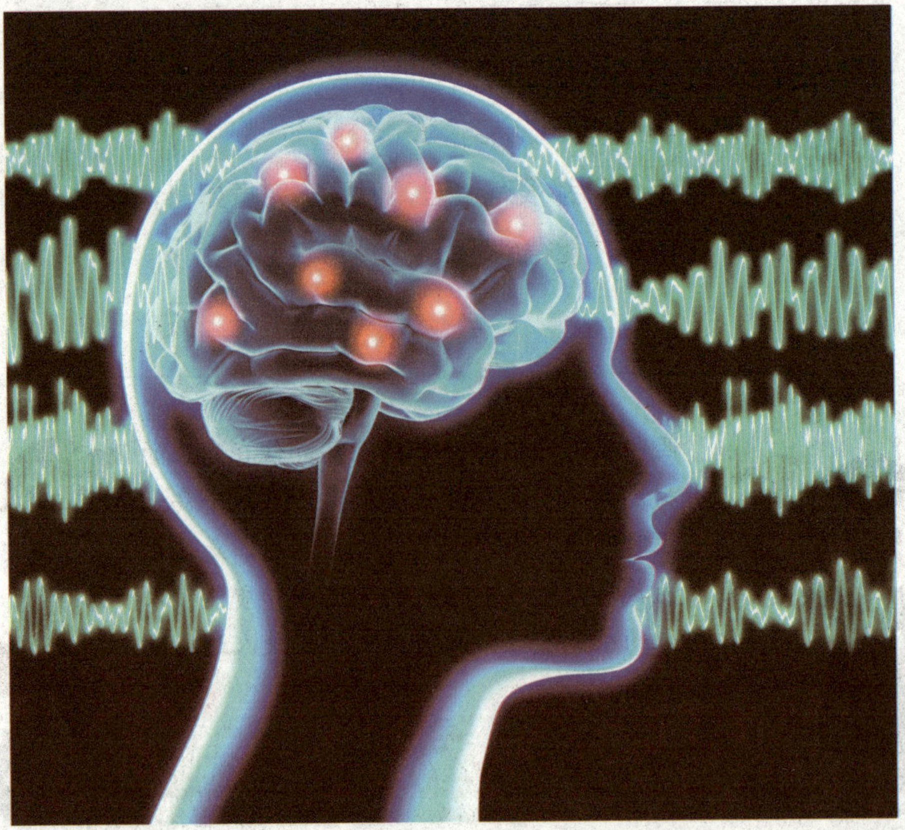

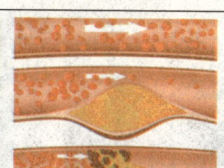
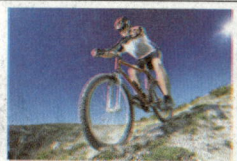
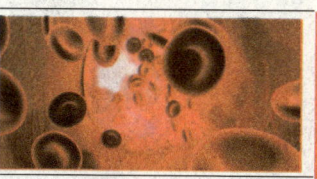
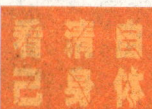

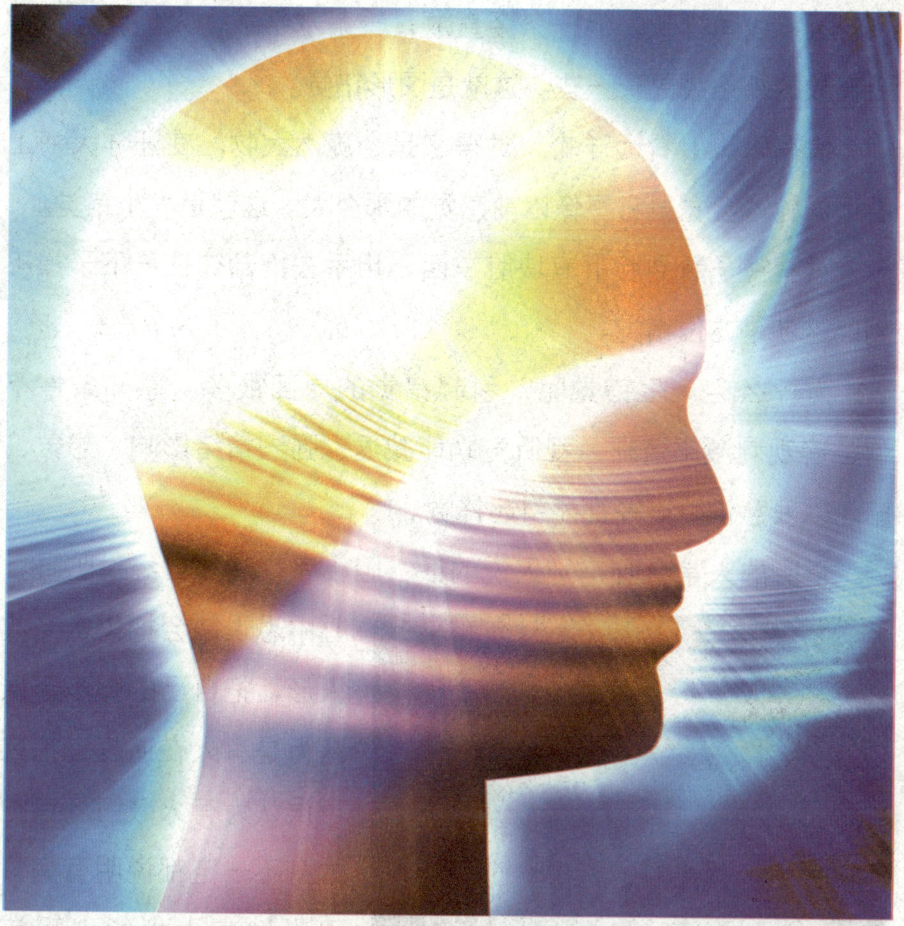

想让3条色带的宽度各占1/3。但制成后一看，人人都觉得蓝色条带比白色条带宽，而红色条带比白色条带窄。于是，制作者又按30∶33∶37的蓝、白、红之比新制旗。这一次3条色带的实际宽度不同了，而人们看上去却觉得它们是相同的。

　　错觉的种类有很多。比如，站在桥上俯视桥下的流水，时间一长就会觉得自己的身体和桥一起在摇动。这就是运动错觉。一个人花两个小时等人，会觉得时间过得很慢。花两个小时看电影，却会觉得时间过得很快。这就是时间错觉。

069

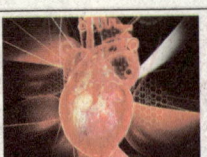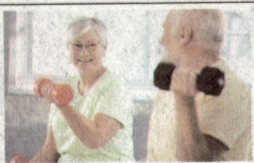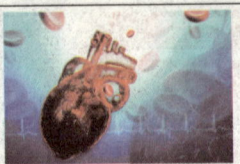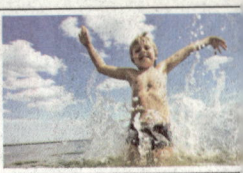

　　两条线同样长，但一条竖直放，一条水平放，人们就会觉得竖直放的那条线更长一些。这就是图形错觉。

　　站在码头上看远洋轮，觉得它是个庞然大物。在汪洋大海上看远洋轮，会觉得它不像以前感觉的那么大。这就是大小错觉。

　　对着镜子看到脸上有块脏东西，用手去摸却往往一下子摸不到。这就是方位错觉。

　　为什么会产生错觉呢？引起错觉的原因很多。感知条件不佳、客观刺激不清晰、视听觉功能减退、强烈情绪影响、想象、暗示以及意识障碍等都能引起错觉。

　　重听的人常会听错别人说的话；胆小者夜晚独自经过旷野，心中恐惧，会把树木当成人形，把自己的脚步声误认为是有人在追赶；把风声误认为有人敲门。错觉本身不一定都说明有病，因为健康人也能出现错觉，只是健康人对错觉都能自行矫正罢了。

　　从心理上说，一个人的态度、兴趣和情绪往往与错觉的形成有关，这一点在时间错觉的形成上显得很突出。

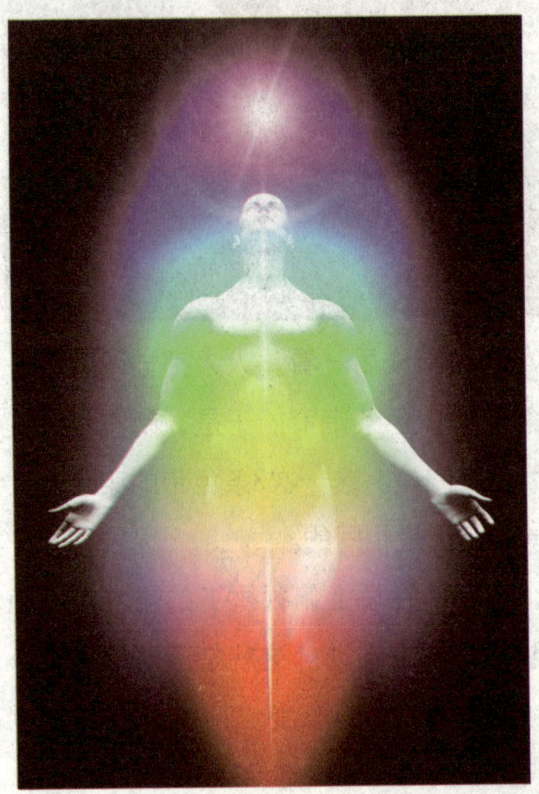

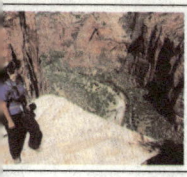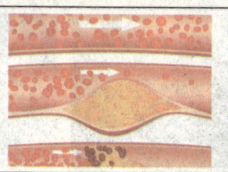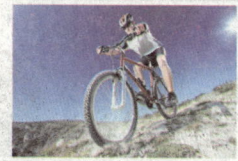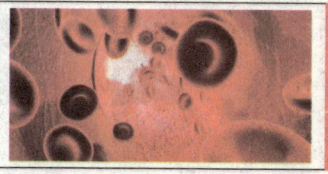

从认识方式上说，一个人以往的经验也与错觉的形成有关。用物理学的"光渗作用"也可以解释某些错觉的产生，比如把同样大小的白色图形和黑色图形放在一起，人们总会觉得黑色图形大一些。

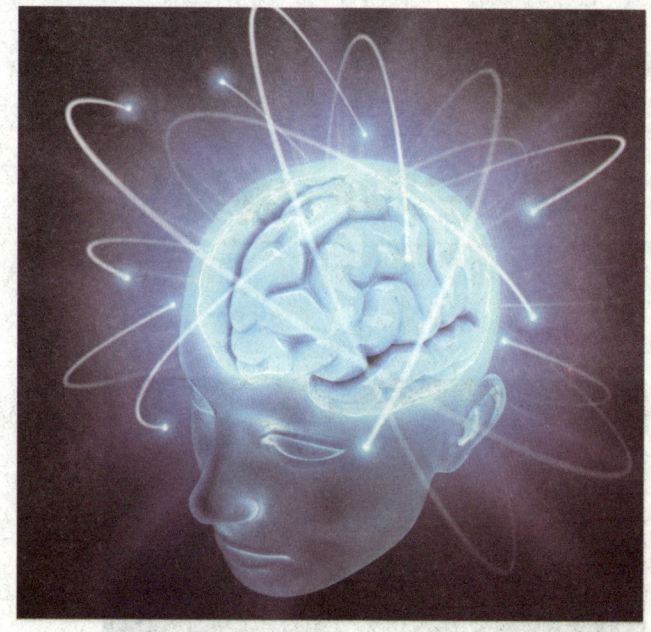

有些生理学家却认为，错觉并不是个别人的视觉错误，而是普遍存在的正常现象，它可能与人脑中的某种特殊构造有关。

拓展阅读

日本三叶咖啡店的老板邀请了30多人，每人各喝4杯浓度相同但杯子的颜色不同的咖啡，最后几乎所有的人认为红色杯子的咖啡调的太浓了，于是三叶咖啡店改用红色杯子盛咖啡，既节约了成本，又使顾客对咖啡质量和口味感到满意。

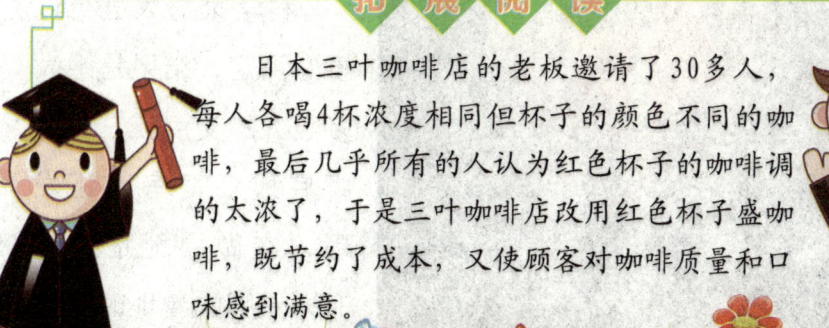

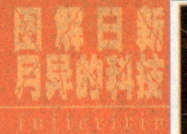
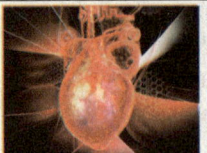
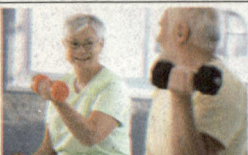
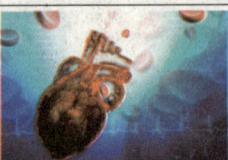
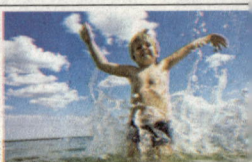

左脚的重要功能

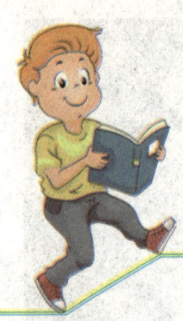

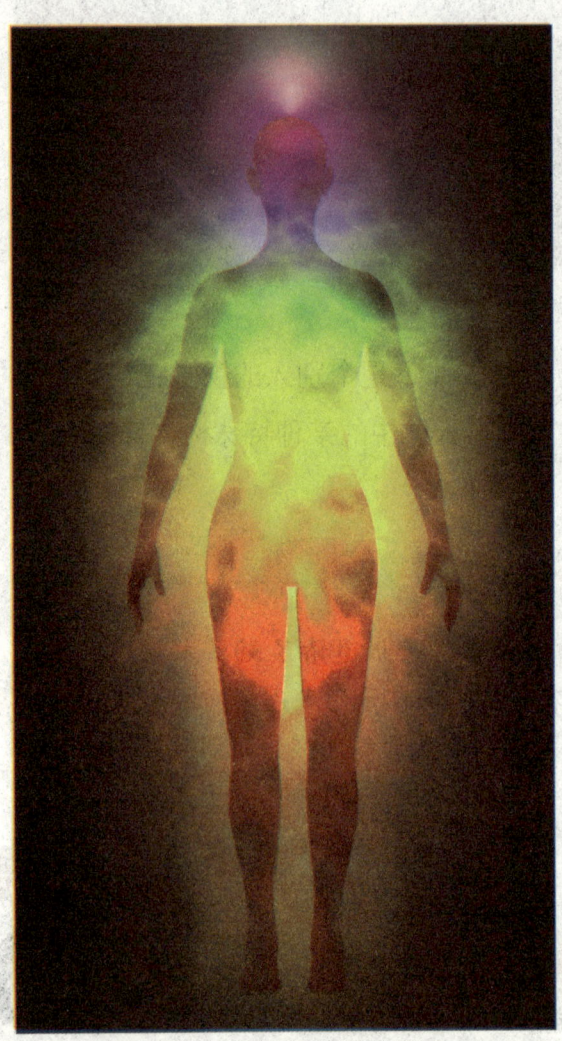

观看舞蹈、戏剧表演时，如果我们能仔细留意的话，就会发现很多演员都是以左脚为轴心，用右脚做出各种动作来的。

也许你会认为这是他们的习惯，其实并不是这样。

科学家对人进行过重心测定，结果是绝大多数人的支点在左脚的脚底板上，有人还发现，在做原地踏步走时，左脚的着地时间要比右脚长。

人们在双脚并拢站

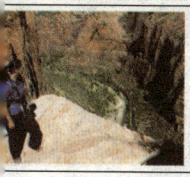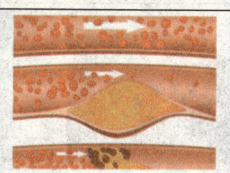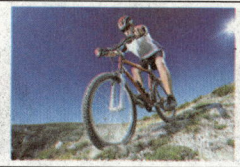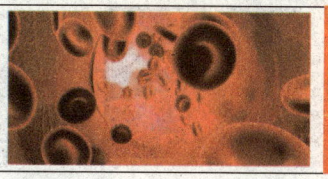

立时，重心也常常落在左脚底板上，吸气时重心向右斜方向移动，呼气时重心则向左斜方向移动。

向前行走时，人的行进方向也主要是由左脚来控制的。

有人做过这样一个实验：让男女学生各100人在一条直线上行走。最初只要求左脚踩在直线上，右脚不限，接着按相反要求行走，最后左右脚交替踩在直线上行走。结果，大多数人都感到左脚踏线比较轻松容易。

如果你有兴趣的话，还可以经常留意一下自己的袜底，看看是不是左脚的袜底要比右脚容易脏，也容易破。你还可以观察别人，是不是裙子和裤子的下摆总是往左边下坠。

人的左右脚的差别似乎是与生俱来的。当我们用手指轻轻触碰婴儿的脚底板，碰到右脚底时，他的脚趾头会很快缩起来。而碰到左脚底时，却不会见到这样的反应。这种反射运动在出生后1周至3周时消失。

也许是因为左脚反应迟钝，所以小孩子刚学会蹦跳时，总是抬起右脚跳跃，而以左脚着地。

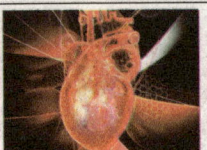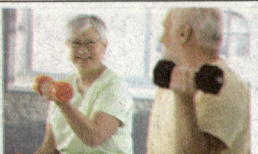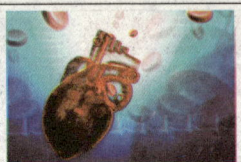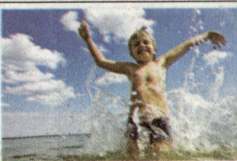

对于这种以左脚为轴心，右脚运动的现象，目前还无法做出明确的解释。

一种观点认为，这种现象与遗传有极大关系。人的右大脑半球支配着左半身的行动，左大脑半球支配着右半身的运动，如果遗传因素的影响在右大脑半球中强，那么左脚受遗传基因的影响也强。

有人曾对10组孪生孩子进行过研究，结果发现其右脚要比左脚更易受到环境因素的影响。

另外，这种现象也许与人体的结构机制有关。从表面上看，

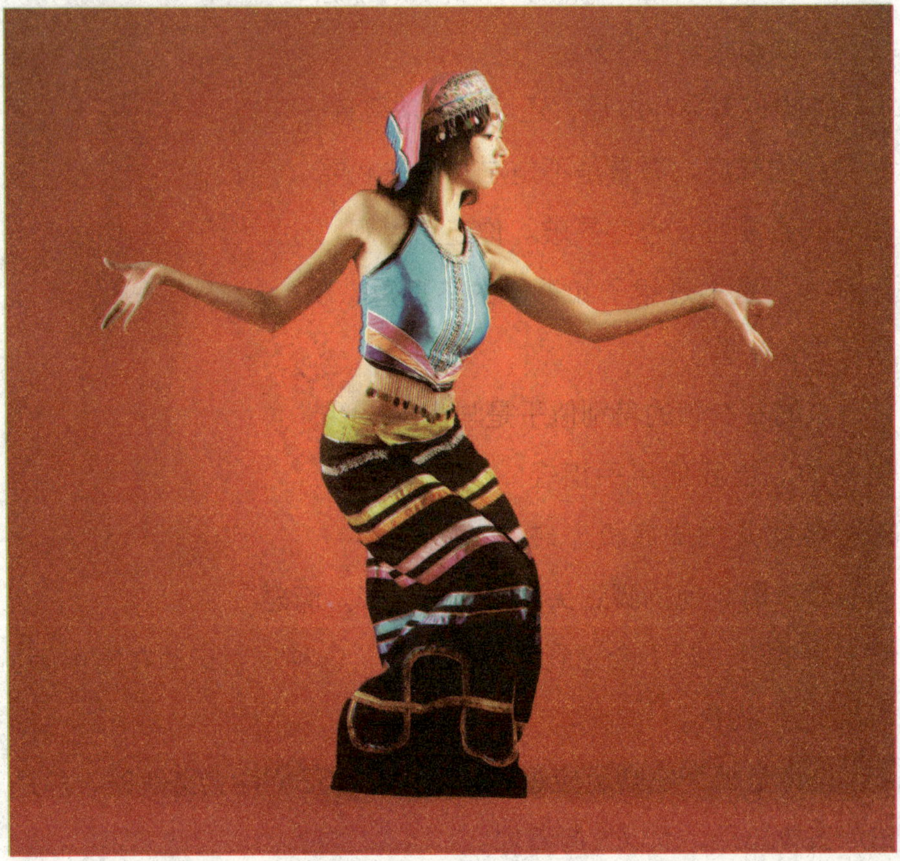

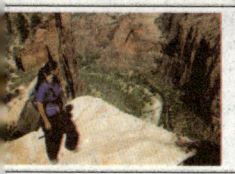
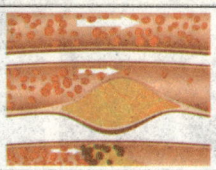
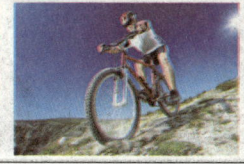
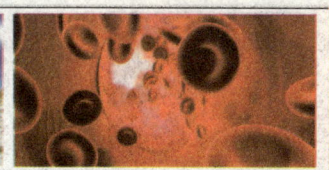
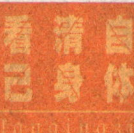

人体是左右均衡对称的，实际上并非如此。

不仅人体的内脏器官左右不等，就连男性的睾丸也是一高一低，也许正是这种不平衡造成了以左脚为轴心的奇妙现象。当然，也不能排除这种现象与左右大脑的支配有某种关系。

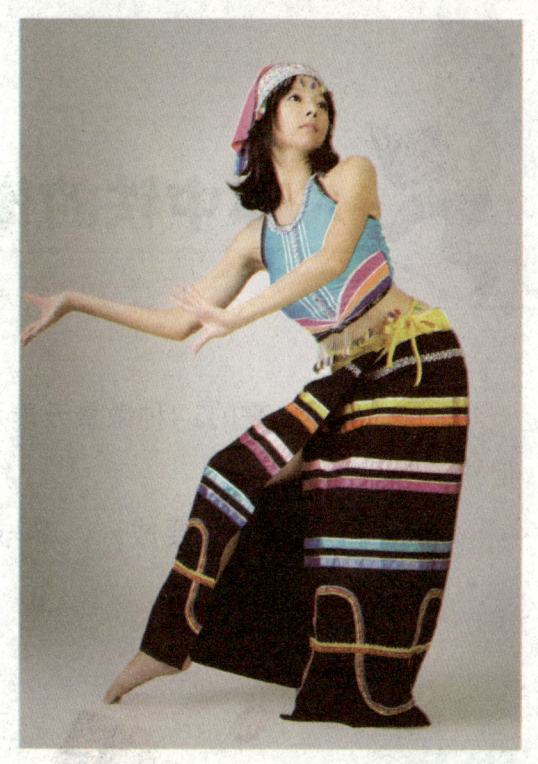

拓展阅读

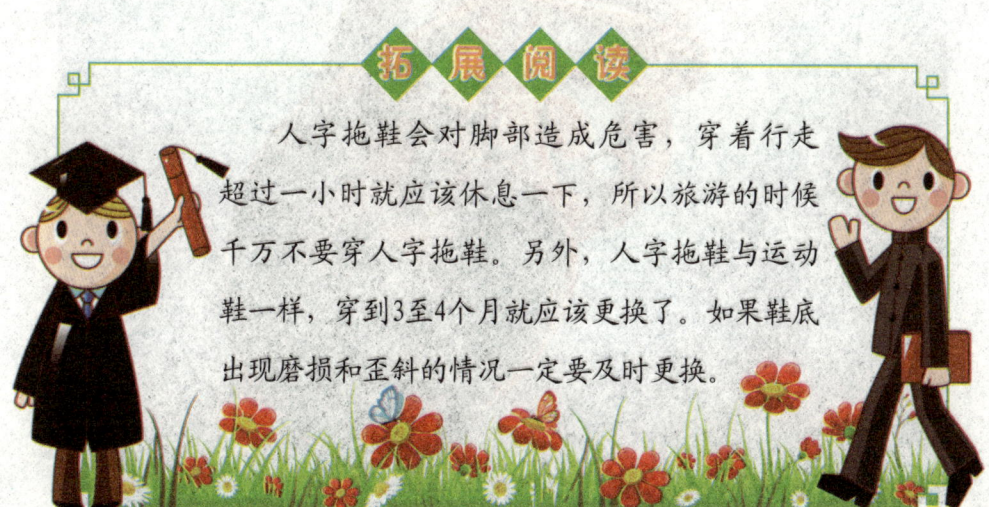

人字拖鞋会对脚部造成危害，穿着行走超过一小时就应该休息一下，所以旅游的时候千万不要穿人字拖鞋。另外，人字拖鞋与运动鞋一样，穿到3至4个月就应该更换了。如果鞋底出现磨损和歪斜的情况一定要及时更换。

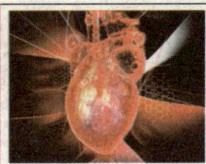
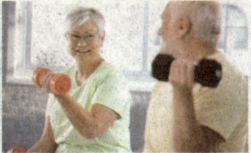
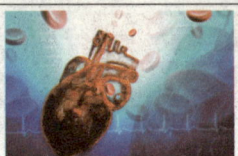
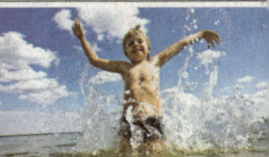

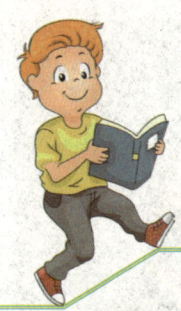

人体中铁的作用

铁是人体所必需的14种微量元素之一，补充多了当然不好，但缺了也不行。

铁是血红蛋白的主要成分，参与氧的运转、交换和组织呼

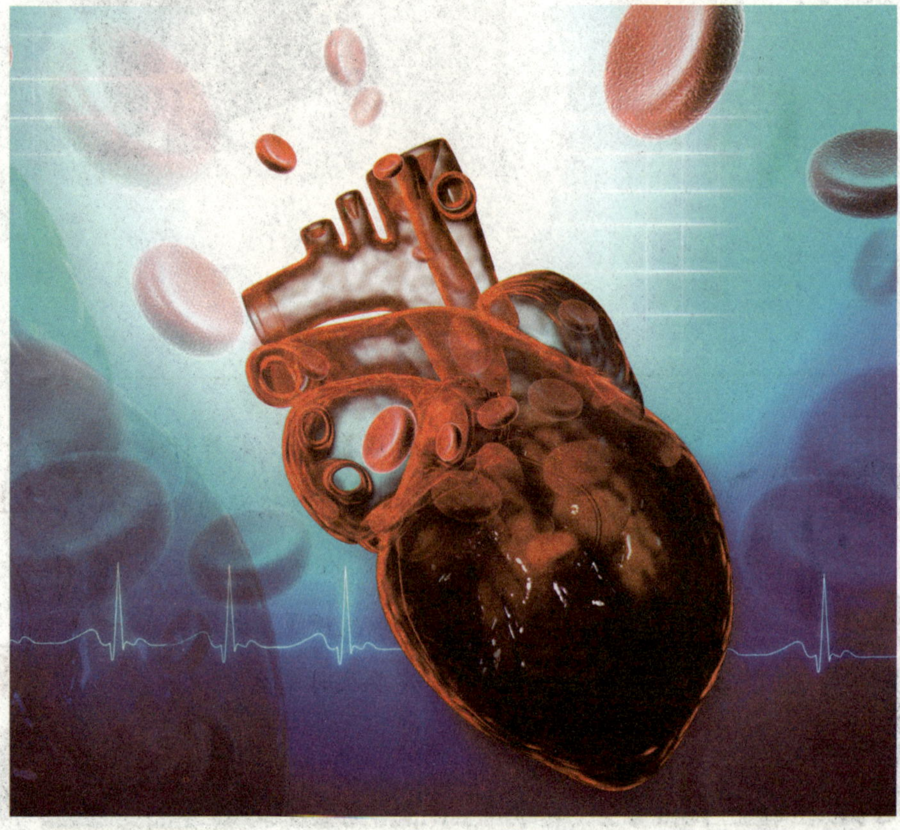

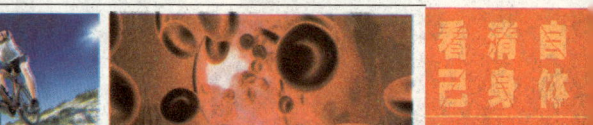
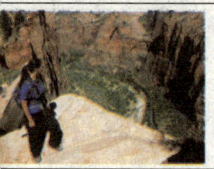
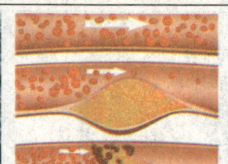
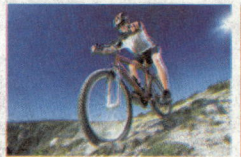
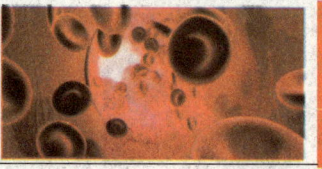
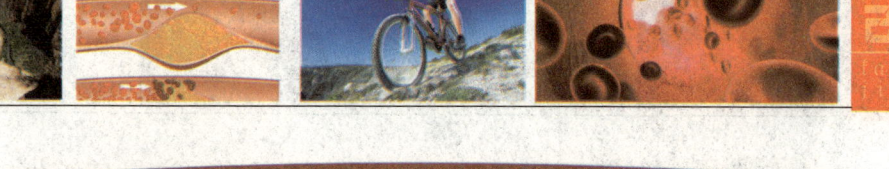
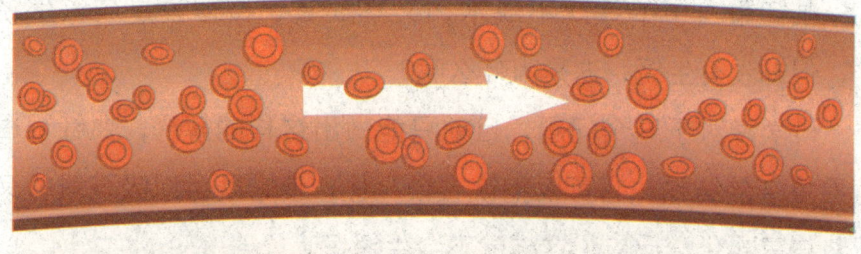
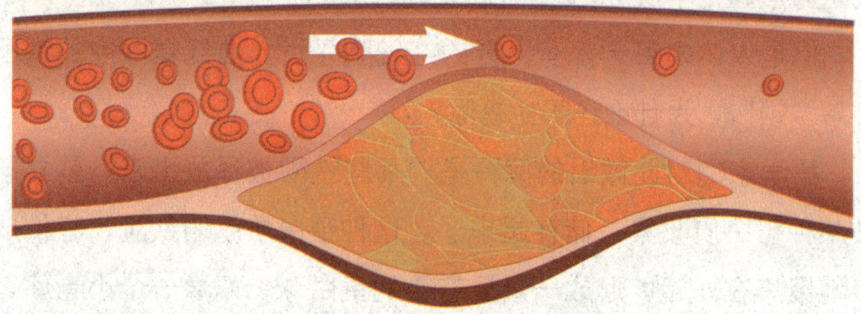

吸。如果缺铁就会发生缺铁性贫血。

成年人体内铁的含量约为体重的十万分之四。把人体内全部的铁都集中起来，足足可以打成一根结实的铁钉。

既然人体内有这么多铁，有人不禁要问：人体内的铁为什么不会生锈呢？

我们知道，铁是很容易生锈的，这一方面与它本身的化学性质十分活泼有关，另一方面也与外界条件有关。

把铁放在无水的空气中，过了几年它也不会生锈；把铁放在高温密闭的蒸馏水瓶里，它也不会生锈。只有当空气中的氧溶解在水里，与铁发生化学反应时，铁才会生锈。

人体内的铁基本上存在于血液中的红细胞里，红细胞的主要成分是血红蛋白。血红蛋白里的铁在肺部遇到了氧，它们就会手拉手地合在一起，形成氧合血红蛋白。

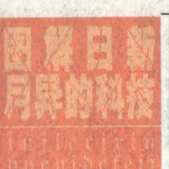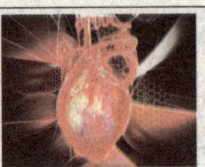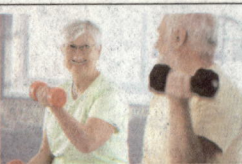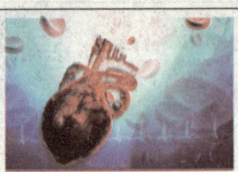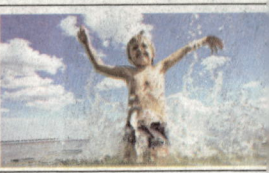

血红蛋白中的铁既不缺水，又不缺氧，按理说是应该生锈的，但却没有生锈，这是为什么呢？

科学家对于这个问题，目前只能做出这样的解释，血红蛋白有着复杂的结构，它可以把铁"锁"住，使它既可以吸取氧，又无法与氧起化学反应，这样就不会生锈了。

但是人体内每天都有大量的红细胞死亡，血红蛋白中的铁已经解"锁"，为什么还不生锈呢？

科学家们对此做出的解释是，那些铁刚被释放出来，就立即被某种蛋白质收集、储存起来了。这种蛋白质就叫铁阮，它们成束地聚集在一起，形成一只只空心的蛋白球，好像一个小仓库，里面贮存着四五十个铁原子，不让这些铁原子与氧接触，所以铁就不会生锈。

等到身体需要这些铁时，由铁阮组成的蛋白球又会把铁再放

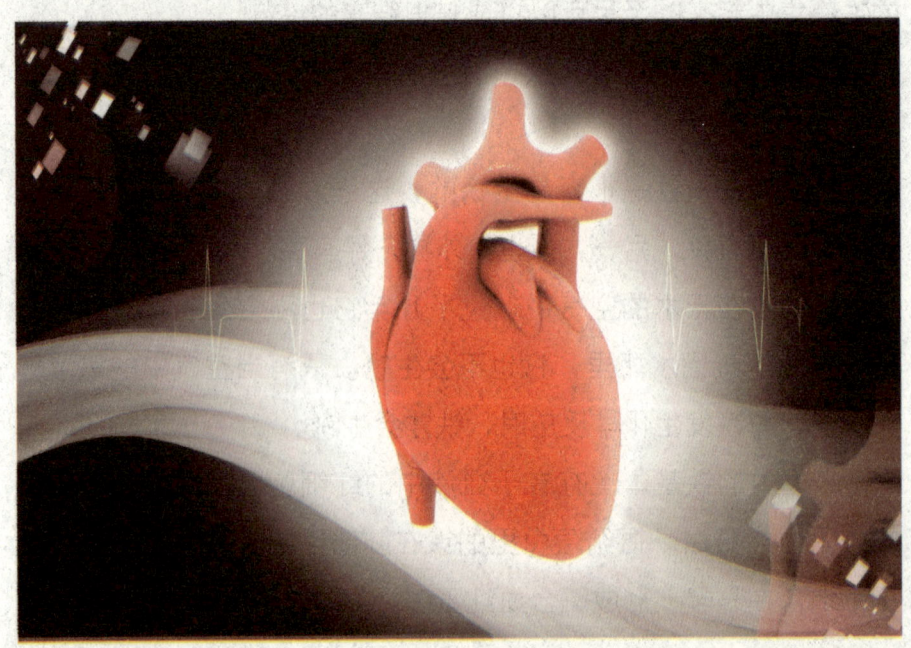

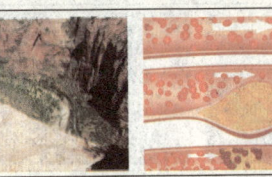
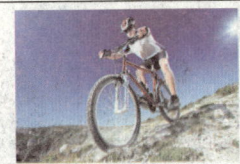
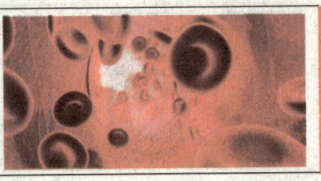

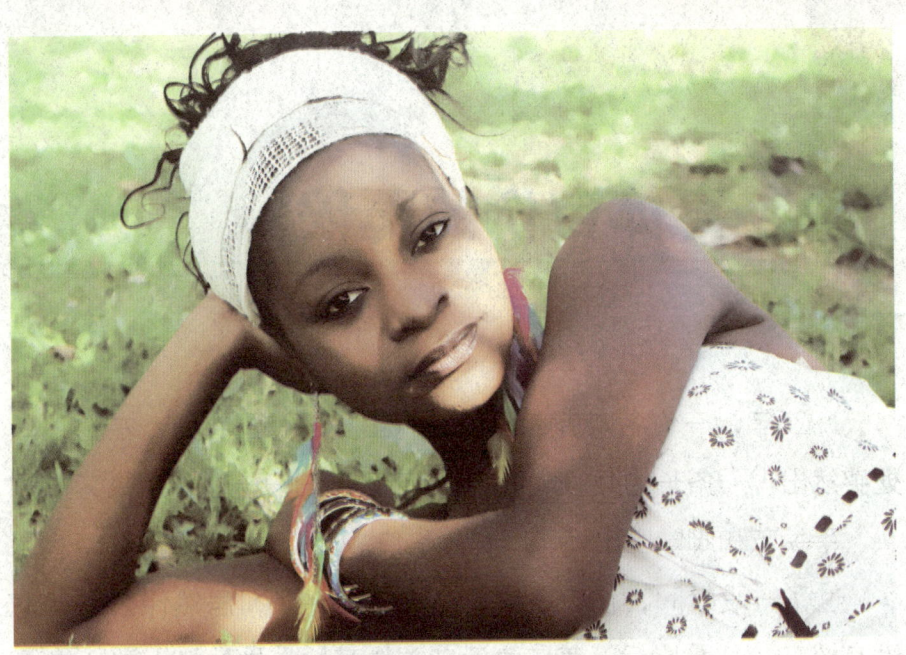

出来，使它们重新进入血红蛋白中。

　　应该说，以上解释还是初步的，还未能最终揭开人体中的铁为什么不会生锈的秘密，也许这里边还有许多深奥的学问。

拓展阅读

对于人体，铁是不可缺少的微量元素。在10多种人体必需的微量元素中，铁无论在重要性上还是在数量上，都属于首位。人体血液中的血红蛋白就是铁的配合物，它具有固定氧和输送氧的功能。

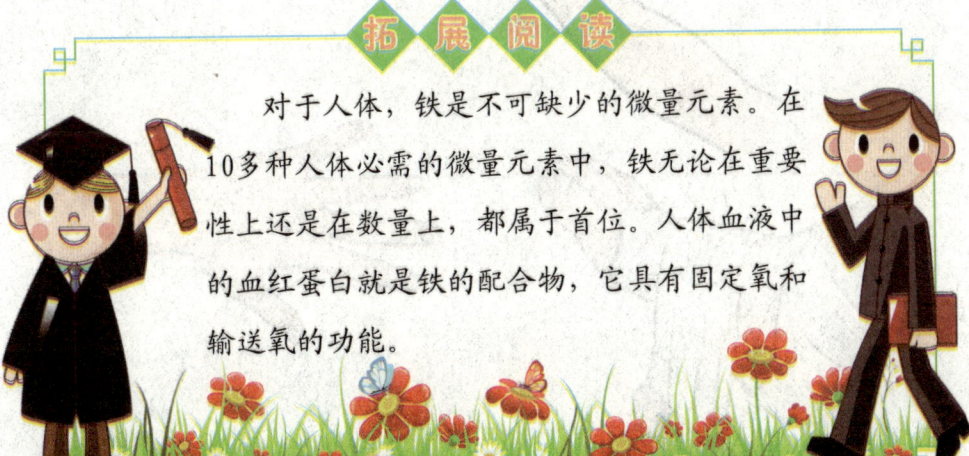

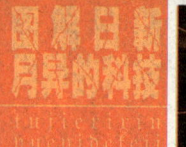
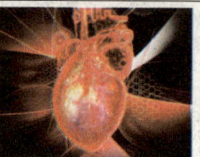
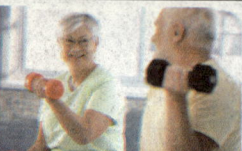
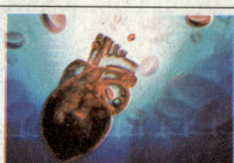
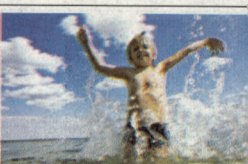

身体自伤的奥秘

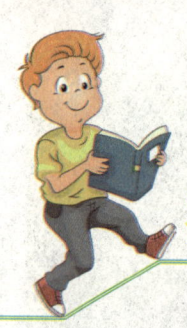

　　1926年，一位名叫吉·涅侬蔓的28岁的德国农妇，左胸心口处突然出现一条长约4厘米的伤口，而且还汩汩流血，后来又在额头、手关节和脚掌上出现了同样的伤口。

　　过了一段时间，伤口不痛了，慢慢长好了，居然什么疤痕也没有留下。从此以后，每年复活节前夕开始，她的身上就会出现

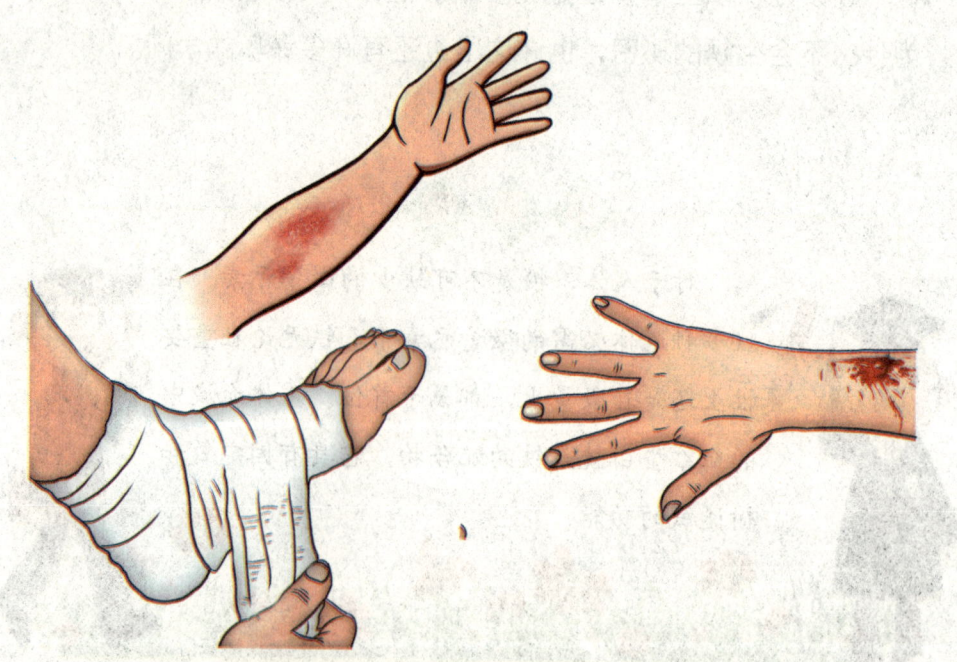

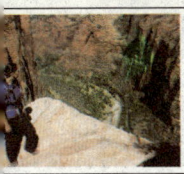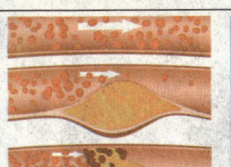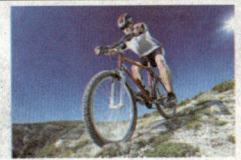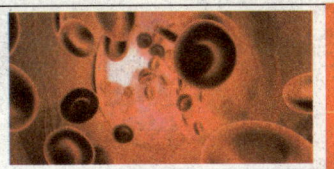

伤口，这种状况大约要延续到复活节后一周左右时间，伤口又会重新自愈封口。

这种现象被宗教人士称为"圣痕"，生理学家认为，这种伤痕的出现与患者的病态情绪有关。

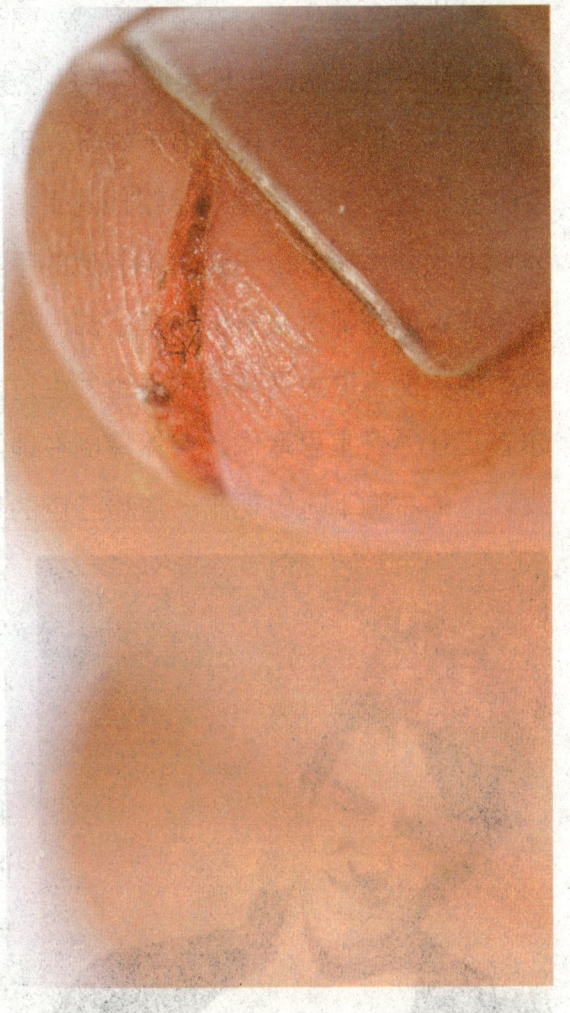

圣痕患者一般都神经衰弱，易受刺激，心理上呈现出某种病态，而经常性的病态情绪，又会促使他们强烈地联想到各种病症。

同时，他们又狂热地笃信宗教。当教堂里诵读到耶稣上十字架的情景时，这种人就会过敏，产生强烈的受迫害心理，病态的神经系统受到震撼，于是身上就出现了圣痕。

如果说那些宗教信徒又是产生幻觉，看见自己或他人身上流血，那么上述解释还是行得通的。

但实际情况却是，这种人身上确确实实出现了伤口，而且有的还流出血来，难道病态情绪能使皮肤出现伤口吗？

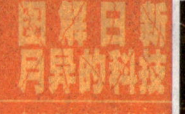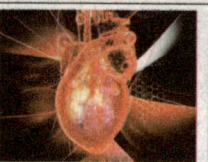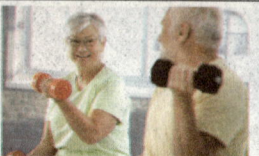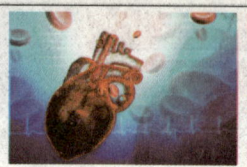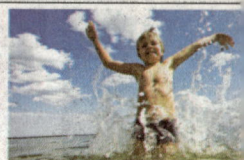

有的研究者认为,在极度惊恐或强烈的自我暗示下,会引起局部皮肤血管膨胀,出现类似伤痕的现象。

比如,有一个青年人出于好奇,用右手指拣起一只蠼螋想看个究竟,没料到那只蠼螋想钳他的手指,青年人吓得大叫一声,本能地松开手指,虫子还没钳到他的手指就掉到地上。可是过了一会儿,他那抓过虫子的手指上却出现了深红色的斑点,怎么也弄不掉。前苏联大文豪高尔基也发生过类似的事情。有一天,高尔基正在办公室里写作,突然摔倒在地。隔壁的妻子闻声赶来,发现他的右胸下方出现了一道粉红色的窄痕,很像刀伤,并且在逐渐变红,最后成了深红色。过了一会儿,高尔基恢复了常态。

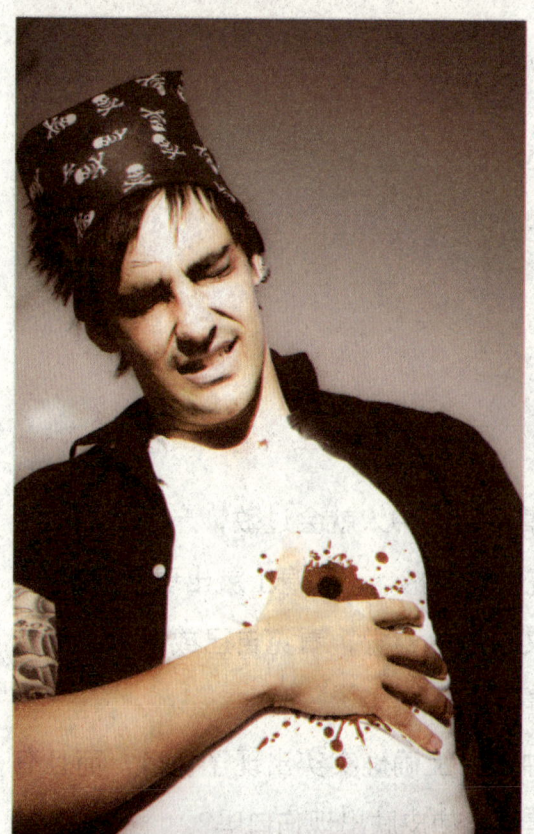

据解释,刚才他正写到一个丈夫用刀猛扎妻子肝脏的情节,不自觉地就昏倒在地。此后,高尔基身上那道斑痕一直持续了好几天才慢慢褪色,最后完全消失。

显然,在高尔基身上能够出现这种异常现象,主要与他完全沉浸在艺术创作中有关。

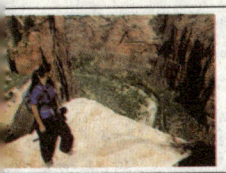
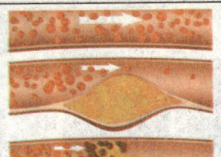
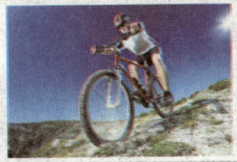
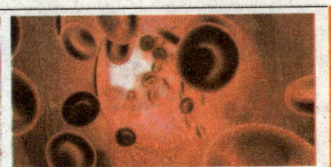
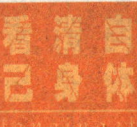

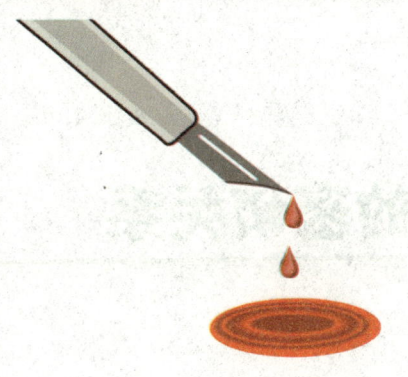
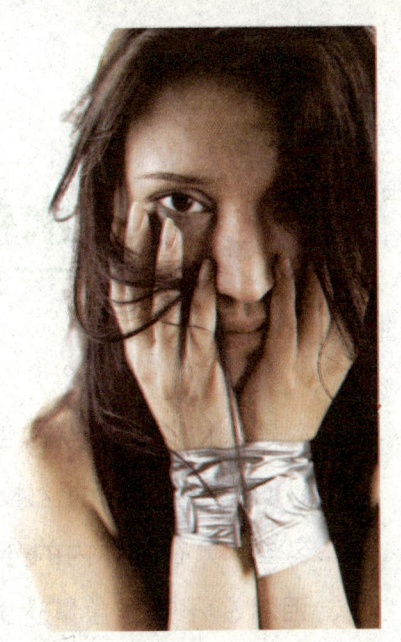

此外，就是在一些极度敏感的人身上有可能发生这种现象。然而，这样的人为数并不少，有过类似经历的人也很多，但他们为什么身上没有出现伤口呢？看来，这个疑问还需要进一步探讨下去。

拓展阅读

伤口愈合在生理情况下是很复杂的，同时受多种内外因素影响，它包括感染，类固醇治疗，营养不良伴发的内科疾病，如糖尿病，及使局部血液供应减少的因素。因此不同身体在相同条件下，伤口愈合可能很差或者很好。

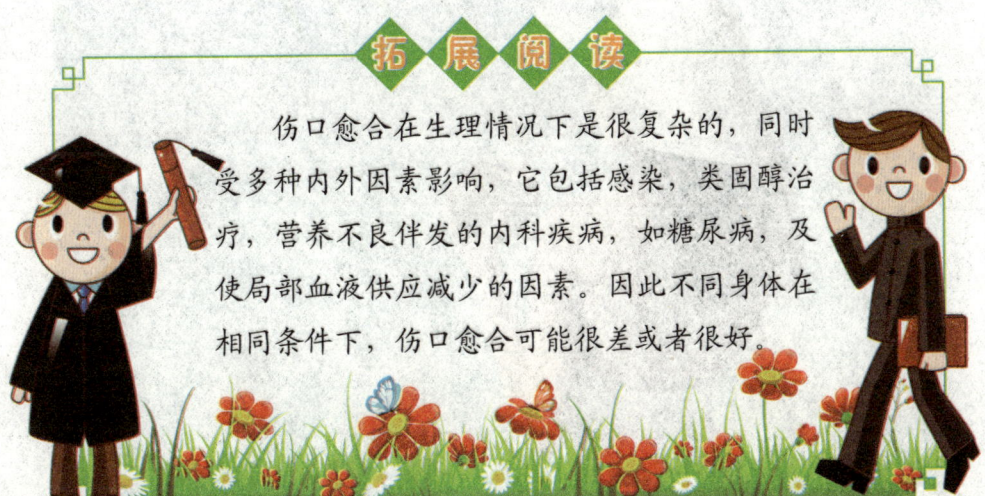

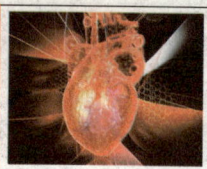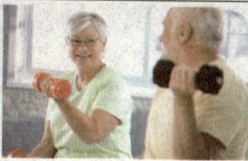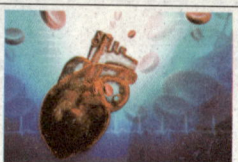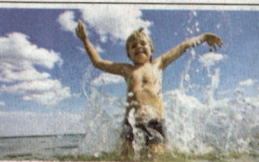

人与水的密切关系

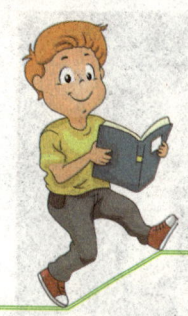

　　水是人体的重要组成部分，人体的含水量占身体总重量的60％以上。儿童体内的含水量更高，约占80％。

　　这些水分在人体内的分布并不相同，肌肉中水分占75％，血液、泪水、汗中水含量达90％，骨骼内的含水量也不少，约占22％。

　　为什么人体与水的关系这么密切呢？有如下原因：

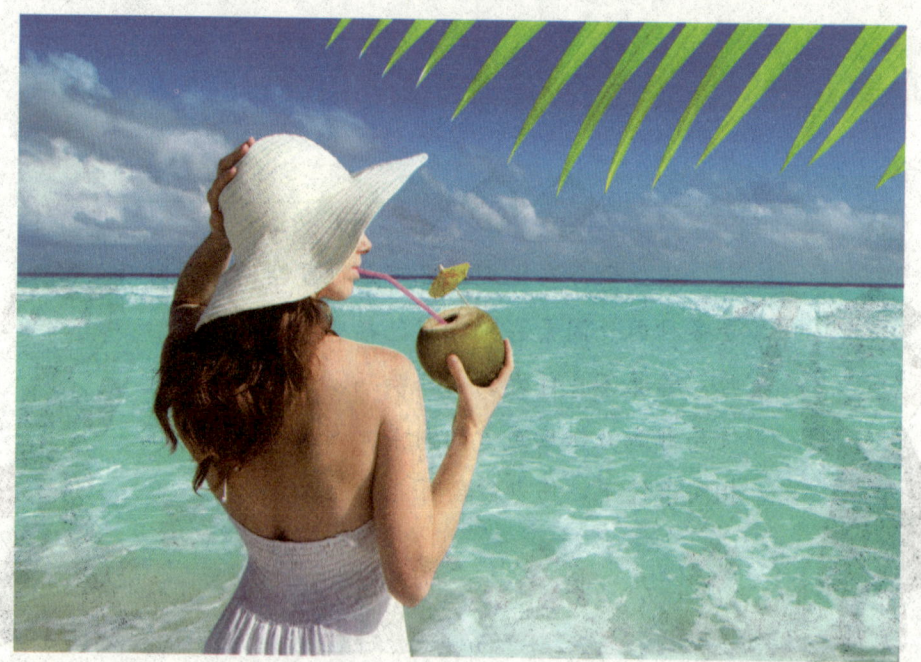

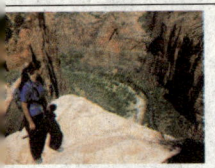
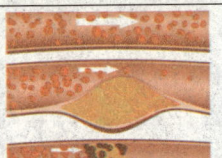
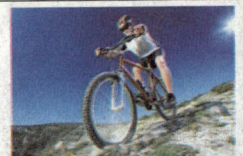
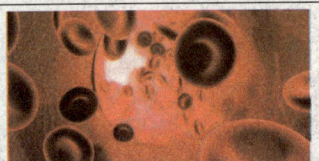
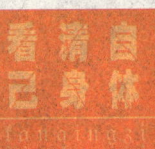

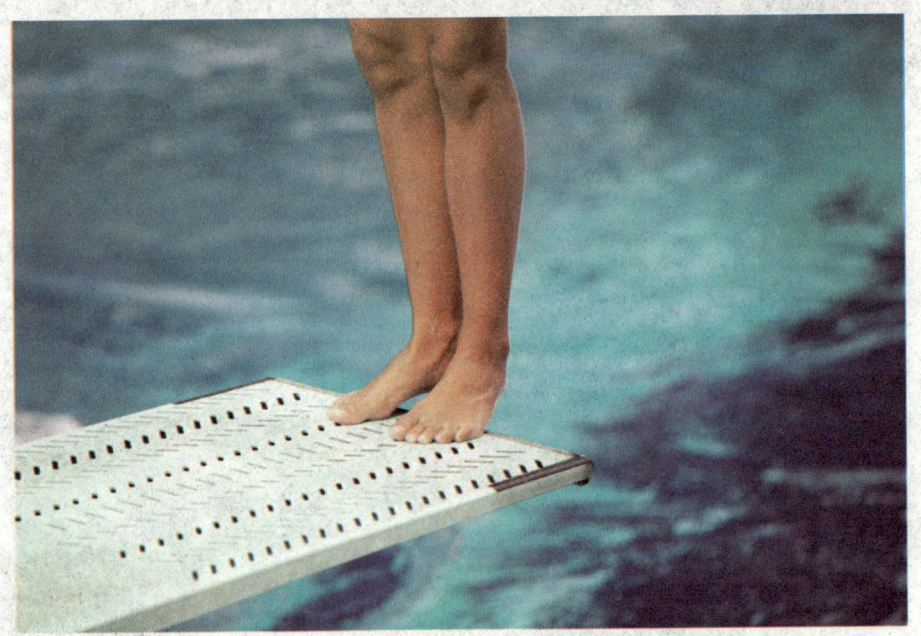

一是水是人体细胞组织中最重要的成分，也是构成细胞不可缺少的物质，对保持细胞组织的正常生理解剖形态起着重要作用。

二是人体的很多生理活动，如消化、吸收、分泌、排泄，都一定要在有水的情况下才能进行。

三是维持人体的内环境稳定，参与体温的调节离不开水。

四是水可以作为器官、关节及肌肉的润滑剂。

一个人如果不喝水，5天也活不过。水是人体的主要成分，营养物质必先溶于水才能被人吸收。由此不难看出人体和水关系密切的原因了。

那么，人体每天需要多少水呢？这要因人而异，也要看外在环境条件。正常人每日生理需水量，要以气候、温度、身体状况、工作条件而定。在普通的情况下，一般每人每天约需2至5升水。

那么，人体所需水分从哪里来？通常来源于以下途径：

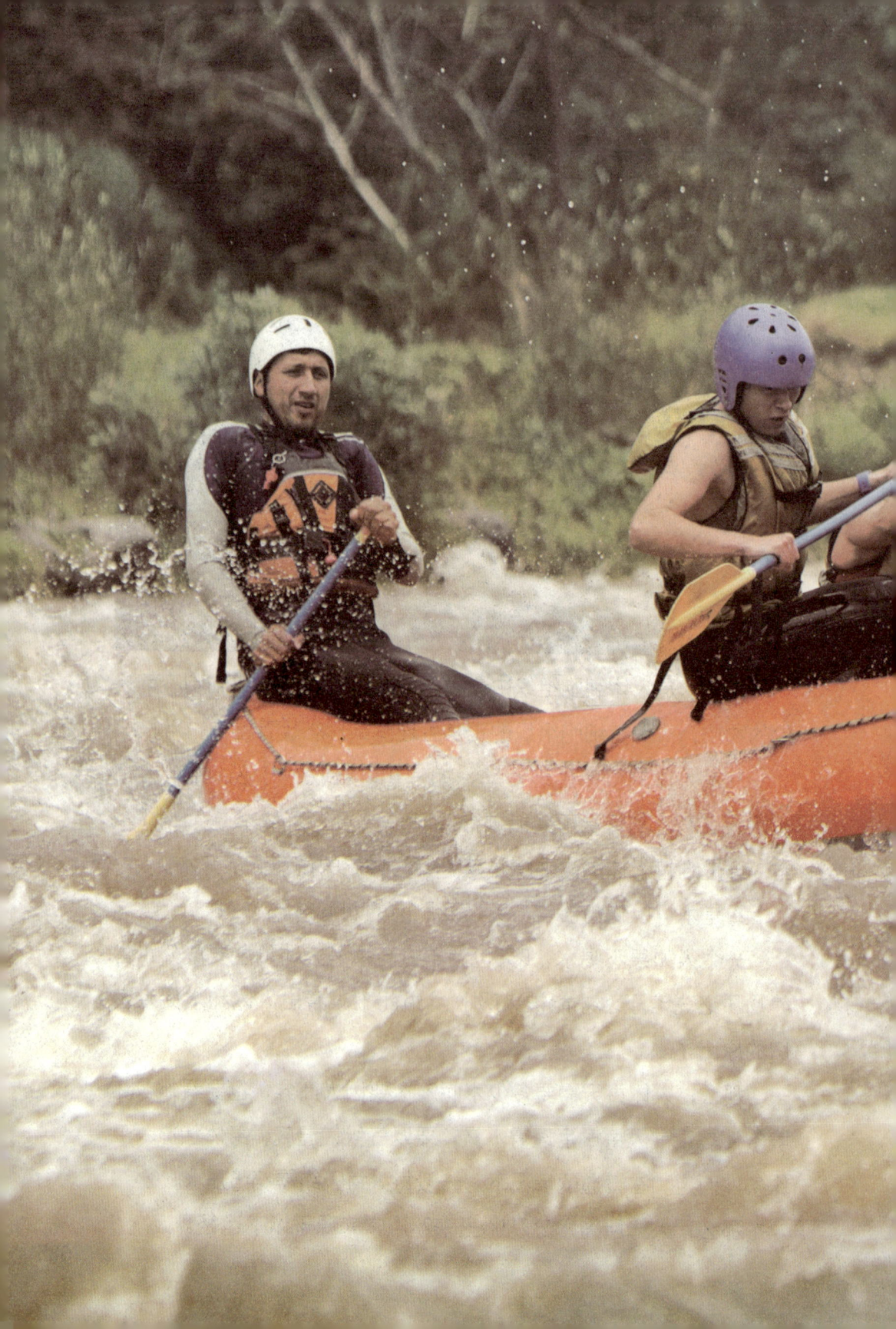

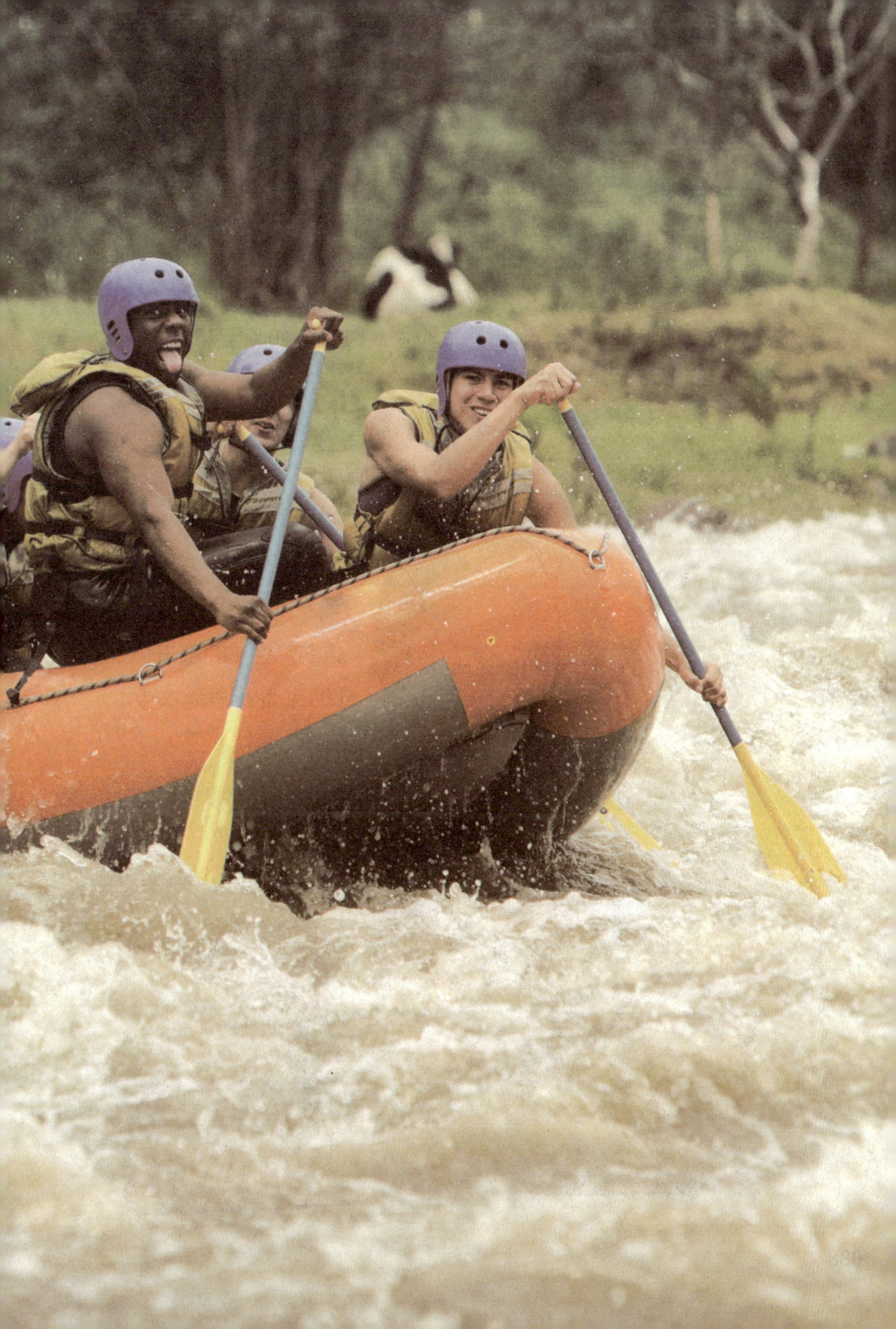

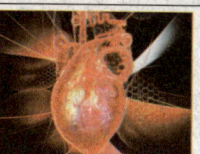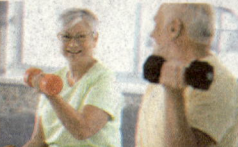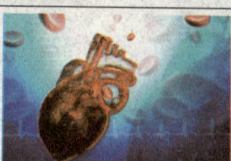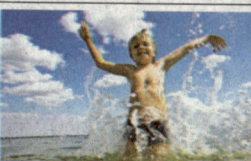

一是饮水。这是供给体内水需要的主要途径。每日水的摄入量应与体水排出量保持动态平衡。

二是食物水。这部分水的来源随所进食物种类不同而各异。一般认为，蔬菜含水量约70％至90％，肉类约40％至70％，谷类约8％至10％，蛋类约75％。

三是内生水。就是人体摄入产热能营养素，如碳水化合物、蛋白质、脂肪后，在人体内氧化代谢时所产生的水。

100克碳水化合物能产生55毫升水，100克脂肪产生107毫升水，100克蛋白质能产生41毫升水。

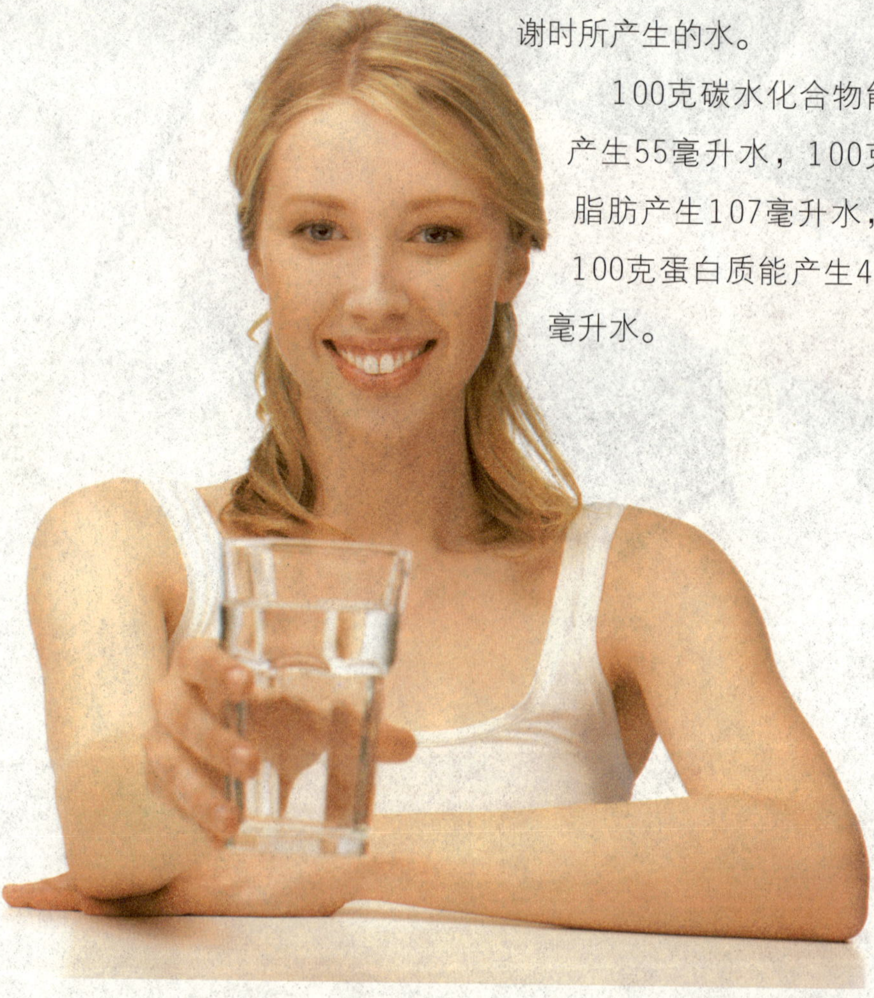

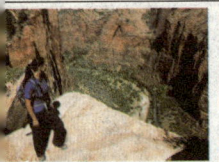
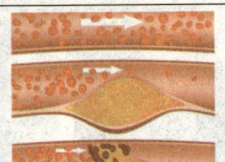
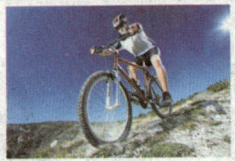
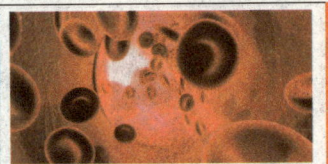
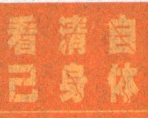

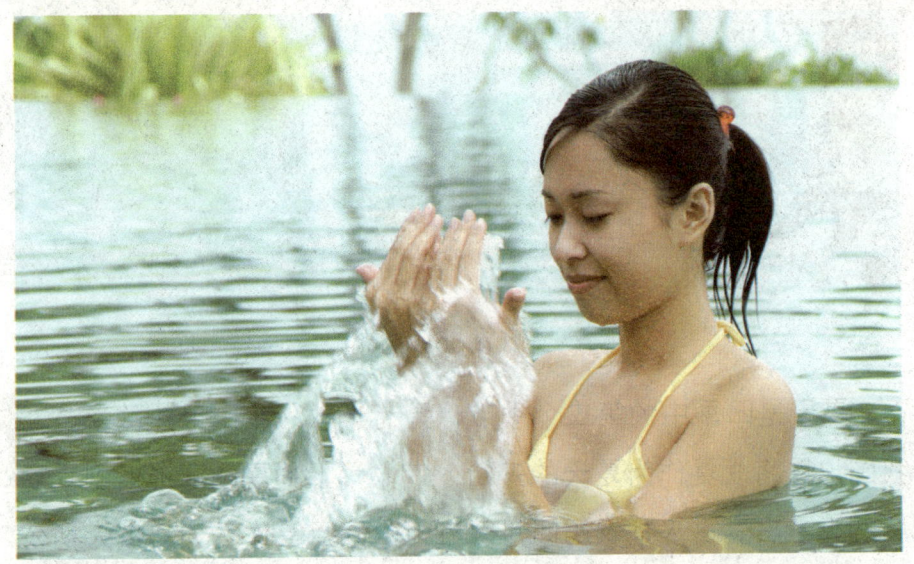

  人体通过汗液带走热量，降低体温的水，同时通过呼吸和大小便等将水分排出体外，以保持体内水分的平衡。研究表明，一个正常人每天必须用大约2500毫升，才能保证机体的正常循环和健康。

拓展阅读

  记得古代的一位哲人说，人从水里来！细细体悟这句话，回想着流淌如水的生命，恍惚间，感觉到水就像一位睿智的哲人，在无声无息间，指导着一种人生哲学。水是我们生命的发源地，我们和水密不可分。

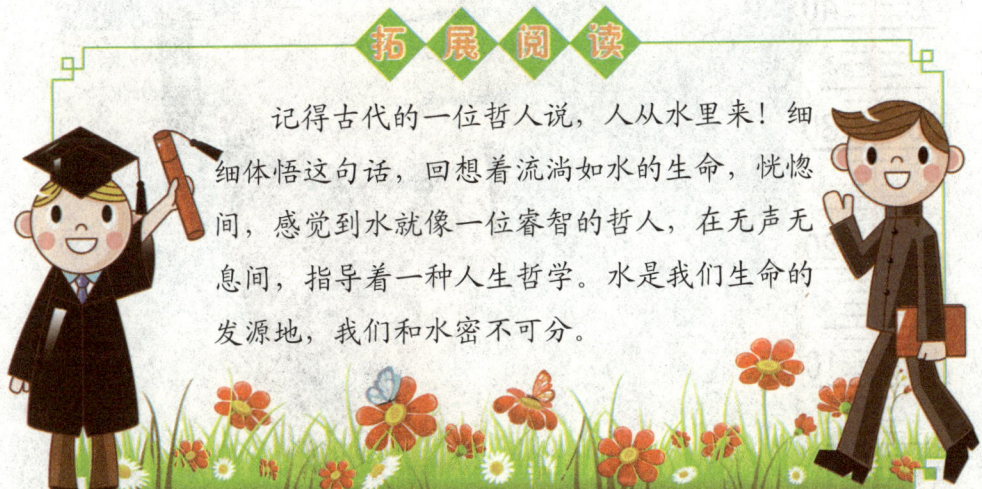

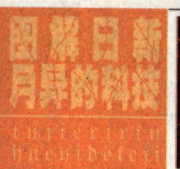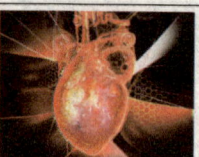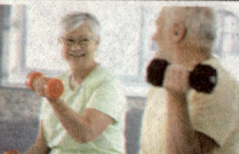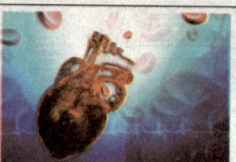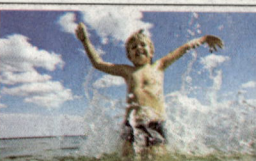

夏天人易变瘦

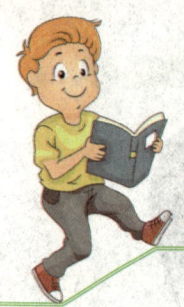

　　夏天是四季中的第二个季节，是北半球一年中最热的季节，我国习惯将立夏作为夏天的开始，气象学上的夏季要推迟到立夏后25天左右。古人把农历四月、五月、六月算作夏天；今人把公历6月、7月、8月当作夏天。

　　夏天身体内的水分消耗很大，身体组织里本来蕴含着大量水分，这时随着水分的消耗，身体自然会瘦下来。

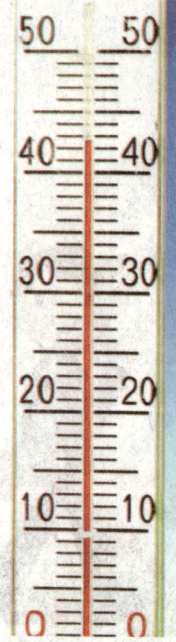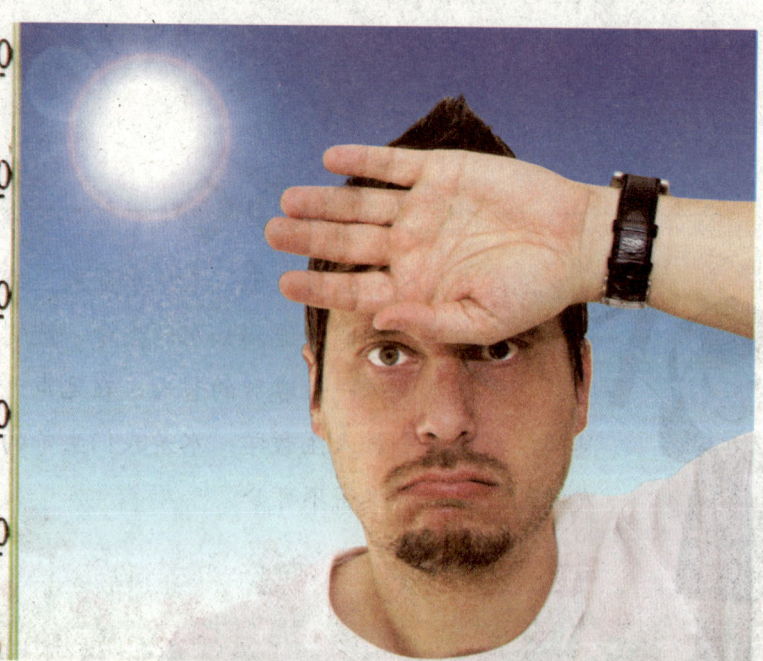

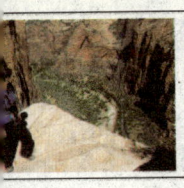
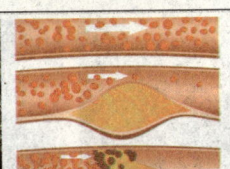
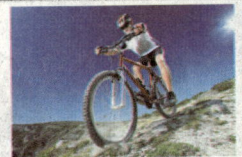
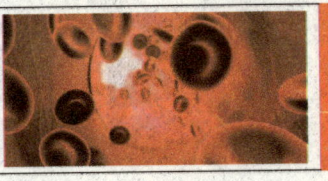

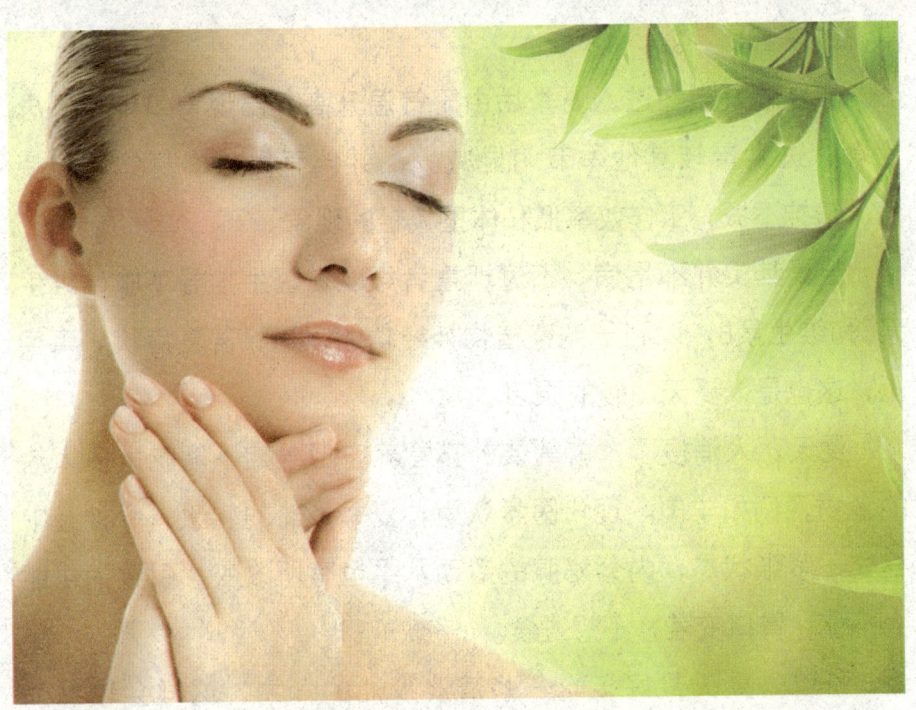

  夏天身体变瘦的主要原因，应该说是消化机能受到了影响。夏天酷暑逼人，一般人的食欲都不会太好，这是因为酷热使人的神经变得迟钝了，肠胃的肌肉松弛，收缩能力减弱，消化能力差了，影响了对食物的消化和对营养的吸收。消耗大而营养却补充得少，自然就不会长膘了。

  另外，炎夏让人的精神萎靡不振，出汗多，喝水多，食果多，吃饭少。老年人常说，瓜果李枣岂能当饭？可是，人被热得没了胃口，只能吃一些瓜果充饥。

  再加上夏天白天长夜晚短，酷热难当，人在夜里休息不好，喝水多冲淡了胃液，吃了瓜果，也容易影响人们按时进食等，这些都能影响人们的消化功能，从而影响到吸收营养。许多朋友在秋冬季节还是胖胖的，可是一到夏天却明显地瘦了，这就是人们

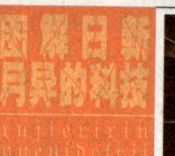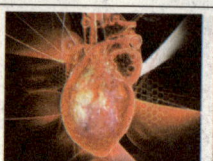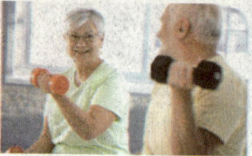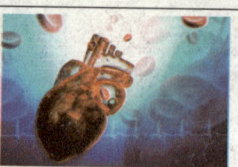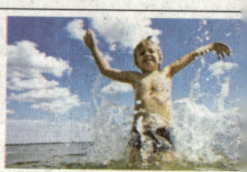

常说的"苦夏"。

苦夏就是指在进入夏季后由于气温升高，出现胃口下降不思饮食，进食量较其他季节明显减少，并伴有低热、身体乏力疲倦、精神不振、工作效率低和体重减轻的现象。

苦夏其实并不是病，不过严重者可以在医生指导下服用维生素C和维生素B，以利于调整植物神经功能，消除苦夏症状。事实上，这也是人夏天消瘦的原因。

夏天，人消瘦了，就需要补充营养，但一定不能吃太多太热的食物，例如羊肉。现代医学认为，夏季炎热的刺激，令神经中枢处于紧张状态，内分泌腺的活动水平也有所改变，引致消化能力不佳，胃口变差，不想进食。

所以，夏天最好多吃一些清淡少油的食物，这样会较易消化，而太过油腻的食物则不适宜，因为食物油腻会令胃液分泌减

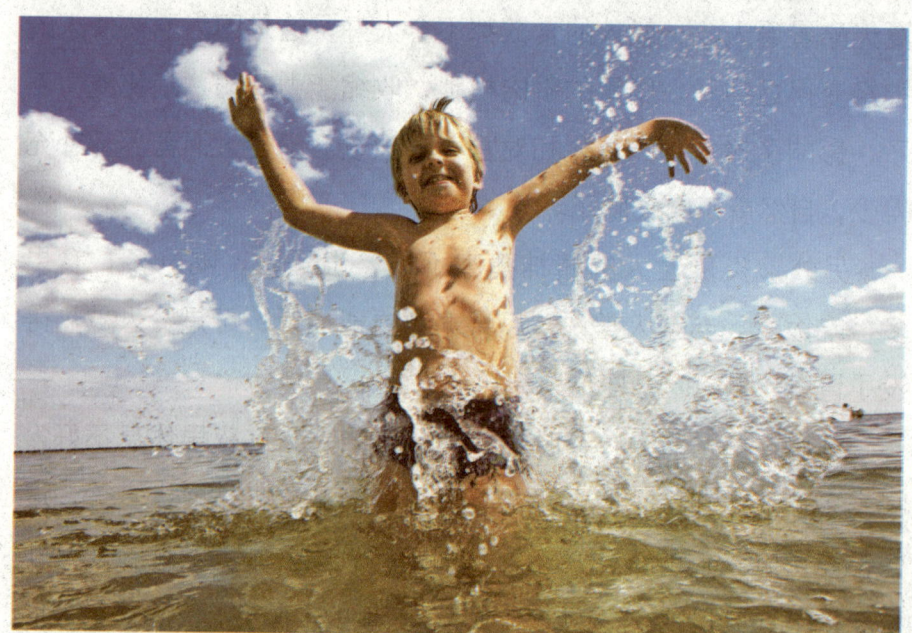

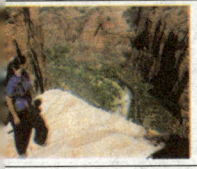
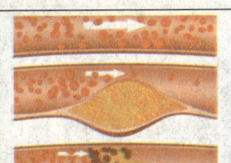
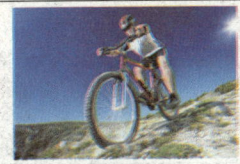
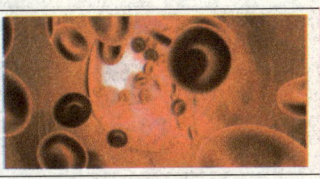

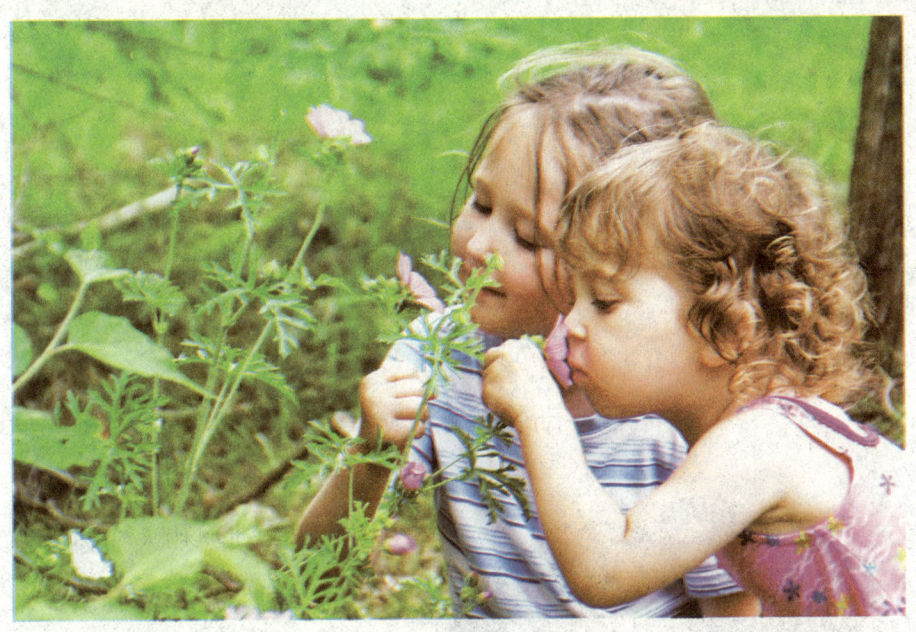

少，胃部排空减慢。

　　身处暑湿季节，多进食清热除湿的食物，有助于预防体内受湿热困扰，对解暑生津颇有帮助。相对而言，煎炸燥热的食物，则少吃为妙。

拓展阅读

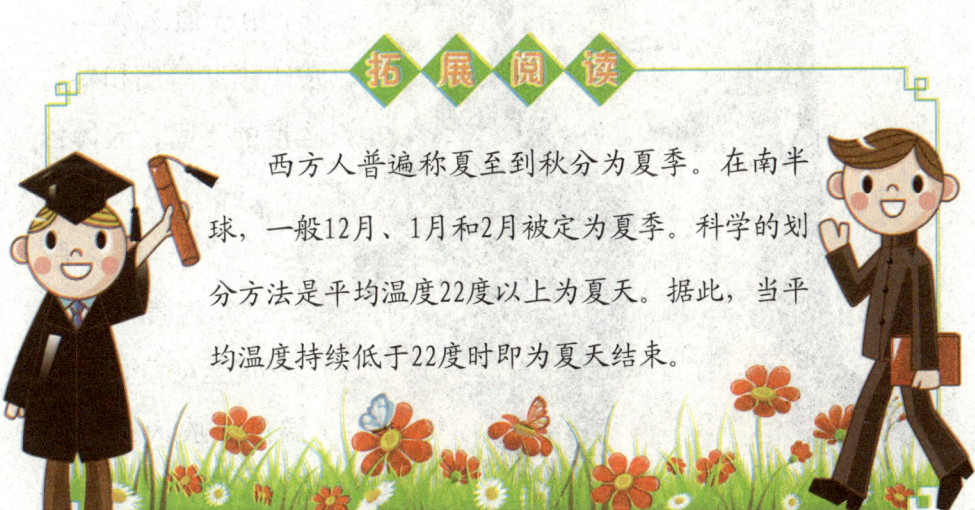

　　西方人普遍称夏至到秋分为夏季。在南半球，一般12月、1月和2月被定为夏季。科学的划分方法是平均温度22度以上为夏天。据此，当平均温度持续低于22度时即为夏天结束。

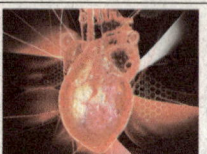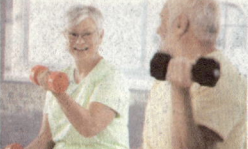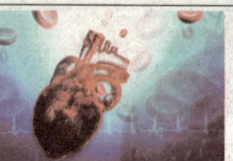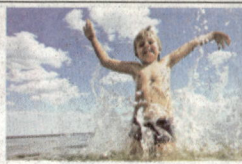

人的正常体温

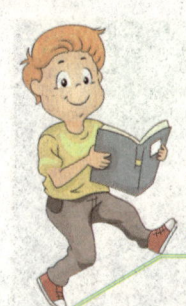

低等动物如蛇、蛙等的体温随环境变化而变化,所以称之为变温动物或冷血动物。鸟、哺乳类等动物和人在环境变化时,可以通过体温调节来维持体温稳定,所以高等动物又称为恒温动物或温血动物。

由于血液循环、皮下脂肪厚度和暴露程度的不同,人体各部分的体温也不一样。腋窝温度一般为36度至40度,口腔温度一般为36.7度至37.7度,直肠温度

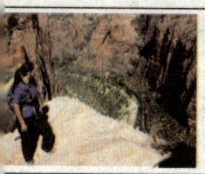
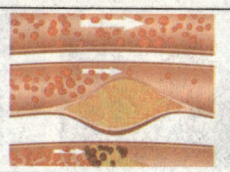
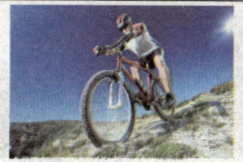
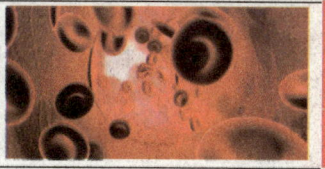

一般为36.9度至37度。

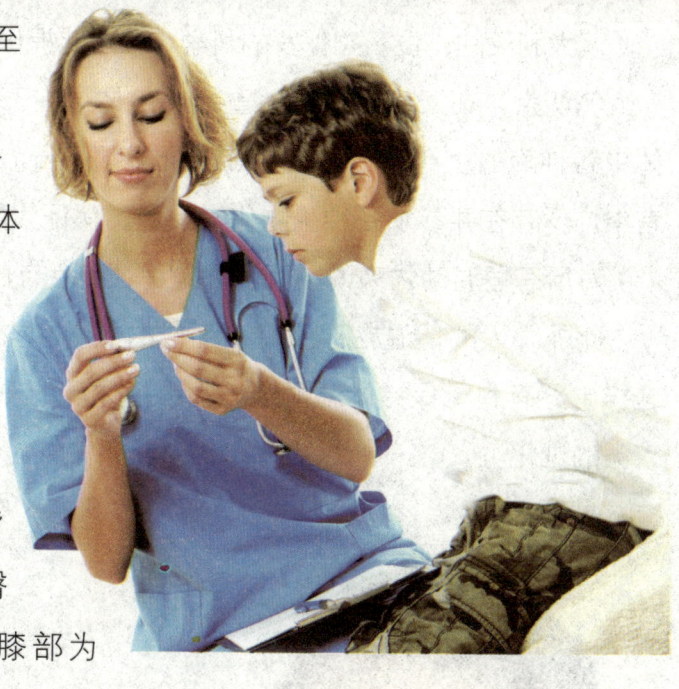

如果让一个健康男子裸体处在25度无风的环境里，他的体温是36.5度，前额为36.4度，背部为33.2度，臀部为30.3度，膝部为27.7度，手背为31.1度，足背为27.2度。可见前额温度与体温最接近，这就难怪人们常用摸额头的方法判断是否发烧。

正常体温是人体生命活动的最佳温度，一般来说，体温的上限为44度至45度，这时体内的蛋白质成分将发生变性，肝、肾、脑的功能发生异常。体温如再升高，人便会死亡。下限为33度，此时就会不省人事，意识丧失；下降至33度以下时，体温调节机能丧失；下降至28度时，心肌收缩就会不同步，泵出的血明显下降，因此造成死亡。

由此可见，人体要进行正常的生命活动，体温就要保持在上限和下限之间。

那么，人的体温为什么要保持在36度左右，比较靠近下限，而不是靠近上限呢？对于这个问题，科学界至今尚未形成统一认识。

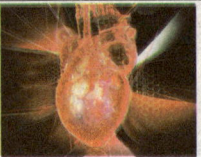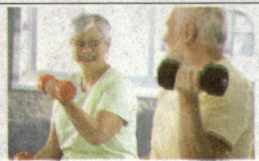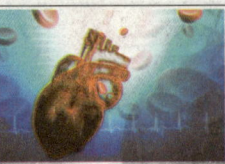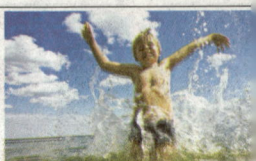

　　澳大利亚的一位名叫保罗的科学家，对此提出了自己的见解。

　　他认为，在35度时水的比重最小。体温在36度左右时，对人体中各种酶的生存最为适宜，高了低了都不行。而酶在人体各器官中广泛存在并参加各种生物化学反应，保证人的各方面需要。

　　对所有恒温动物来说，36度都是保证酶生存的最佳温度。

　　此外，人的体温在36度时，生成的热量和排出的热量最少，这样十分有利于保持体温恒定。人维持体温的热值少，也有利于人类的进化。

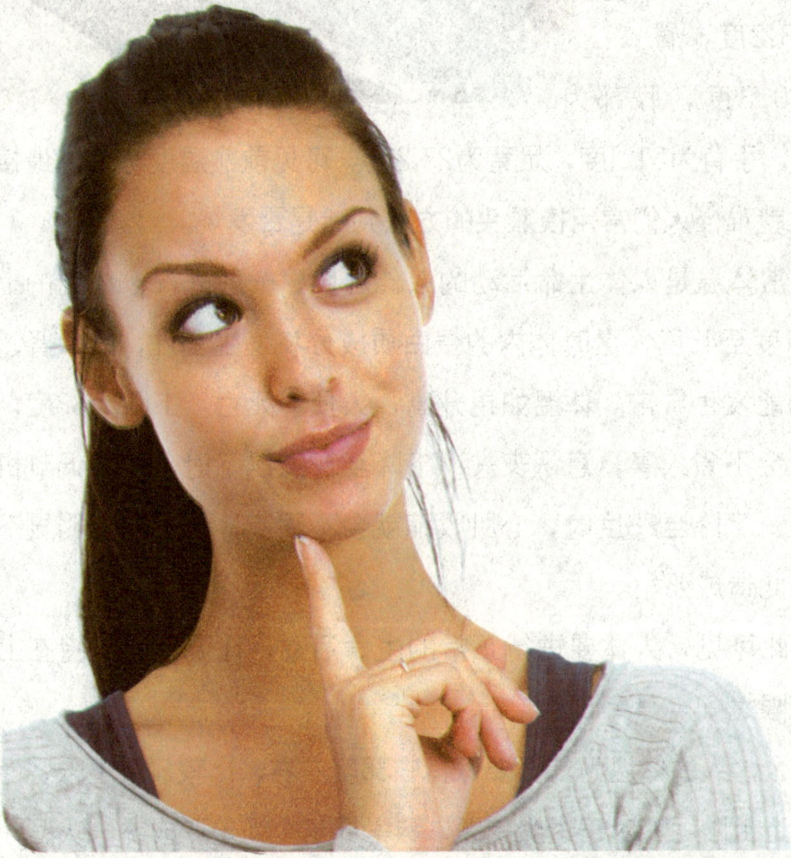

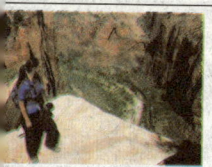
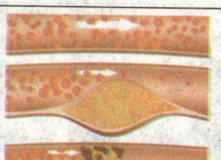
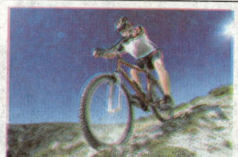
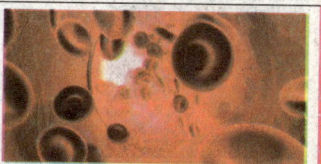
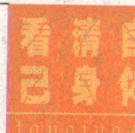

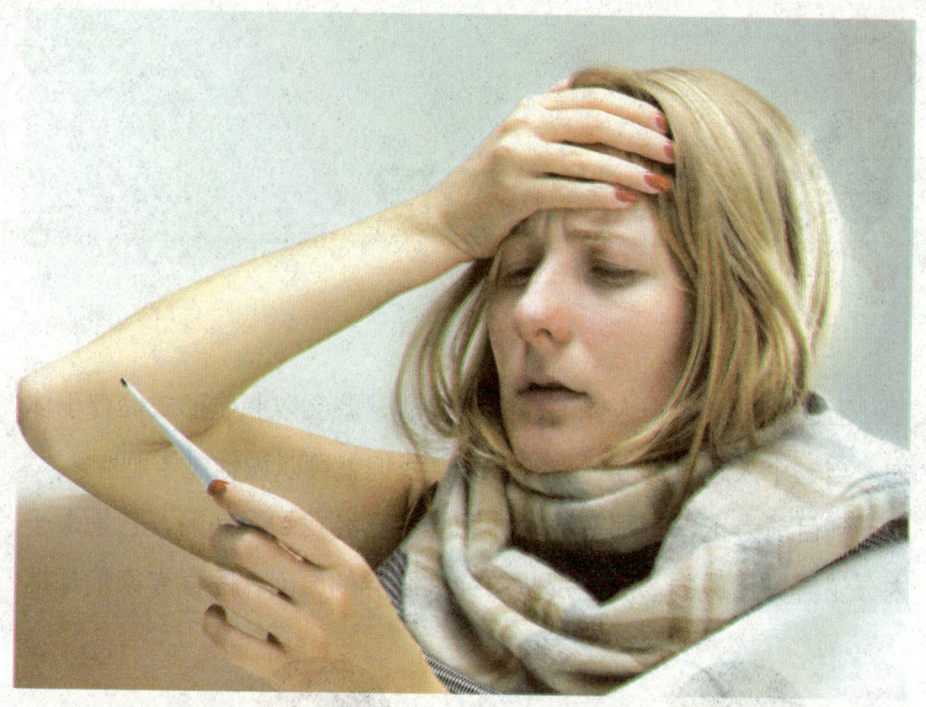

与其他解释相比，以上说法显得更有说服力，但它是否准确完整，现在还不能最后下结论。

拓展阅读

位于大脑底部的下丘脑相当于人体恒温器。人体组织和病原体会产生一些热原，下丘脑一旦发现热原，便会告诉身体加强代谢，产生更多的热量，并减少周围的血液流动，保持这个热度，从而导致发烧。

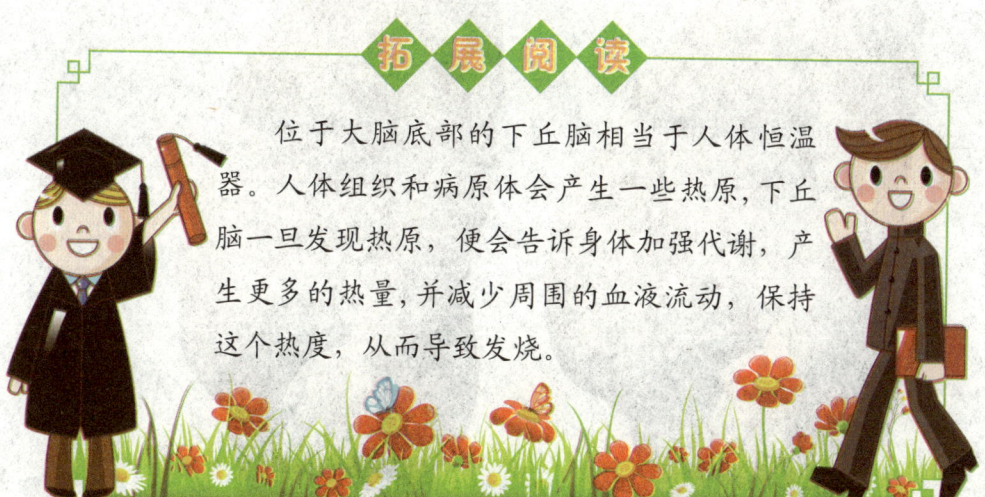

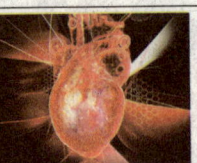
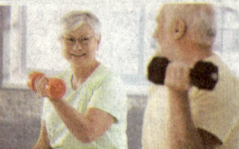
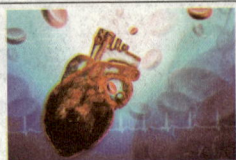
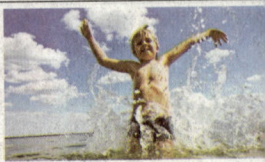

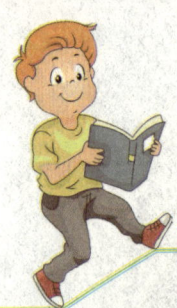

人发胖的原因

当进食热量多于人体消耗的热量时，就会以脂肪形式储存于体内。当一个人超过标准体重20％时，我们就可以说他过于肥胖。

到目前为止，对那些继发性肥胖症已经找到了病因，它是由于内分泌异常造成的。对于那些单纯性肥胖的原因，医学专家们却提

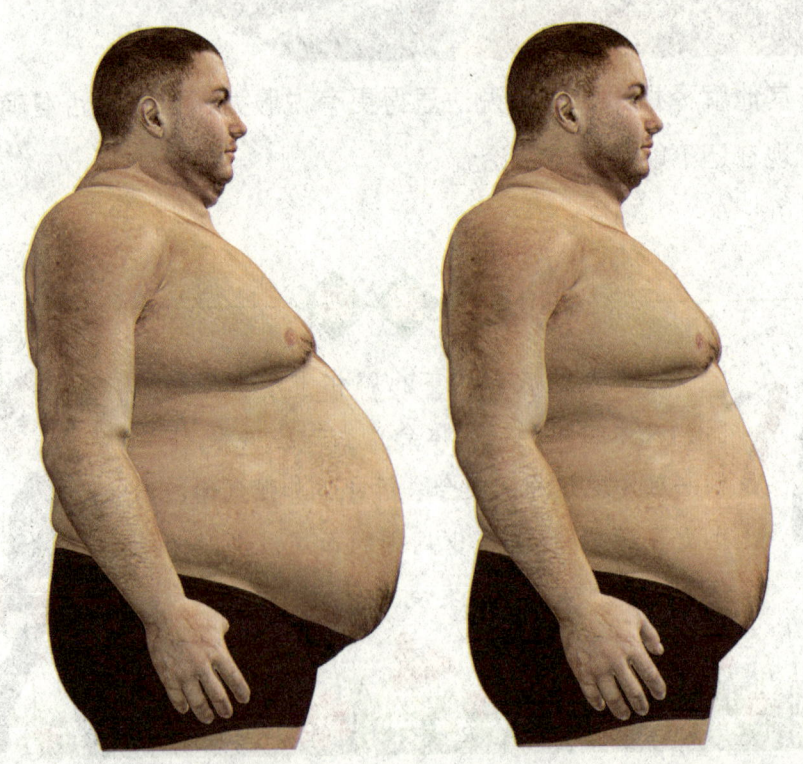

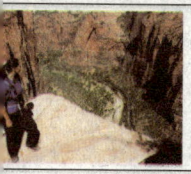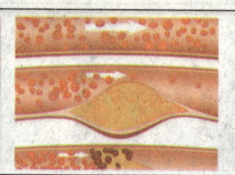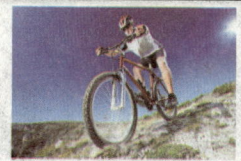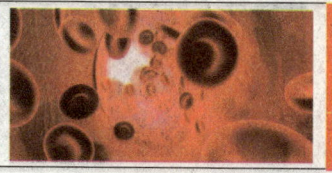

出了各自不同的看法。

有的科学家推测人类的大多数脂肪很可能是在童年和青少年时代形成的。因而，那些小胖墩们一旦发起胖来，日后不管节食与否也很难瘦下来。

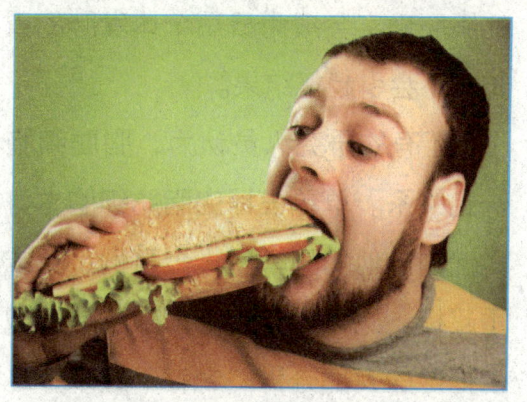

为了证实这个推测，一位名叫傅斯特的博士做了一个实验：给一些长得很肥的幼鼠喂低热量饮食，看它们是否会变瘦。其结果是，这些老鼠还是长得胖墩墩的。傅斯特认为，发育初期形成

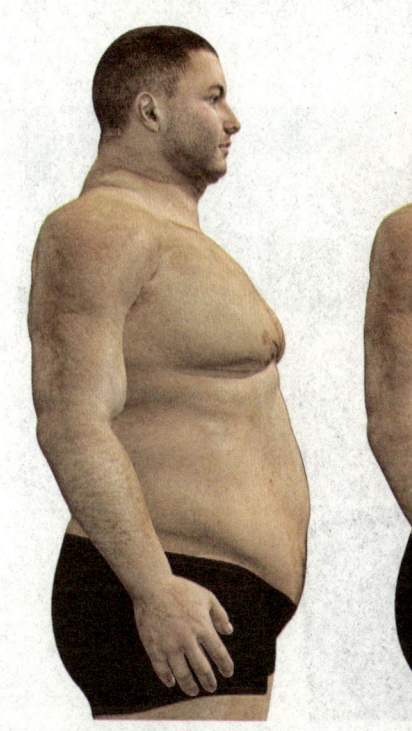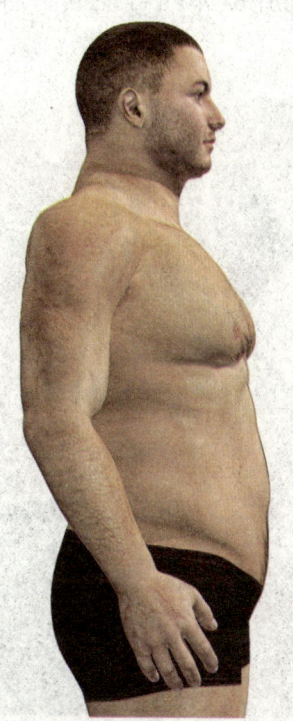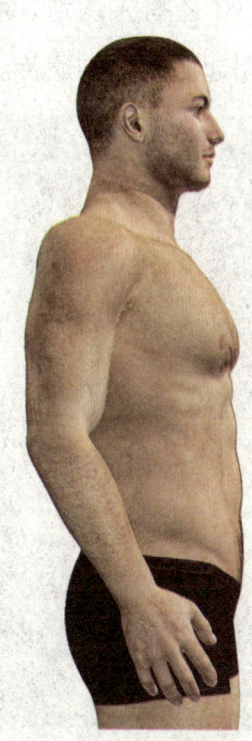

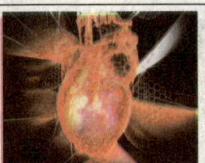
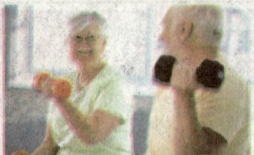
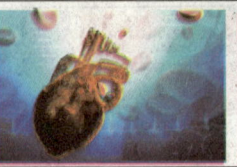
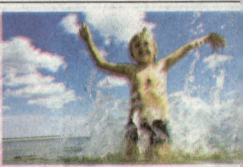

的脂肪确实会成为日后个体发胖的重要基础，单纯干扰脂肪的生长却不会引起好结果。

还有的研究人员认为，脂肪细胞与大脑、胃三者之间存在着一定关系。单单去探究脂肪细胞本身，是不能解开整个人体发胖之谜的。他们列举了一个事例：英国有一位35岁的妇女，体重严重超标。她又十分贪吃，采用什么减肥方法也不见效。后来，医生把她的大部分胃"封存"起来，这个办法果然有效，她的体重很快就降下来了。但这位女士旧习不改，又开始贪吃，她的胃竟渐渐地扩张到原来的大小，体重自然又升了上去。

这个事例可以说明，通常人们认为肥胖者的胃肠功能特别好，这很可能是正确的。

还有人认为，肥胖者体内可能有一种"致胖基因"，它可以引起肥胖症的遗传。

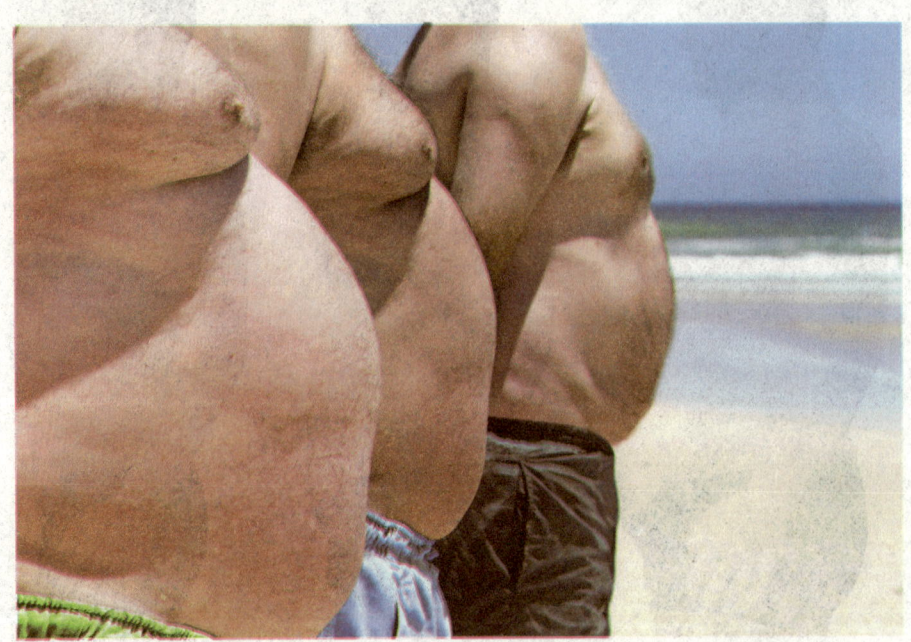

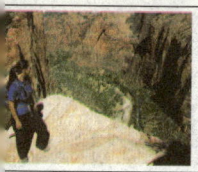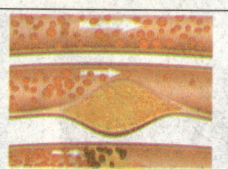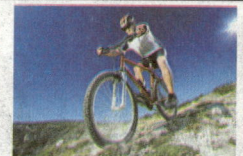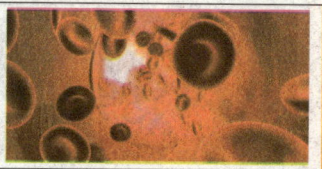

比如，美国亚利桑那州的皮梅族印第安人，有85％的人是胖子，而且代代相传。

美国麻省理工学院的一位女科学家认为，人的胖应与人体内的一种特殊物质有关，胖子的体内这种物质过少，这就使得他们食量很大，因而肥胖起来。

人到底为什么会发胖呢？如果能够解开这个谜，人们就再也不用为肥胖发愁了。

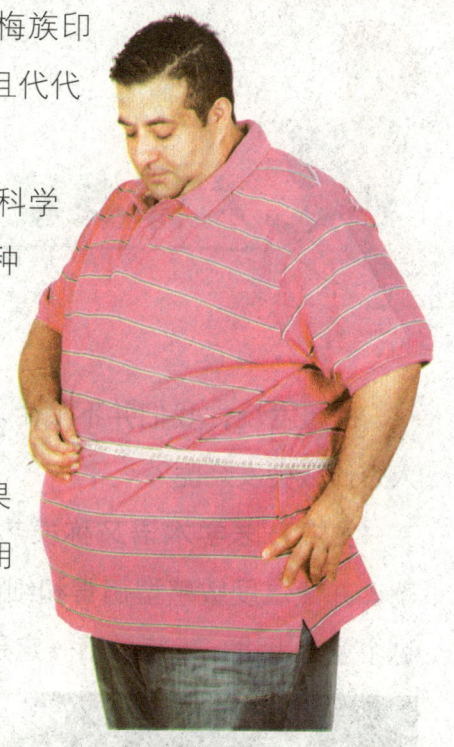

拓展阅读

肥胖造成胸壁与腹腔脂肪增厚，使肺容量下降、肺活量减少而影响肺部正常换气的功能。因为换气不足，可能引起红细胞增多症，造成血管栓塞。严重者可能发生肺性高血压、心脏扩大及梗死性心衰竭。

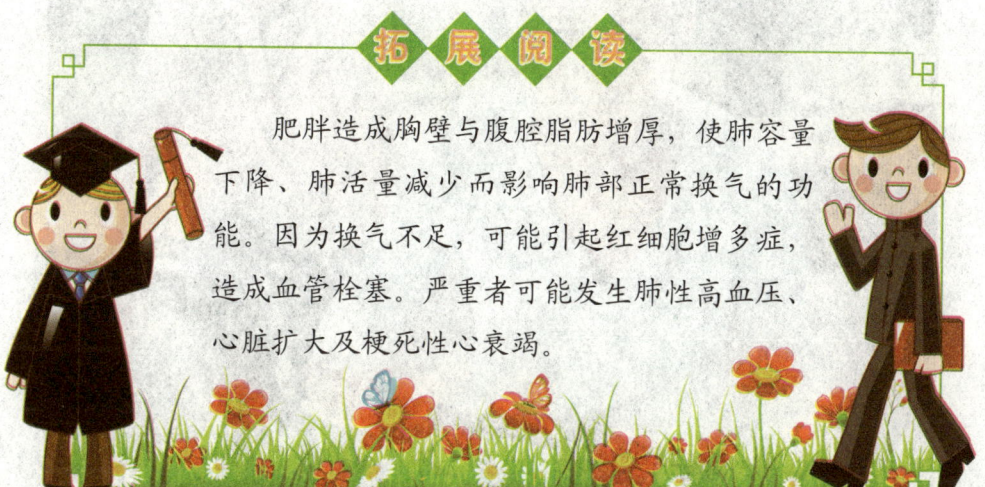

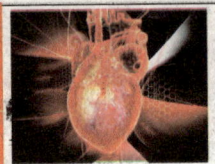
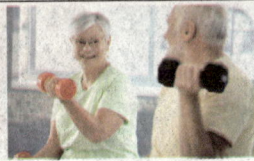
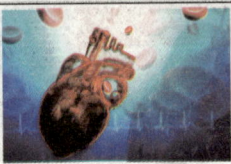
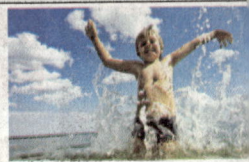

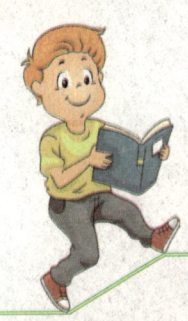

人体发烧与预防

提起发烧，我们并不陌生。因为，它是常见的疾病。那么，人为什么会发烧呢？

发烧，医学术语又称发热。发烧能支持免疫系统战胜感染剂，并使温度敏感型病毒和细菌不能在人体内顺利进行复制。从这个意义上讲，发烧并不一定是坏事。

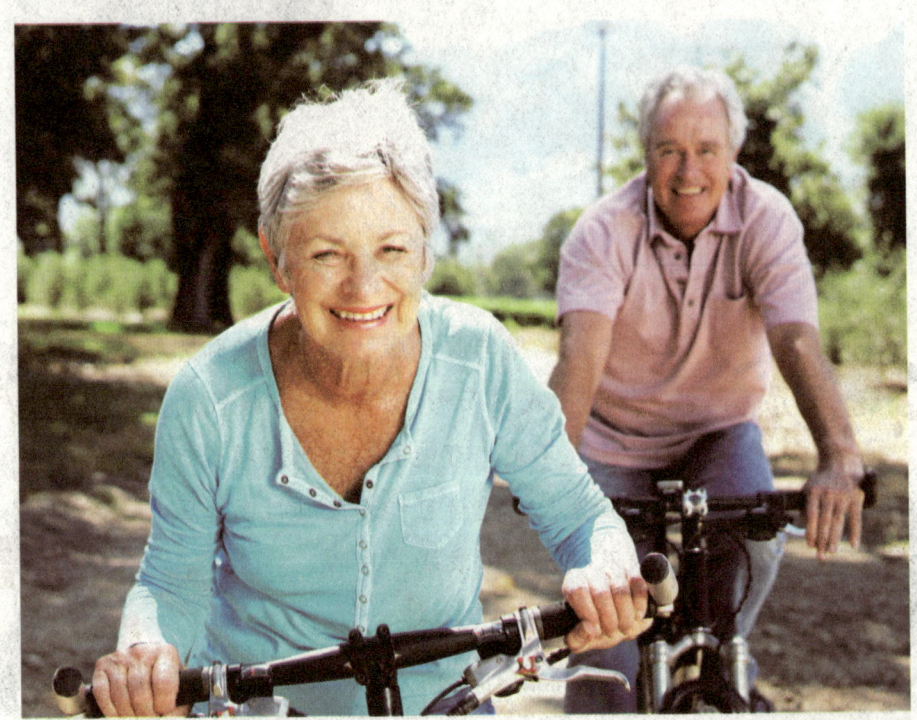

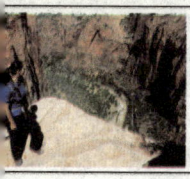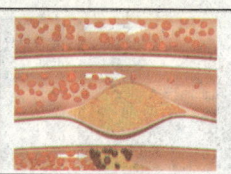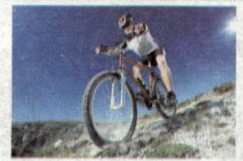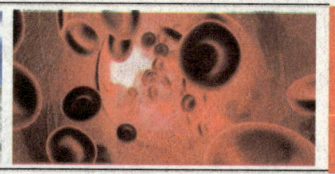

发烧的原因有很多种。例如，滥用安非他命类药物和戒酒反应都可导致体温上升。

人体组织会制造一些热原，许多病原体也会产生一些热原。通常情况下，儿童发烧更厉害，也更容易，这反映了病原体对没有经过考验的免疫系统的影响。

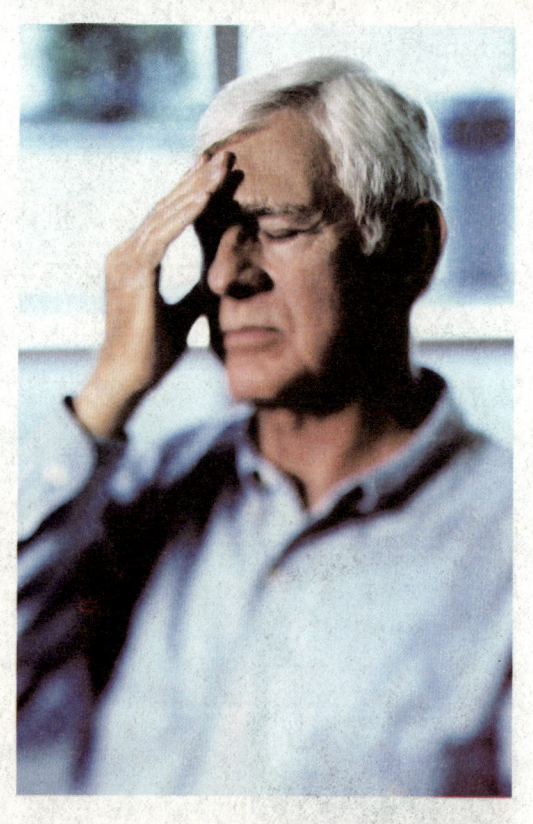

发烧的时候，人体所有功能在生理应激反应增强期间都被调动起来了。在交感神经系统已经被激活的时候，这种生理应激反应增强期间的消化刺激会过度刺激副交感神经系统；发烧期间，人体可能会错误地把从肠道中吸收的物质当成变态反应原；最终，过度发烧偶尔会引发痉挛、虚脱和神志失常，所有这一切都可能因为进食而进一步恶化。

有时候，发烧可能会严重到影响身体健康。例如，发烧超过40度，就能威胁重要蛋白质的完整性和功能。细胞应激、梗死心脏病发作、组织坏死、痉挛和神志失常等都是潜在的不良后果。所以，对发烧，我们不要掉以轻心，要及时查明病因，尽快采取

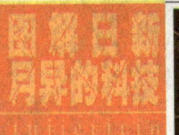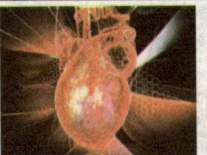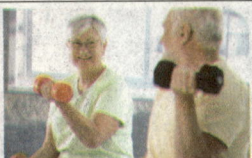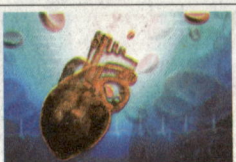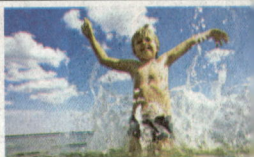

相应的措施。

在没有医生的情况下，我们也要知道一些常识，以免采取一些不当的做法而加重病情。发高烧时身体不见流汗散热，这是因为发高烧时，身体会失去水分，机体要阻止进一步的水分流失，所以关闭了汗腺。但这又使身体无法散热，致使高烧不退。解决之道就是补充液体，可以喝白开水及果菜汁。因为果菜汁中含丰富的维生素及矿物质，尤其是甜菜汁及胡萝卜汁。

还应该注意，发烧时如果感到很热，则要脱下过多的衣物。

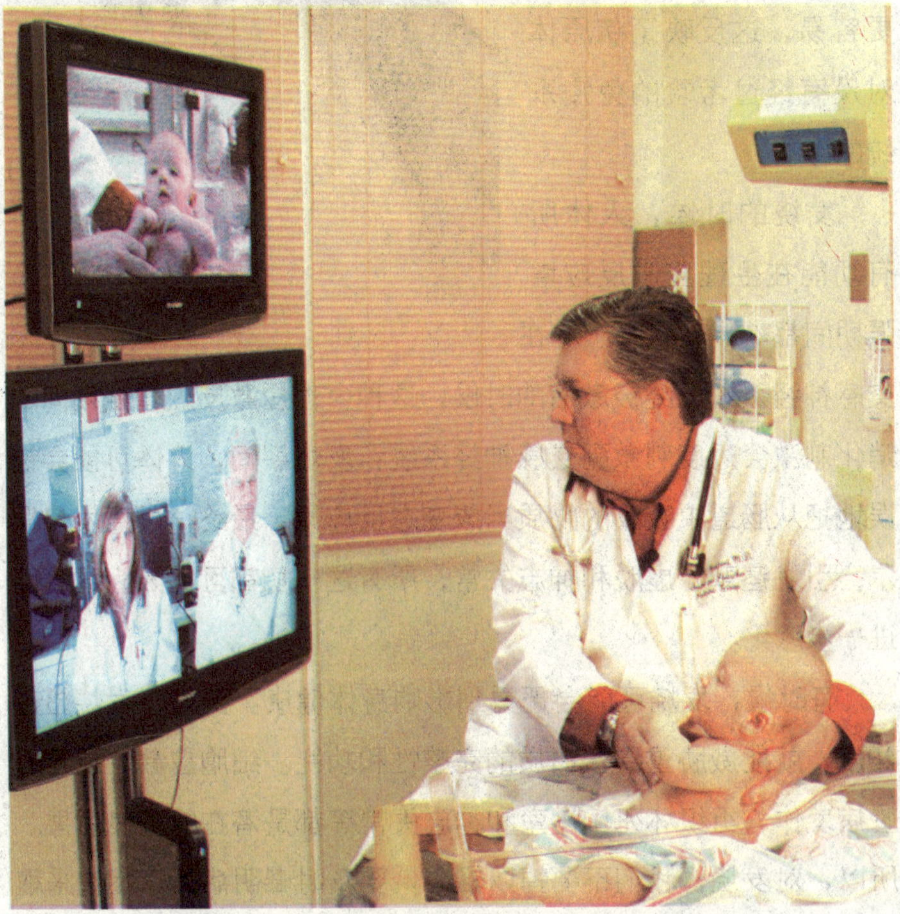

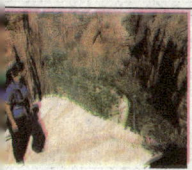
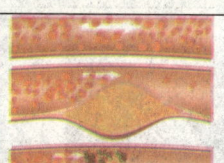
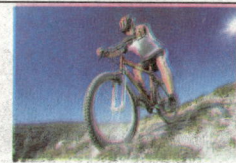
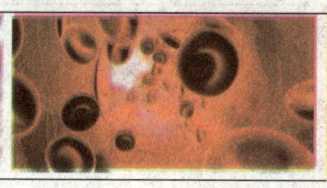

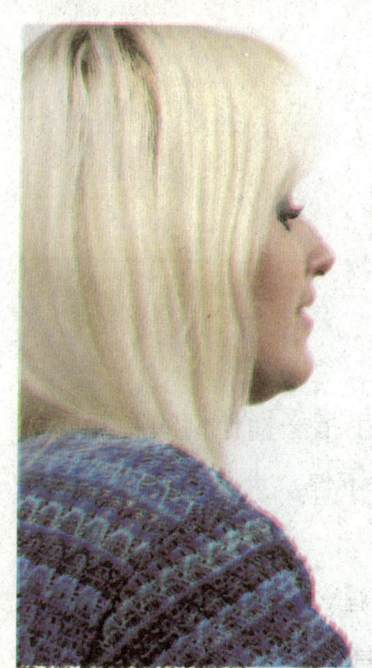
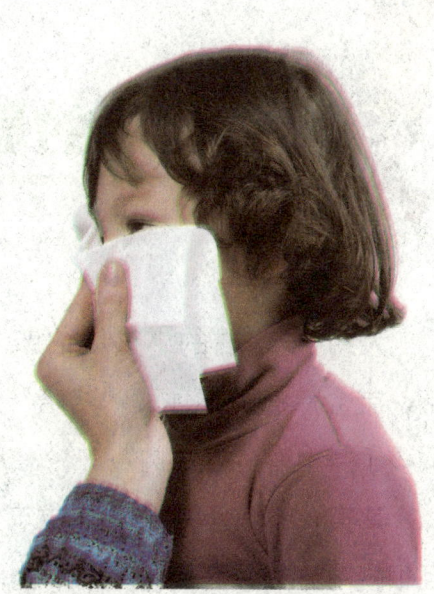

但衣物太少又会感到冷，从而加重发烧的病情，最好使身体相对舒适为宜。

拓展阅读

用铜钱、硬币等光滑硬物蘸白酒，轻刮前后胸、曲池及下肢曲窝处，直至皮肤发红发热，然后喝一碗热姜糖水，约15分钟后便大汗淋漓。汗后周身轻松舒适，此时注意免受风寒，感冒很快痊愈。

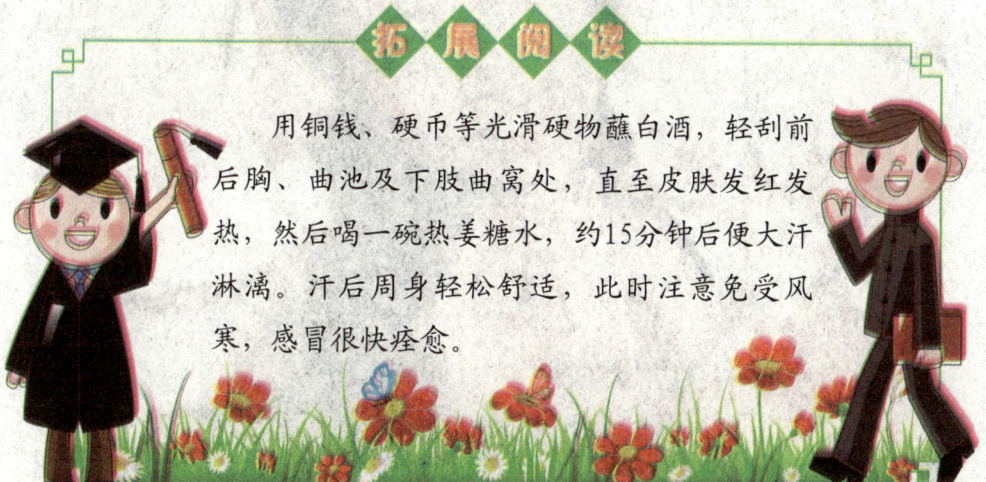

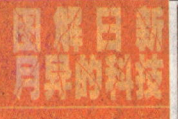
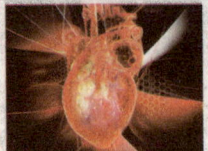
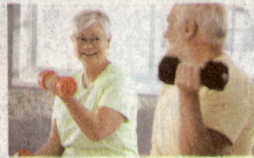
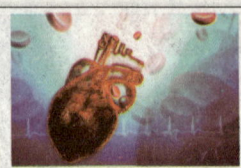
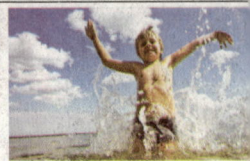

人怕痒的原因

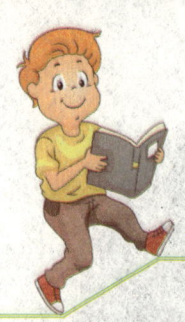

大约4岁左右的小孩最怕痒,你用手指一捅他们的胸部或颈下,就会痒得受不住,"咯咯"地笑个不停。大人们都说,这样的孩子身上有"痒痒肉"。

其实,不仅小孩怕痒,成年人也怕痒。青年人互相打闹时,互相挠对方的腋窝,会笑个不止,有时甚至会笑出眼泪来。

人们为什么会怕痒呢?先让我们来看看人身上哪些地方最怕

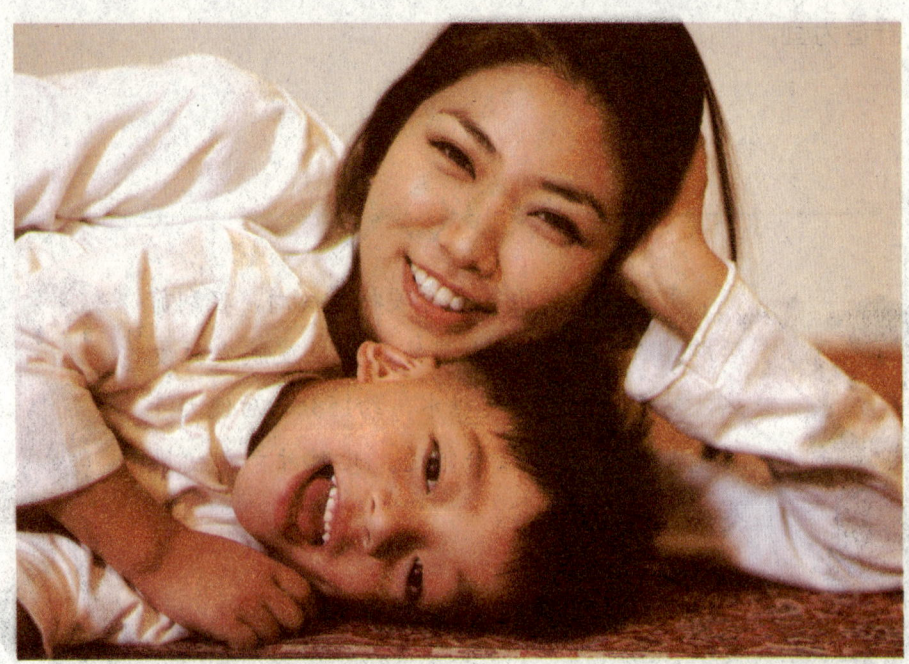

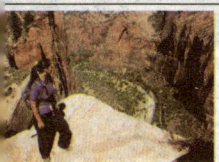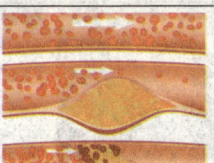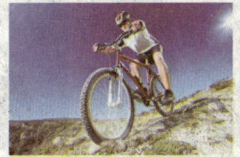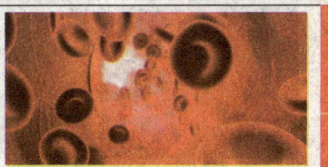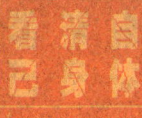

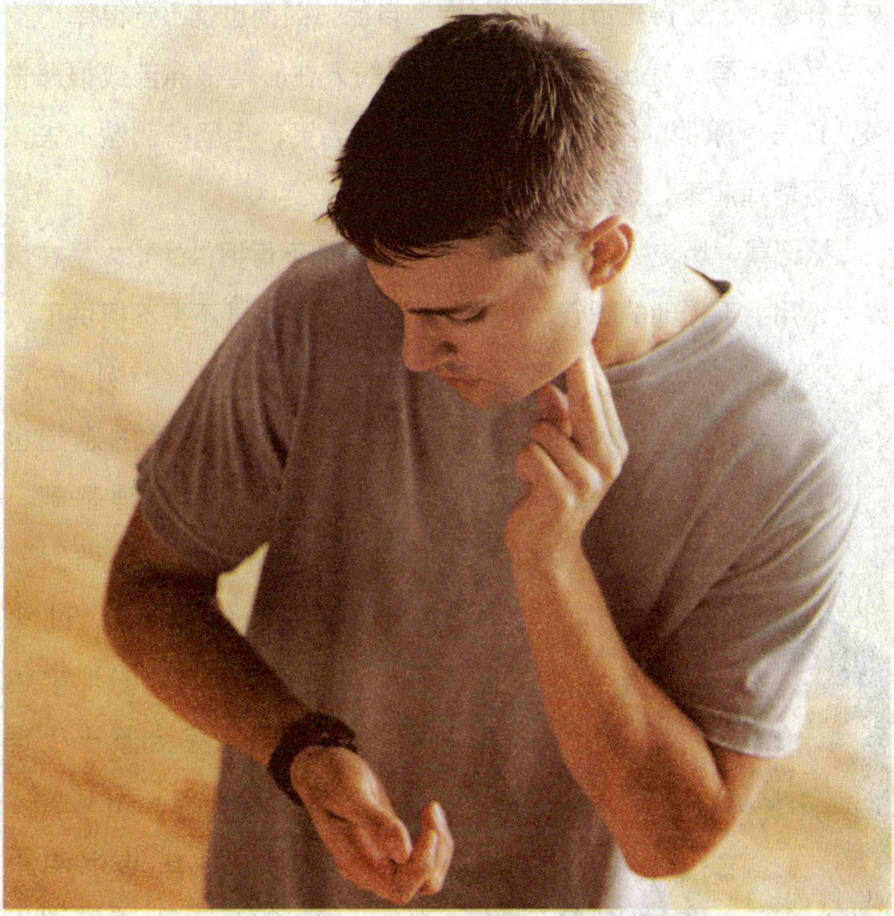

痒。多数人在脚心、腋窝、腹股沟。这些地方都属非暴露区。有人因此解释说，这些地方平时受到搔抓的刺激机会很少，加上这些部位的皮肤感受器比较丰富，两者结合起来，所以对痒的感觉就格外敏感起来。

但这种解释并不十分具有说服力。例如，人的脑后、背部、臀部也很少暴露，但为什么这些地方不怕痒呢？人们还发现，即使最怕痒的人，自己去刺激自己的腋下、脚心，也感觉不到痒。

有人解释说，这是因为自己有了心理准备，大脑对痒的刺激不

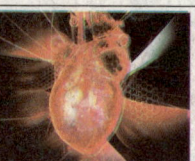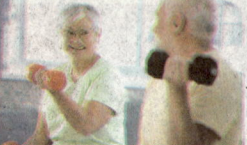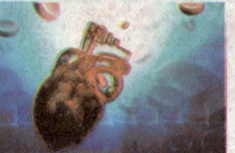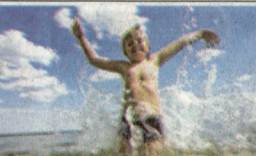

发生兴趣,不觉得是自己在"戏弄"自己,因而也就不觉得痒了。

但是也有人提出了反对意见。有的人在心情很痛苦或很悲伤时,你去刺激他的腋窝,他暂时可能不会笑,但坚持刺激下去,他就可能痒起来,破涕为笑。

据记载,历史上曾有这样一种刑罚,把不肯招供的犯人吊在房梁上,用羽毛搔他的脚心,他因为痒得受不了,就不得不招供了。

这个例子说明,怕痒的感觉也有它的生理基础,不仅仅是心理因素起作用。反过来说,怕痒的现象也不能完全归于生理基础。

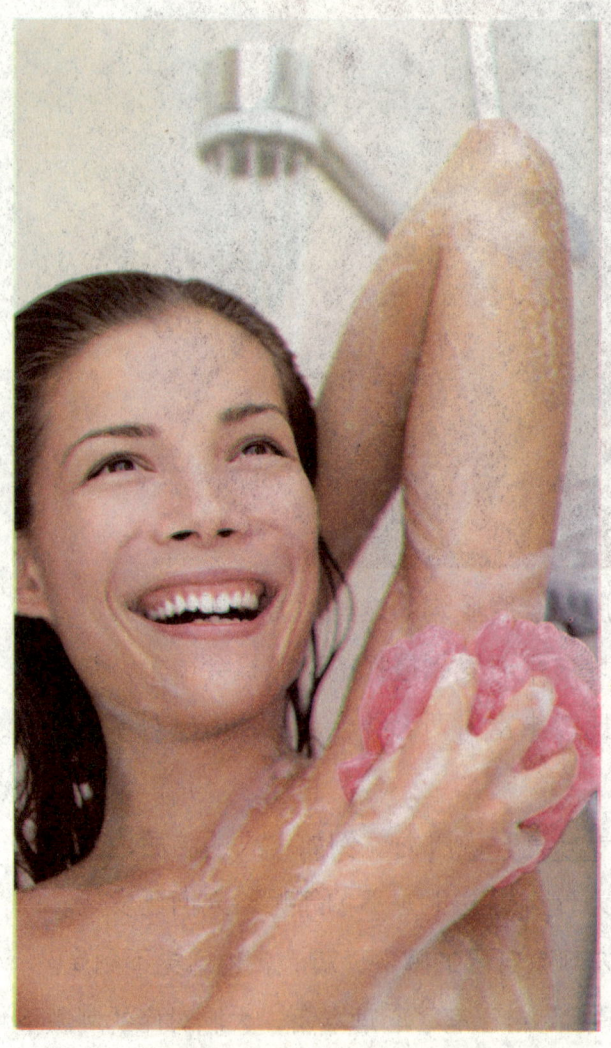

新生儿根本不怕痒,难道说刚出生的小孩生理发育还不健全吗?根据对美国人的调查,有将近一半的人怕痒,难道能说那一半不怕痒的人生理异常吗?

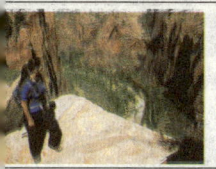 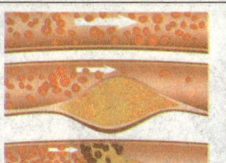 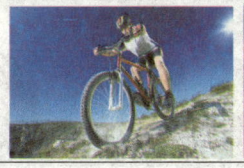 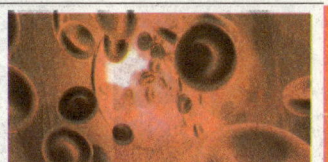 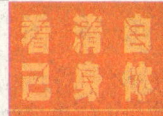

人们在现实生活中发现，怕不怕痒还跟人的性格和年龄有关。感情丰富的人或者性格活泼的人最怕痒，而平时不爱笑的人就不大怕痒。人在年轻的时候怕痒，40岁以后就不怎么怕痒了，60岁以后即使年轻时很怕痒这时也不怕了。

总之，痒既是很复杂的生理现象，也掺杂着很复杂的心理因素，只有把这两方面的问题都搞清楚，才能揭开人怕痒之谜。

拓展阅读

我们的每个感觉器官只能反映物体的一个属性，眼睛看到光线，耳朵听到声音，鼻子闻到气味，舌头尝到滋味，皮肤感受到温度和光滑的程度等。每个感觉器官对直接作用于它的事物的个别属性的反映就是一种感觉。

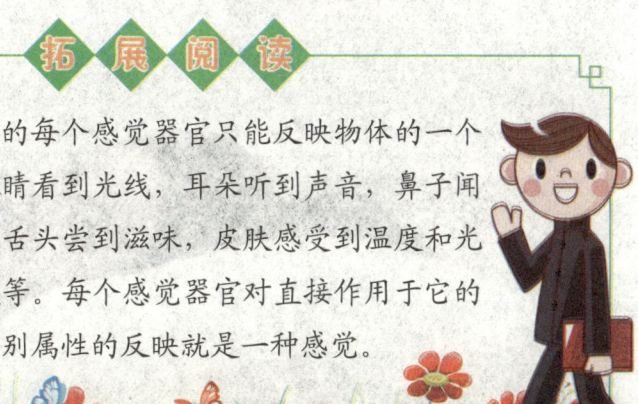

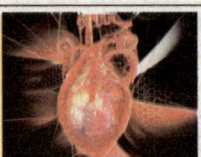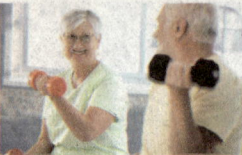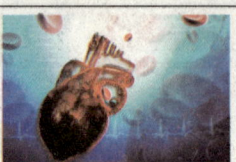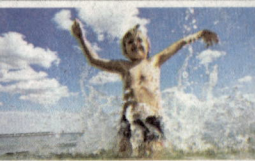

睡觉是一种生理反应

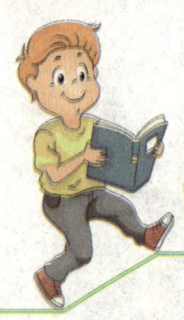

　　睡觉是我们人类不可缺少的一种生理现象。人为什么要睡觉？这一直是科学家想要彻底弄明白的问题。

　　人要睡觉是一种生理反应，是大脑神经活动的一部分，是大脑皮质内神经细胞继续兴奋之后产生了抑制的结果。当抑制作用

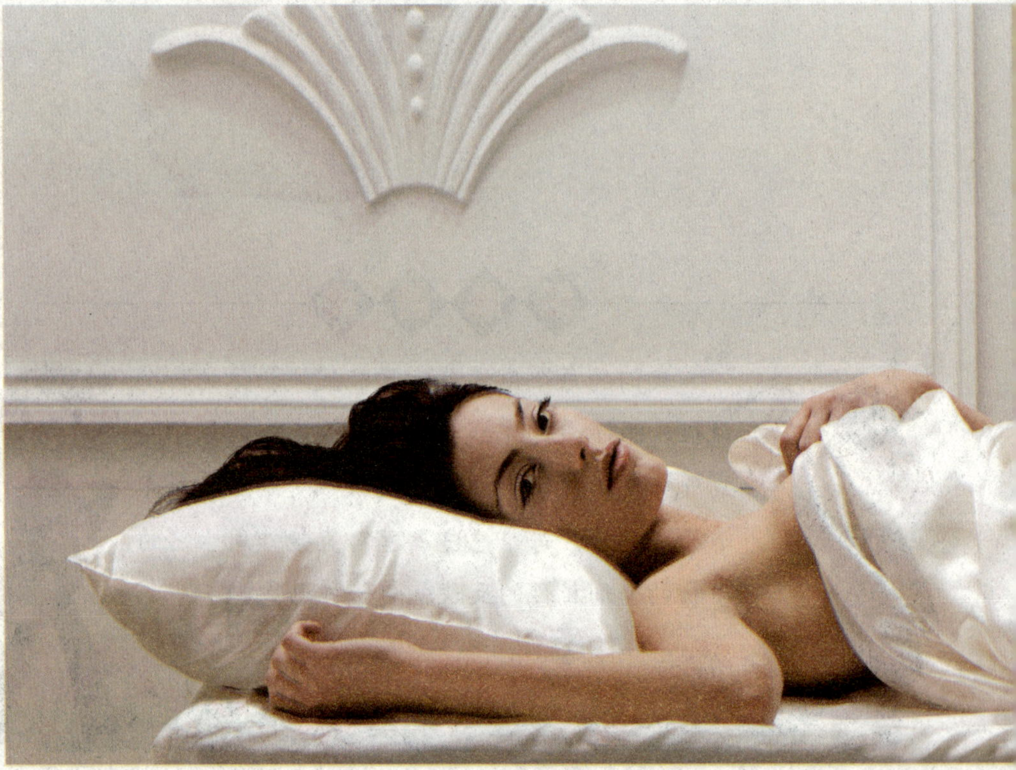

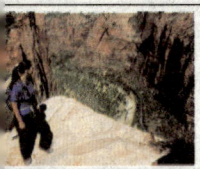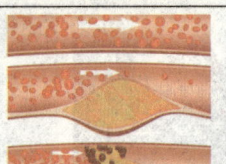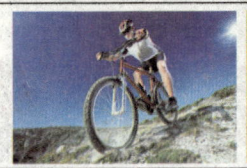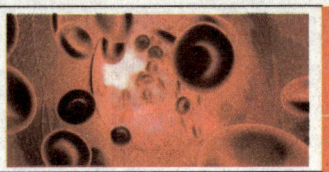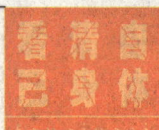

在大脑皮质内占优势的时候,人就会睡觉。

人们在生活中,有工作,有休息。在神经活动中,有兴奋,有抑制。抑制是为了保护神经细胞,以便让它重新兴奋,让人们继续工作。

睡觉的同时也是记忆细胞新陈代谢的过程,老化的细胞将每个记忆信息所使用的排列方式输入新细胞内,以备储存。其中包括运动区、语言区、平衡键,以及日常生活中的一些往事和回忆。它们都是物质的,所以也以物质的方式存在。

如果一个人长期睡眠不足,会导致记忆细胞无法健康生活,就容易发生错误,比如患失语症、痉挛、抽搐,或者强制性睡眠

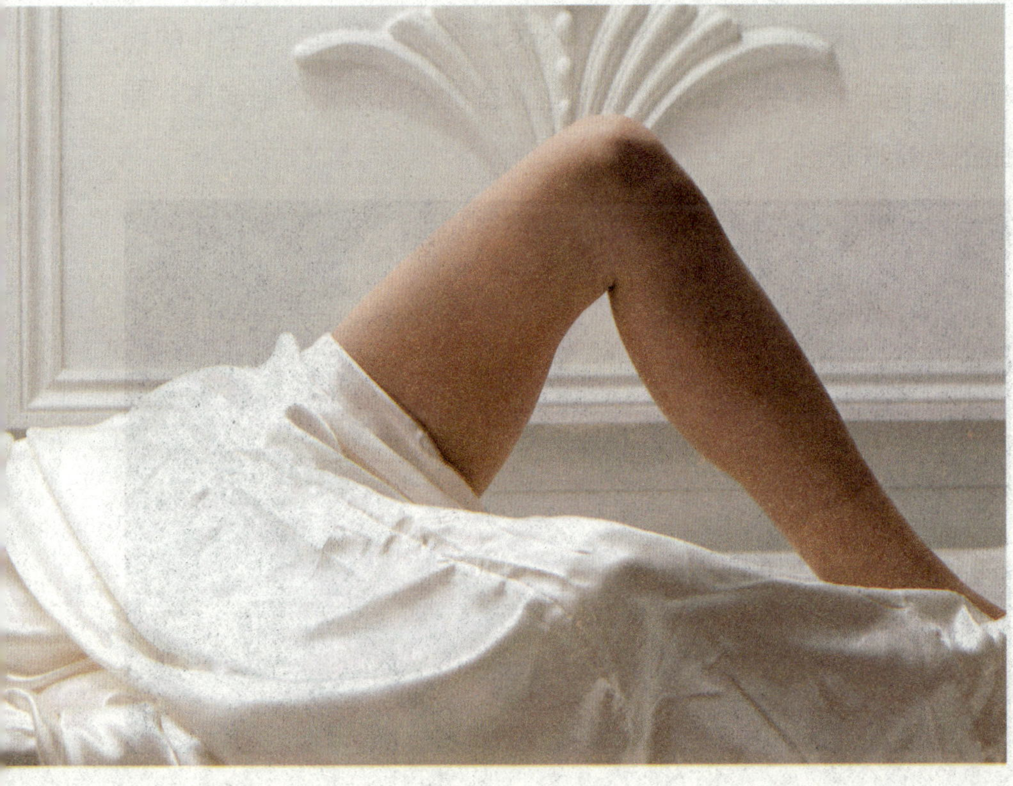

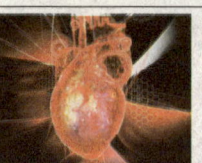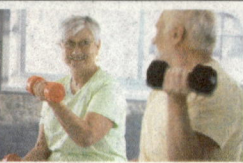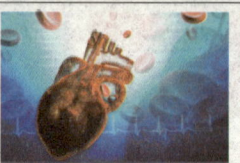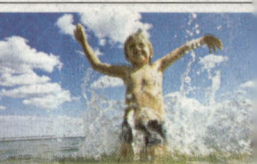

导致的休克和昏厥等，这样时间长了也容易产生癌变。因此，单纯从自然科学的角度来看，睡觉睡到自然醒是最好不过了。为了我们的身体健康，请重视睡眠质量吧！

那么，怎样才能保证我们的睡眠质量呢？下面介绍几种提高睡眠质量的好习惯好态度，如果我们能够做到的话，提高睡眠质量不是一件难事。

一是不要为计较睡眠的量而精神紧张。

二是注意饮食习惯。晚餐不要吃得太饱，不要空腹睡觉，这两种情况都会影响人的睡眠。

三是放松自己。睡前应避免从事刺激性的工作和娱乐，也不要从事过分紧张的脑力活动。

四是让床发挥睡眠的功能。不要让床成为你学习、工作的场所。躺在床上看书、看报，或谈些兴奋性的话题，会削弱床与睡眠的直接联系。

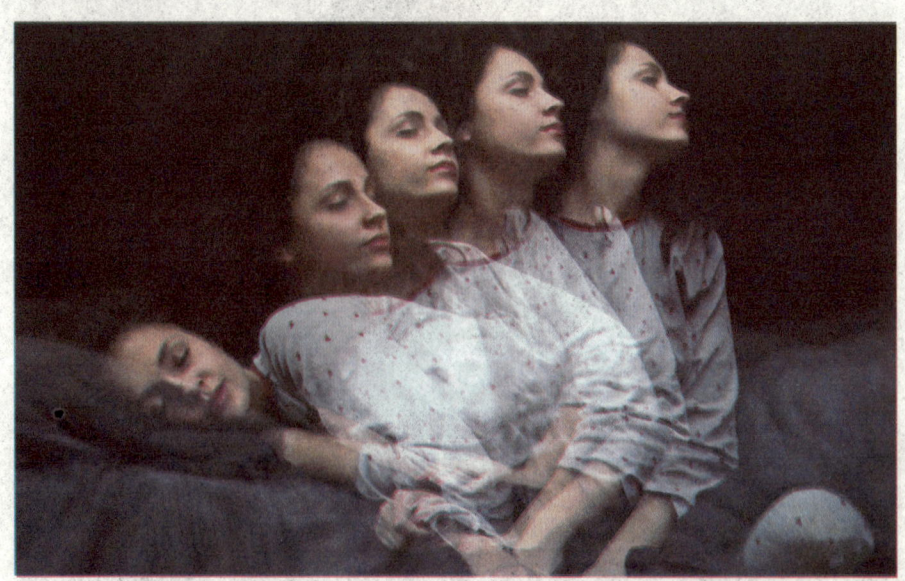

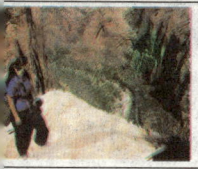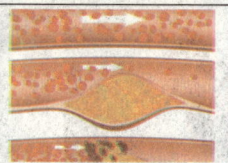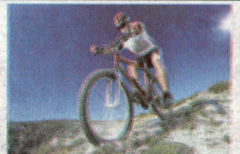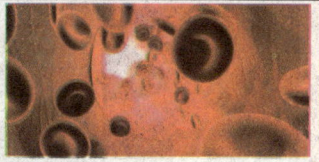

五是创造一个良好的睡眠环境。睡眠区光线要暗，卧室应用厚的窗帘或百叶窗来隔绝室外的光线。

六是采用合适的睡姿。人的心脏位置偏左，因此，健康的人睡眠最好不要采用左侧位；仰卧睡眠时，手也不要置于胸前，这样可以避免心脏受压迫而做噩梦；侧位睡觉时要防止枕头压迫腮腺引起流涎。

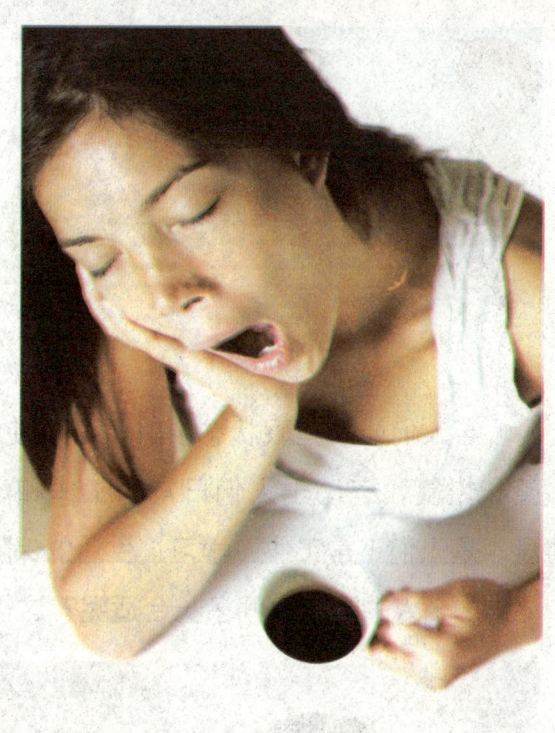

拓展阅读

实验证明，人最多可以连续5天不睡觉。超过这个时间，不管你愿意不愿意也会进入睡眠。在2004年初结束的英国"不睡觉大赛"中，19岁女孩克莱尔坚持178小时不睡觉，终于获得冠军。事后，她坦言非常痛苦，期间曾出现幻觉。

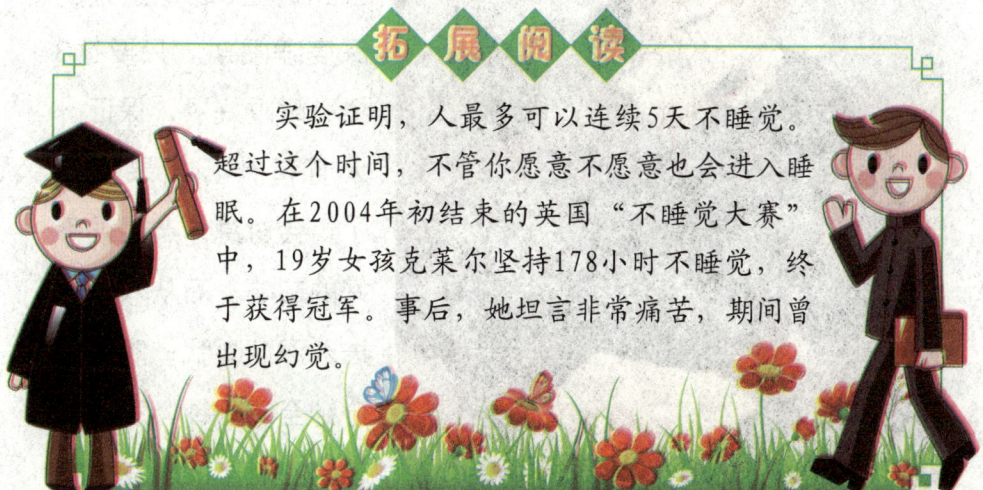

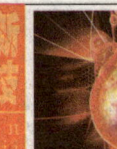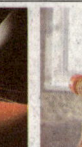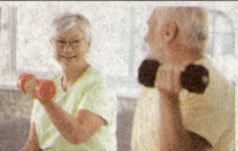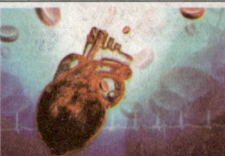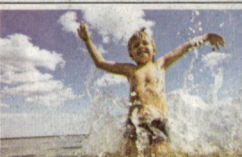

睡眠的最佳时间

当人们处于睡眠状态中时，可以使大脑和身体得到休息、休整和恢复，有助于人们日常的工作和学习。科学地提高睡眠质量，是人们正常工作、学习、生活的保障。

那么人的睡眠时间多长合适呢？这需要看健康的睡眠表现。

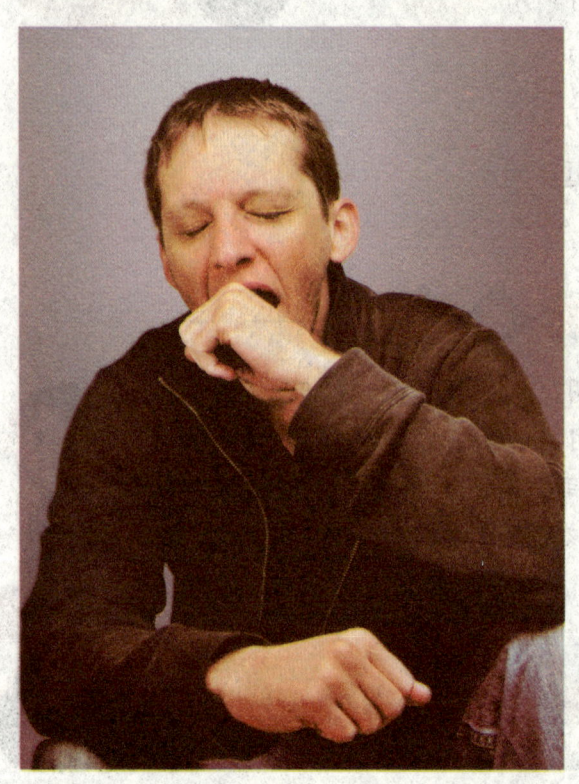

现代的各种媒体上不断宣传，在晚上22时至第二天凌晨3时睡觉是最好的，原因是：晚上24时至3时，是人的深度睡眠期。只要这3个小时睡好了，保证一天有精神，如果错过了，会对身体产生很不好的影响。而从入睡到进入深度睡眠一般要30分钟至60分钟，所以，晚上22时至22时30分睡

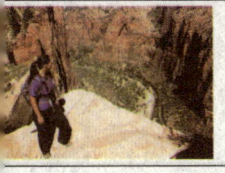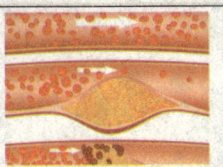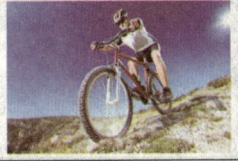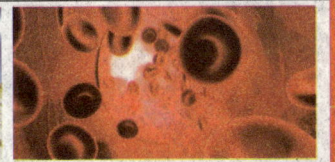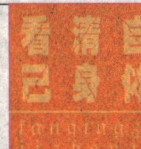

觉最好。

那么，身体默认的生物钟到底是什么样的？我们究竟要怎样才能做到工作与休息时间的最优化配置？

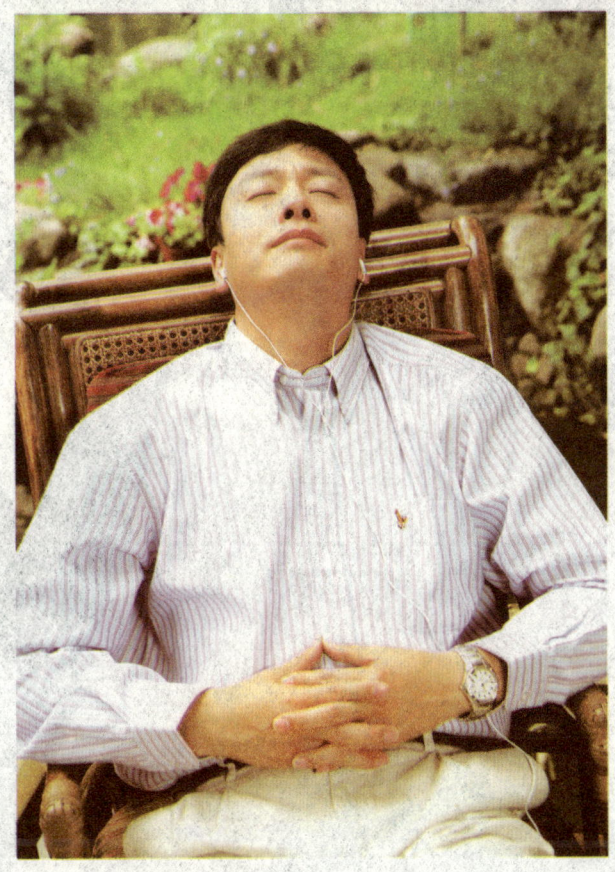

其实，默认的生物钟的睡眠时间，就是在睡后的6小时至8小时苏醒，而什么时候睡觉并不是最重要的，并且只要您睡觉了，那些睡后会发生的生理活动还是会照样进行的。

或者说，只要您的睡眠时间足够了，无论您是在什么时候开始睡觉的，都不会影响您的身体健康。

多数人年龄越大，需要的睡眠时间也就越少。婴儿大部分时间都在睡觉，等他们长到4岁，每个晚上只要睡10小时至14小时。成年人每晚只需6小时至9个小时的睡眠就可以了。

现实生活中，人们往往会因为很多原因造成睡眠困难，不过，一些食物可以帮我们解决这个困扰。

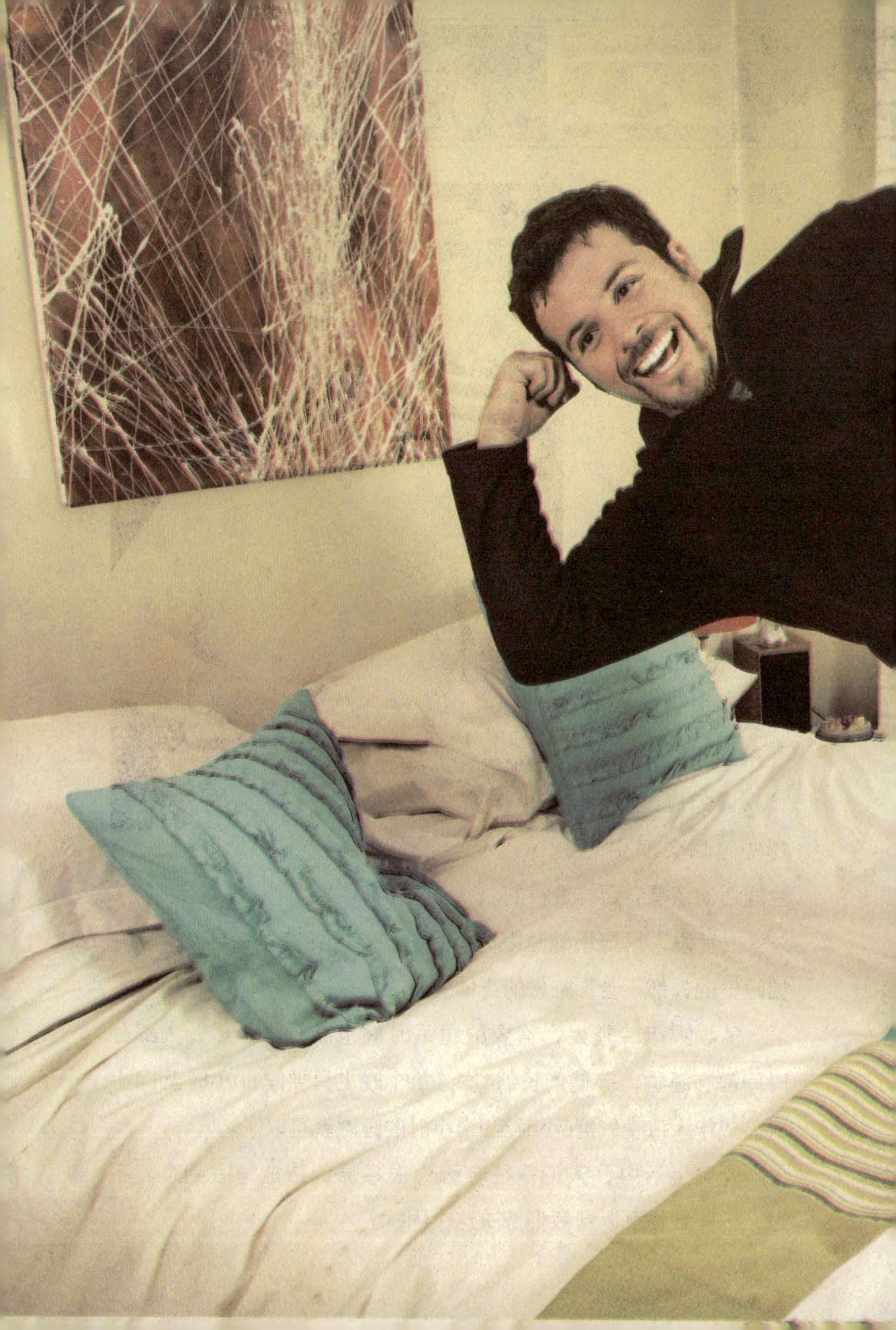

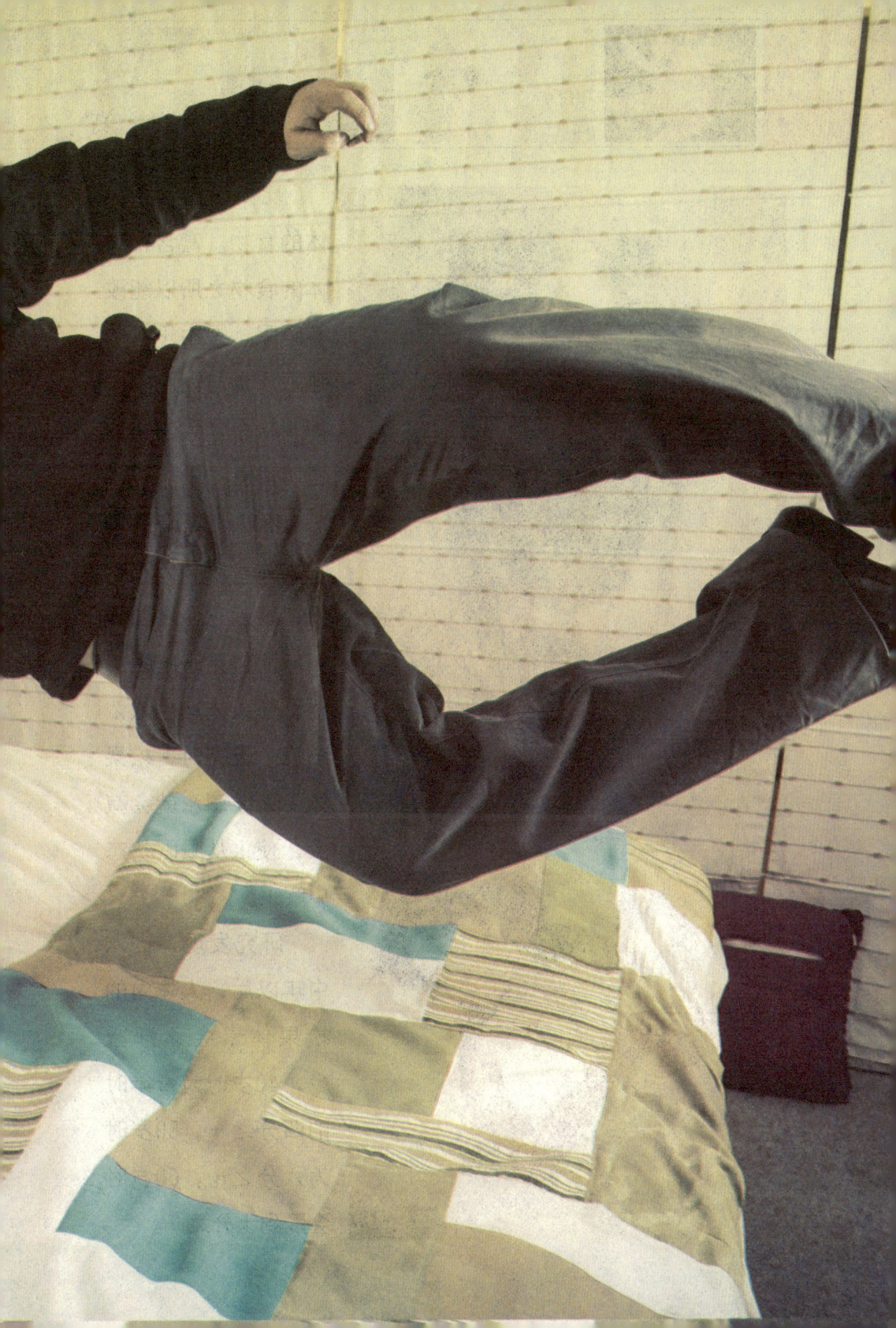

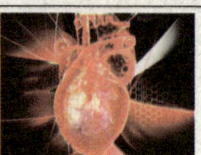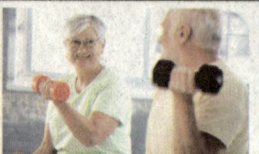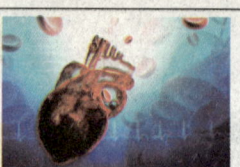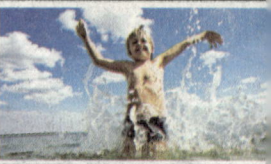

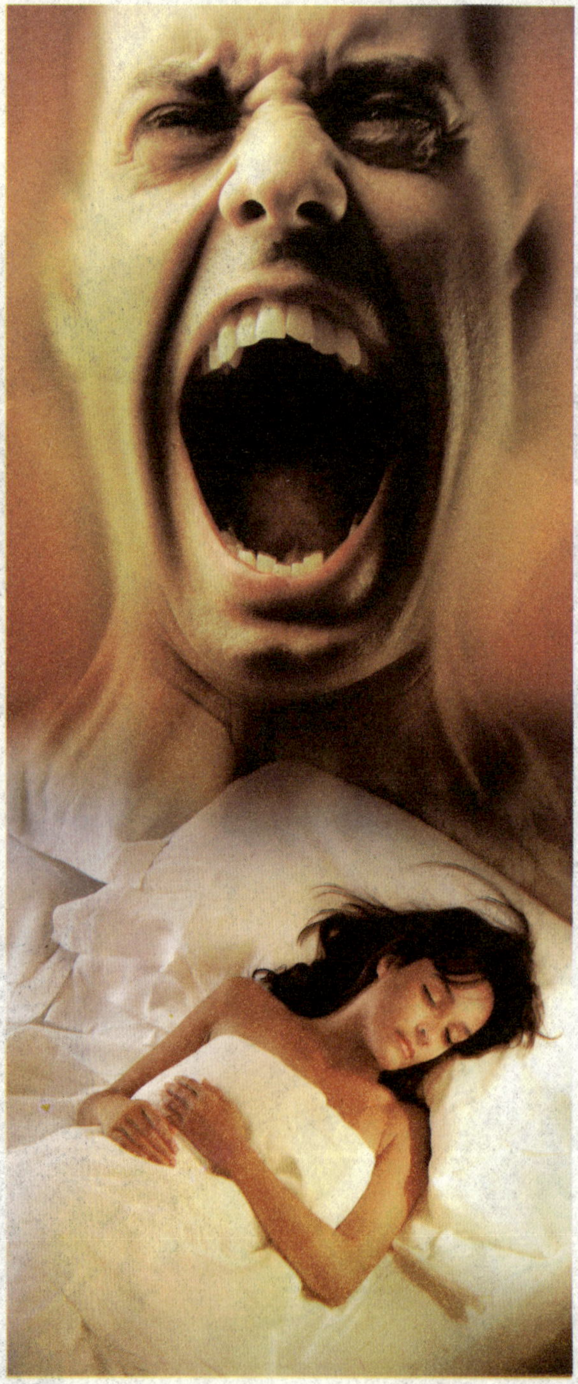

比如说富含松果体的食物。富含松果体的食物之所以能改善睡眠，是由于人的睡眠质量与大脑中一种叫松果体素的物质密切相关。

夜晚，黑暗会刺激人体合成和分泌松果体素，它会经血液循环而作用于睡眠中枢，使人体产生浓浓睡意。天亮时，松果体受光线刺激就会减少，使人从睡眠状态中醒来。

研究发现，进入中年以后，人体内的松果体素会逐渐减少，40岁时为青年时的四分之一，50岁时为六分之一，60岁时会降到十分之一。

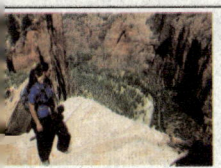
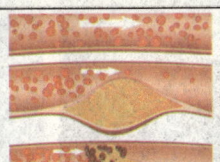
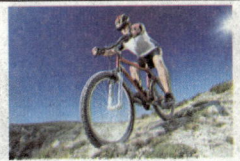
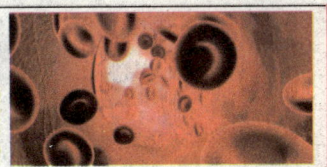
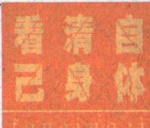

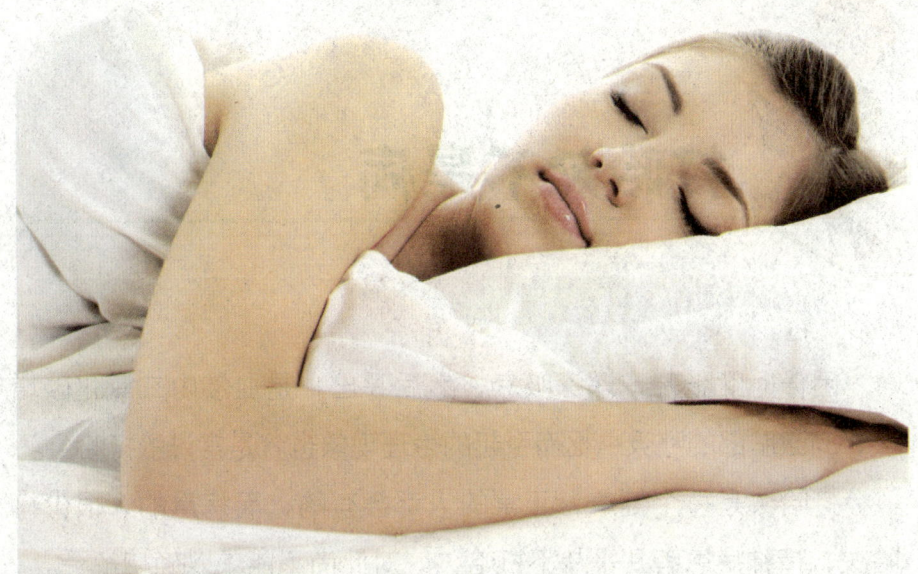

因此，中老年人可以通过补充富含松果体素的食物来促进睡眠。这类食物包括燕麦、甜玉米、番茄、香蕉。

拓展阅读

生物钟，又称生理钟。它是生物体内的一种无形的"时钟"，实际上是生物体生命活动的内在节律性，它是由生物体内的时间结构所决定。通过研究生物钟，目前已产生了时辰生物学、时辰药理学和时辰治疗学等新学科。

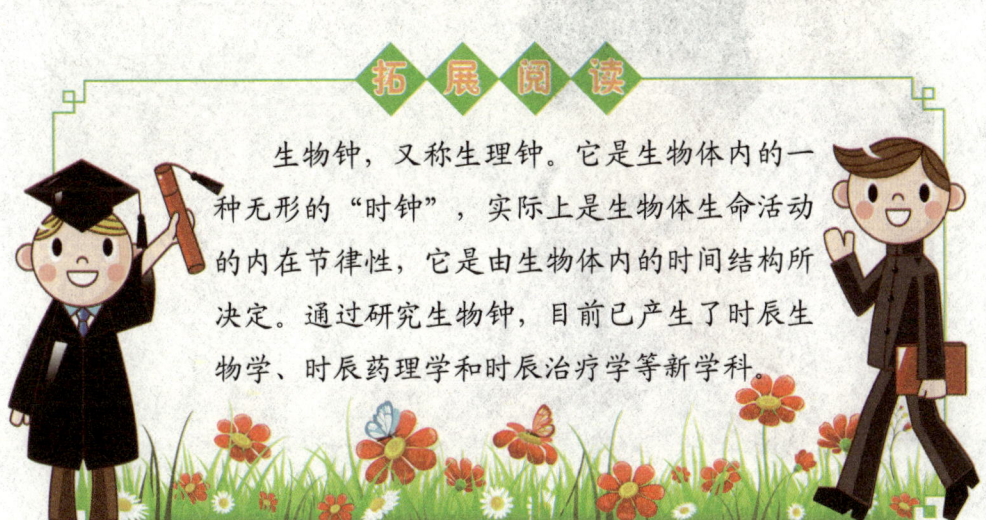

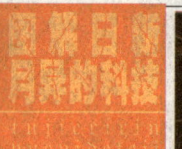
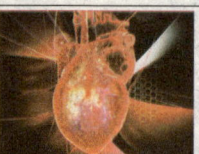
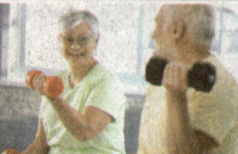
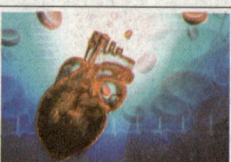
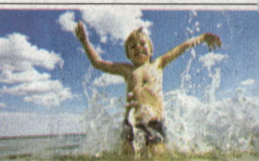

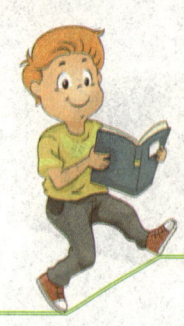

打哈欠不是病

困倦时嘴张开，深深吸气，然后呼出，是血液内二氧化碳增多，刺激脑部的呼吸中枢而引起的生理现象也就是常说的打哈欠。

打哈欠是每个健康，正常的人都会有的，而病重的人很少打哈欠，精神病患者几乎从不打哈欠。对此尚不能予以确切解释。

哈欠开始时，由于口腔和咽喉部肌肉强烈收缩，强制口腔开大，与此同时胸腔扩展，双肩抬高，使肺能吸入比平常多的空气，呼气时，大量二氧化碳也随之被排出。当血液中二氧化碳浓度降到

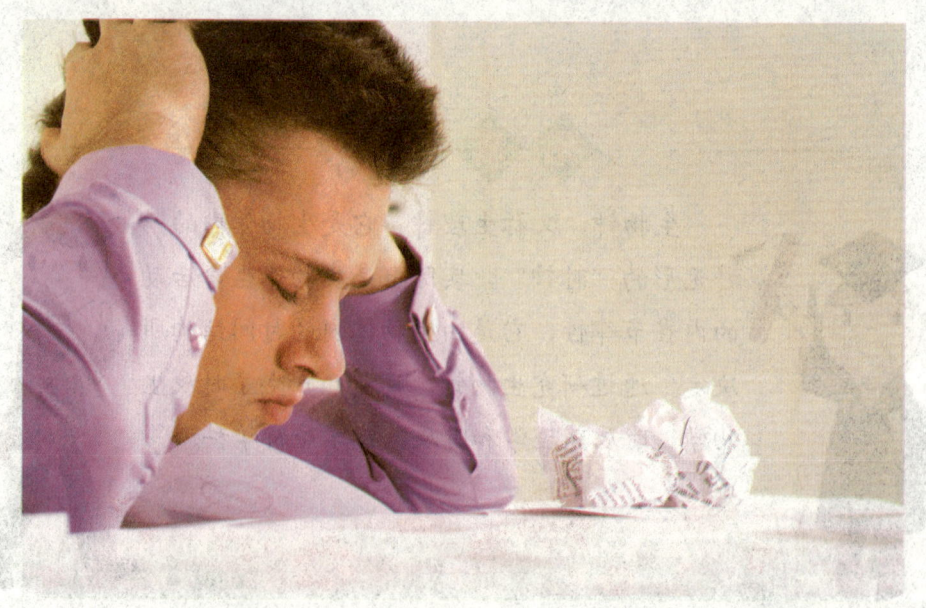

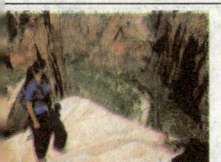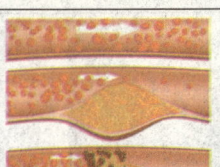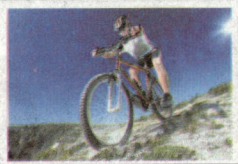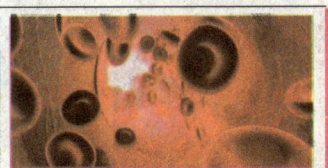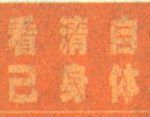

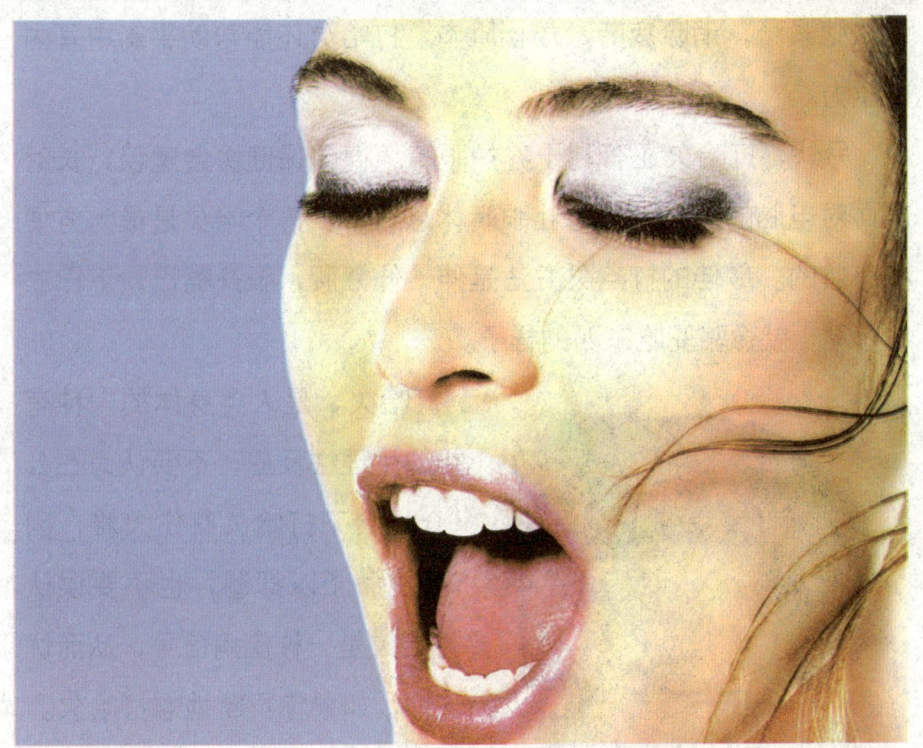

正常范围后，不再刺激人体的哈欠反射，人便不再打哈欠了。

哈欠多在长时间处于慢或浅的呼吸之后发生，引起哈欠的常见原因有过度疲劳、紧张、久坐、专心致志地做作业或阅读、腰带束得过紧、房间过热、通风不良等因素引起。

人们在离开电影院及其他游乐场所时常会打个哈欠，这不是厌烦的表现，而是由于静坐过久，浅呼吸的时间较长的缘故。

当我们疲劳或瞌睡的时候，也常常会打哈欠，这是因为此时体内血液也累了，流得慢，运送到大脑中的氧气也少了，打个哈欠呼出二氧化碳，吸入氧气，补充脑的氧气量，保护人体健康，还提醒你该去睡觉了。

打哈欠除了可补充所需的氧气外，还有其他一些作用，如可

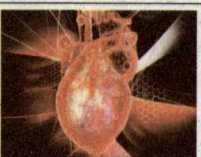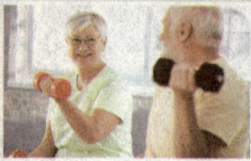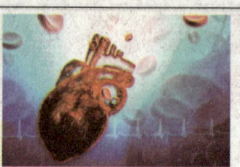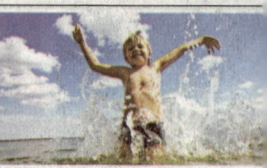

以松弛紧张，消除疲劳，放松肌肉。打哈欠还能帮助平衡中耳内的压力。

另外，打哈欠还有利于养护眼睛。德国保健协会建议，长时间面对电脑的人，如果想让眼睛休息一下，打个哈欠是最为方便和有益的。最佳的打哈欠方法是伸一伸懒腰，张开嘴巴，下巴左右移动，就像骆驼吃东西的样子。

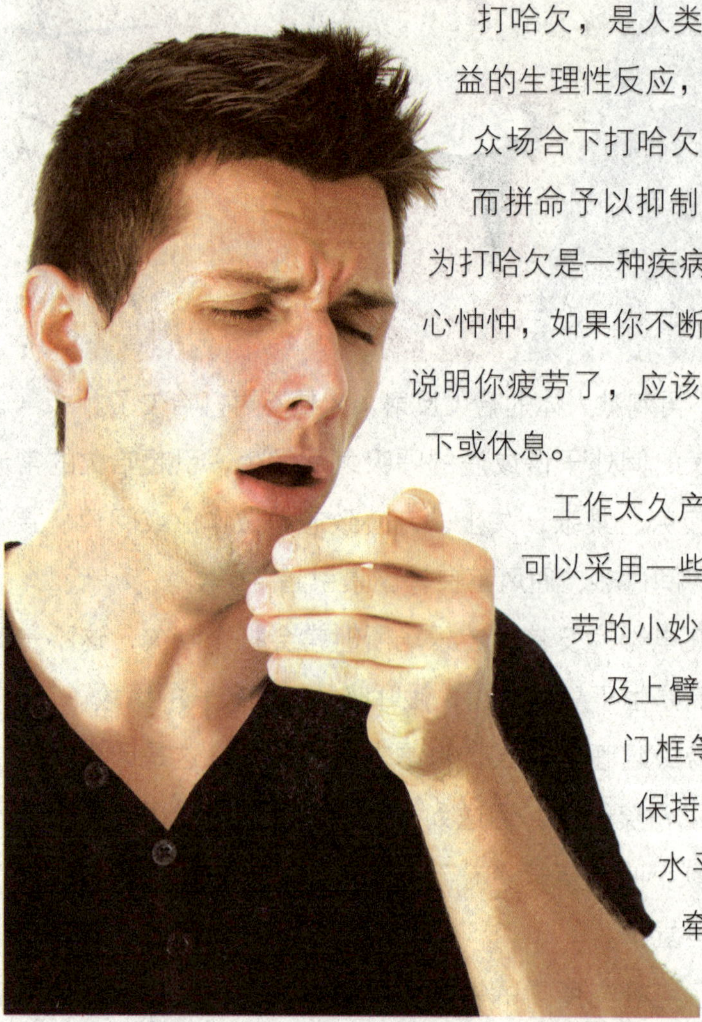

打哈欠，是人类身体的一种有益的生理性反应，不要认为在公众场合下打哈欠有伤大雅，因而拼命予以抑制，也不要误认为打哈欠是一种疾病信号，从而忧心忡忡，如果你不断地想打哈欠。说明你疲劳了，应该适当地活动一下或休息。

工作太久产生疲劳时我们可以采用一些缓解办公室疲劳的小妙招，比如用手及上臂与固定点比如门框等充分接触，保持肘与肩在同一水平面上，向前牵引身体幅度不要过大，

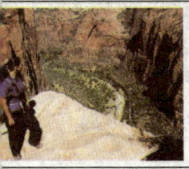
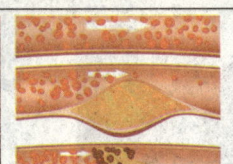
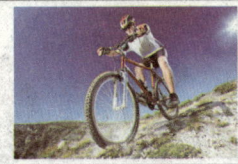
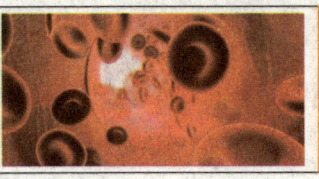

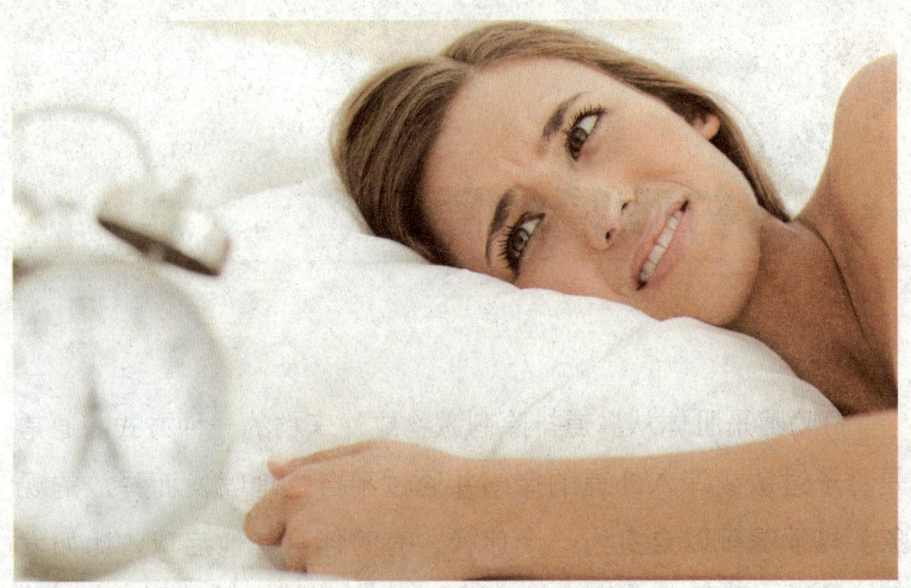

胸部充分拉紧，以肩部无异常拉力为宜。这个动作可以让胸部肌肉抻开，迅速消除胸部肌肉乳酸。建议坚持12秒钟，重复3次。

拓展阅读

一次打哈欠的时间大约为6秒钟，在这期间打哈欠使人闭目塞听，全身神经、肌肉得到完全松弛。因此可以认为，打哈欠使人在生理上和心理上得到最好的休息，对人体具有重要的生理保护作用。

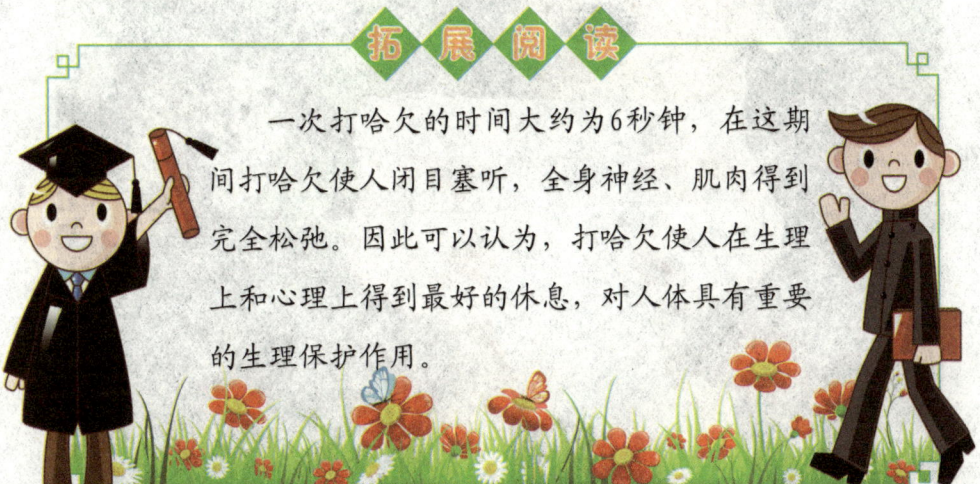

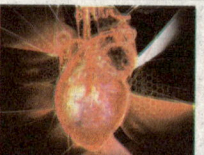
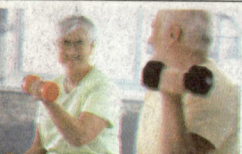
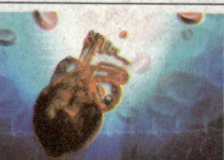
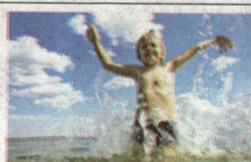

打喷嚏的原因

打喷嚏是肌体从鼻道排除刺激物或外来物的一种方式。通常是鼻子过敏或深入外道的痒感并通过不自主地喷发而释放的现象。打喷嚏可以自身为一个症状，有时伴有其他症状，比如发痒、流涕、鼻塞，或眼睛发痒、流泪及用口呼吸，每任何一种感

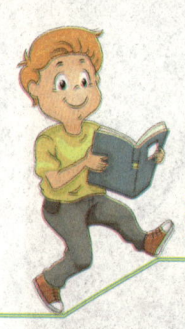

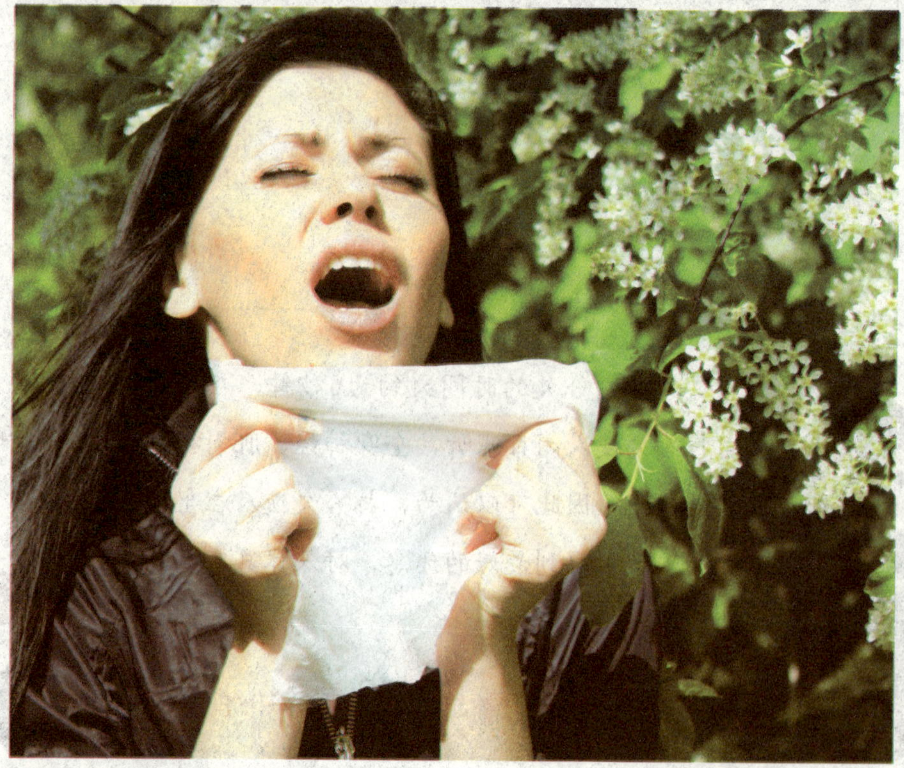

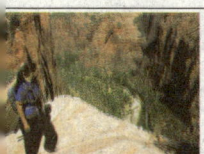
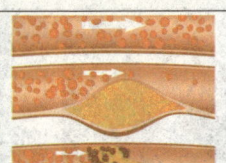
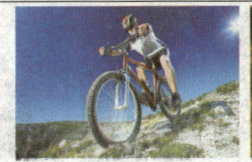
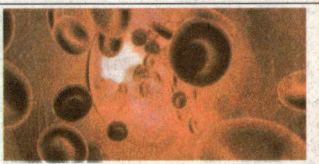
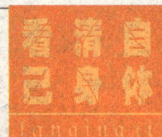

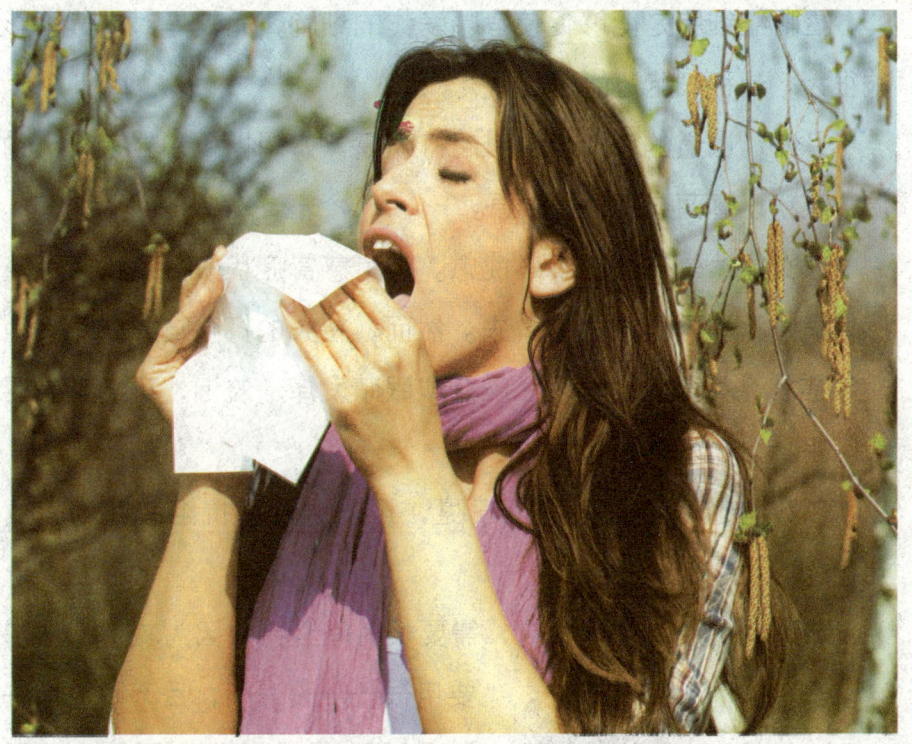

冒症状都有打喷嚏的现象。

为什么人要打喷嚏呢？主要以下有4种原因：

一是感冒时打喷嚏。

二是在患有过敏性鼻炎或花粉症时也打喷嚏。

三是患有血管收缩性鼻炎的人，流黏液鼻涕为典型症状，也经常打喷嚏。这种喷嚏源于鼻部血管对湿度和温度甚至有辣味的食物的过敏。

四是最常见的打喷嚏的原因——非过敏性鼻炎，为嗜曙红细胞增多性鼻炎。患者有慢性鼻炎症状，但对各种过敏原的反应都很强烈。而且是一种未知的原因，他们的肌体好像释放组胺而产生打喷嚏之类的过敏症状。

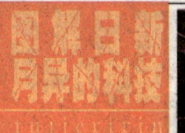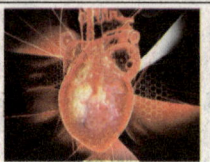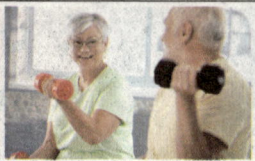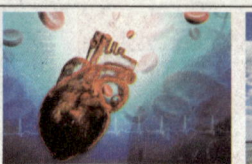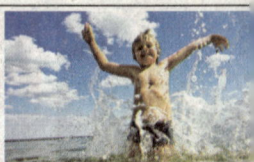

嗜曙红细胞是能够促使哮喘发作的细胞，尤其是对支气管影响很大，这种细胞还能引起鼻炎。

另外，鼻道的刺激也会引起打喷嚏，如胡椒粉和外来微小物质，花粉、真菌或其他过敏原。

一次偶然的打喷嚏不必忧虑。作为感冒症状的打喷嚏，可随感冒病愈而在两星期之内消失。然而，持久的打喷嚏或伴有其他过敏症状，如流涕、鼻塞、咽痛或眼睛发痒、流泪，可能有必要看医生。

多数与过敏性相关的打喷嚏，可以通过用抗组胺药物有效治疗。

不过治疗过敏性打喷嚏，需要长时间坚持，因为减敏疗法需要用很长一段时间，舌下脱敏疗法一般两年，皮下注射脱敏疗法至少3年。皮下注射脱敏疗法前半年每周一次治疗，而后两周一次，到最后可以一月一次。一定要坚持下来，否则就会前功尽弃。

对药物浓度的不耐受性而引起的打喷嚏。情况较为轻微者，应皮下注射脱敏，使患者体内产生耐受力，因此可能会有全身的反应，患者注射后

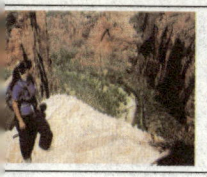 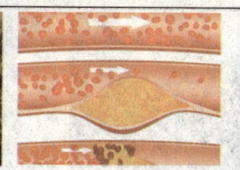 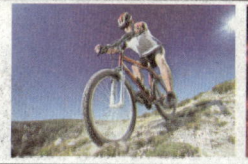 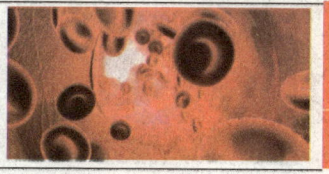

半小时应该留在医院观察，以便有紧急情况如呼吸急促、皮肤红肿发痒能尽快处理。

　　决不要忍住不打喷嚏，这样，可能把黏液向后压入中耳或鼻窦并引起感染，在极端的情况下，可能由于空气负压而使鼓膜破裂。

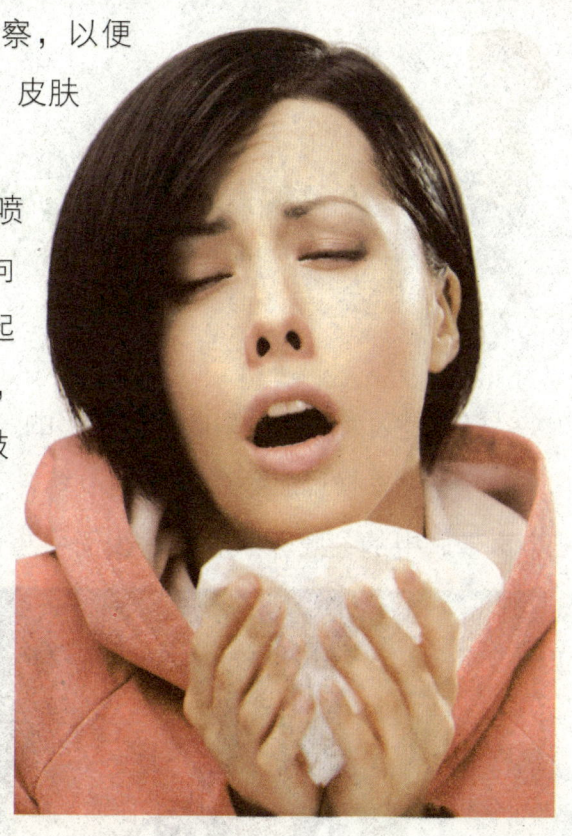

拓展阅读

可以采用几种预防打喷嚏的方法：生活规律化，尽量少抽烟、少饮酒、少熬夜。坚持锻炼，增强抵抗力，远离过敏源。有保暖意识，避免受凉或感冒引发鼻炎。

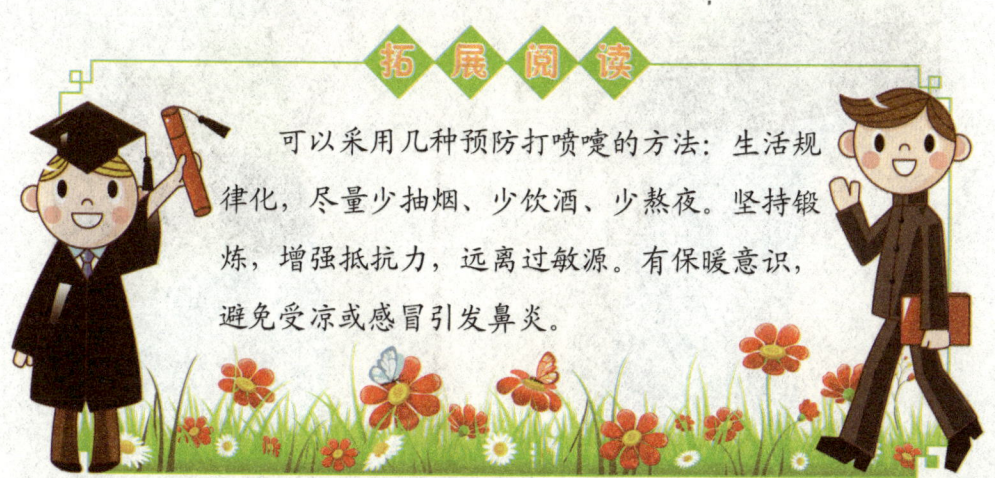

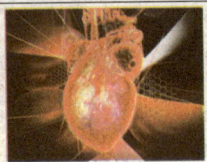
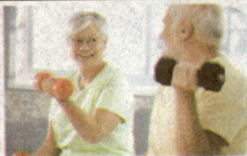
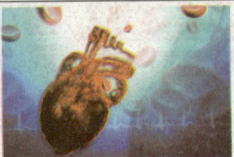
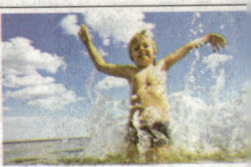

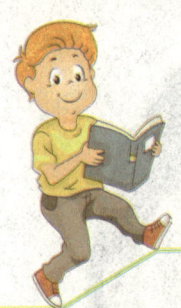

人为什么会打嗝

打嗝是因为膈肌痉挛收缩而引起的。

打嗝时,横膈肌不由自主地收缩,空气被迅速吸进肺内,两条声带之中的裂隙骤然收窄,因而引起奇怪的声响。虽然大部分

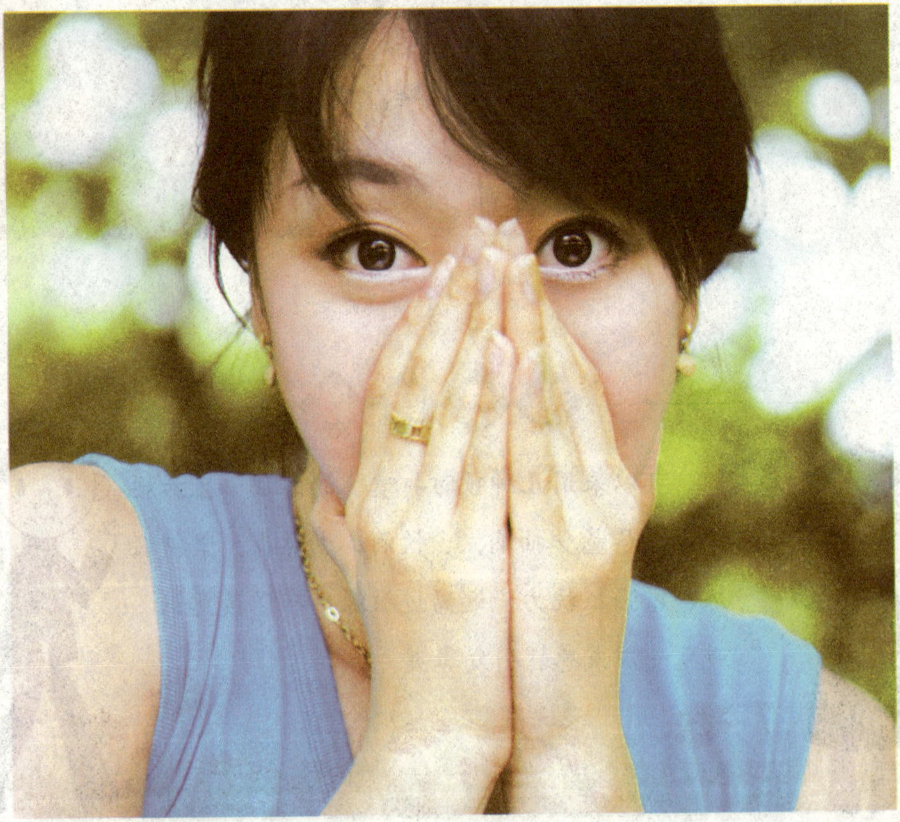

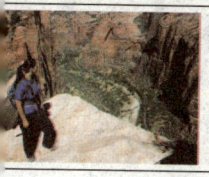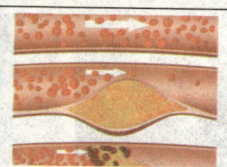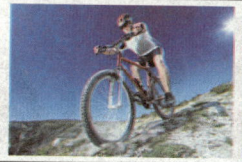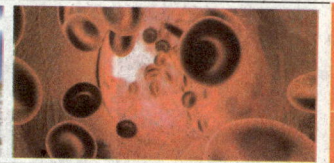

打嗝现象都是短暂性的，但也有些人持续地打嗝。

人为什么会打嗝呢？有的人每次吃完饭后总打嗝，特别是吃干食物，打嗝更严重。这种打嗝应该属于嗳气，多属于功能性消化不良的表现，有的人频繁嗳气，很像膈肌痉挛导致的频繁打嗝，但膈肌痉挛，导致的打嗝难以自制，嗝声有时响有时不响，与进食没有必然关系。

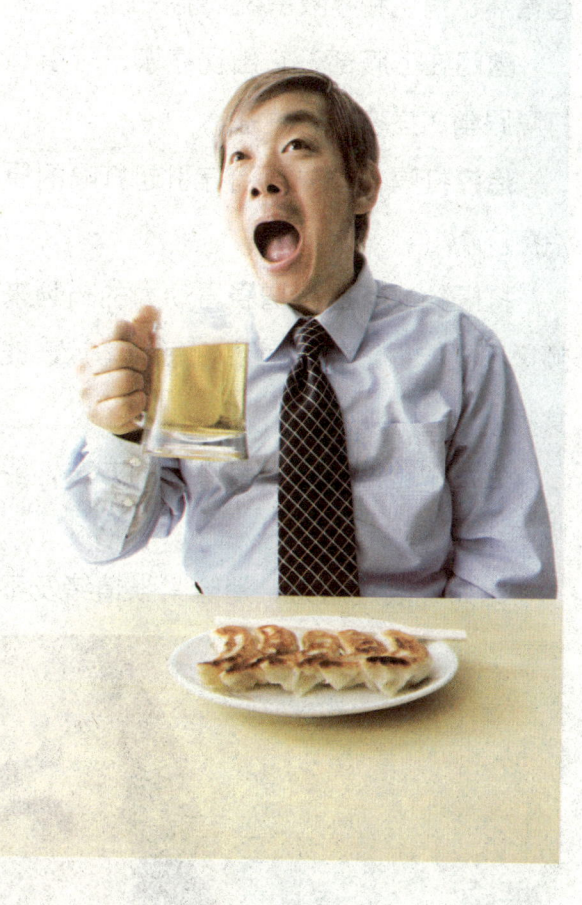

引起打嗝的原因有多种，包括胃、食管功能或器质性改变。也有外界物质、生化、物理刺激引起的。

比如进入胃内的空气过多而自口腔溢出。也有精神神经因素，如迷走神经兴奋、幽门痉挛。或者饮食习惯不良，如进食、饮水过急或吞咽动作过多等。

迷走神经支配呼吸、消化两个系统的绝大部分器官，如心脏

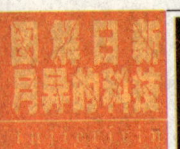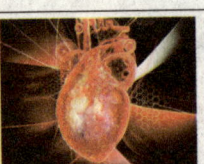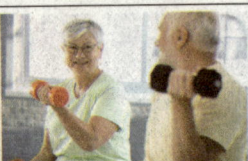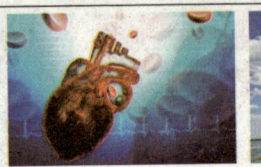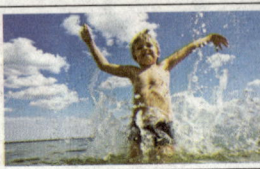

等器官的感觉、运动以及腺体的分泌。因此，迷走神经兴奋可引起循环、消化和呼吸系统功能失调。

幽门在上腹部，它出现痉挛，可引起消化系统疾病。因此，打嗝跟幽门痉挛也有关系。

治疗打嗝，首先要治疗引起打嗝的原发疾病，其次才是对症治疗。

打嗝一般可服用增强胃动力的药物来治疗。另外还要注意每顿饭不要吃得过饱、过甜，忌食辛辣、韭菜及豆类等产气过多的食物。

生活中一些简便而且实用的方法，能够阻断神经反射而使打嗝中止。

比如分散注意力，消除紧张情绪及不良刺激。还可以先深吸

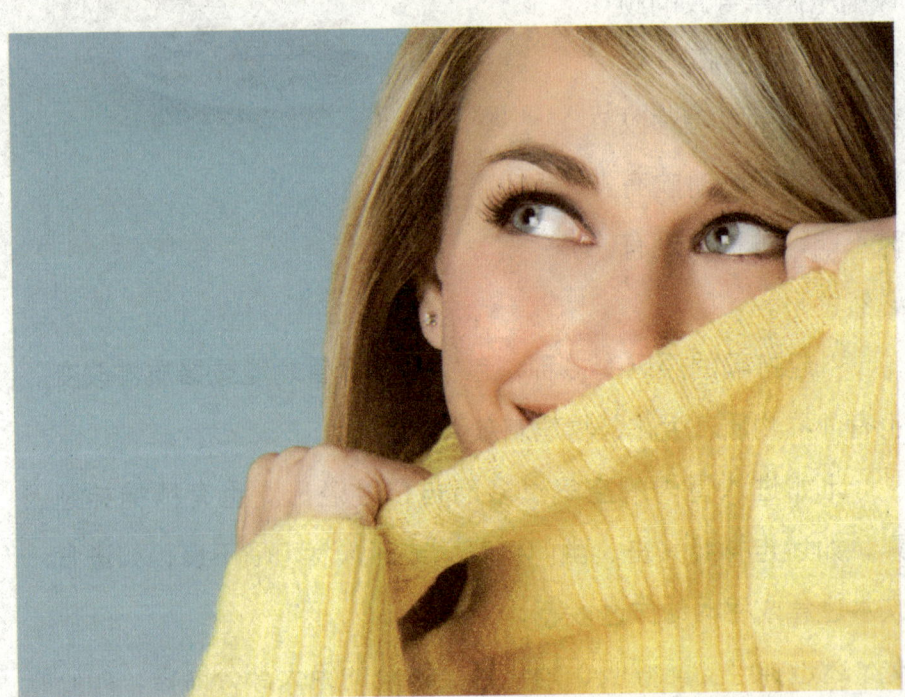

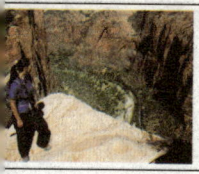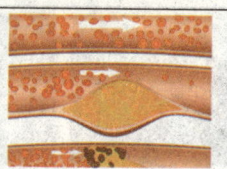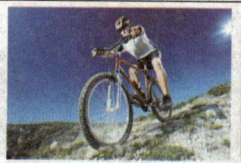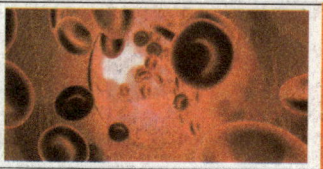

一口气，然后憋住，尽量把气憋长一点时间，然后呼出，反复进行几次。

喝开水也可以，稍热的开水更佳，喝一大口，分次咽下。

另外，洗干净手，将食指插入口内，轻轻刺激咽部。不想这样做的话，还可以将混合气体装入塑料袋中吸入，混合气体中含90%氧气和10%的二氧化碳。

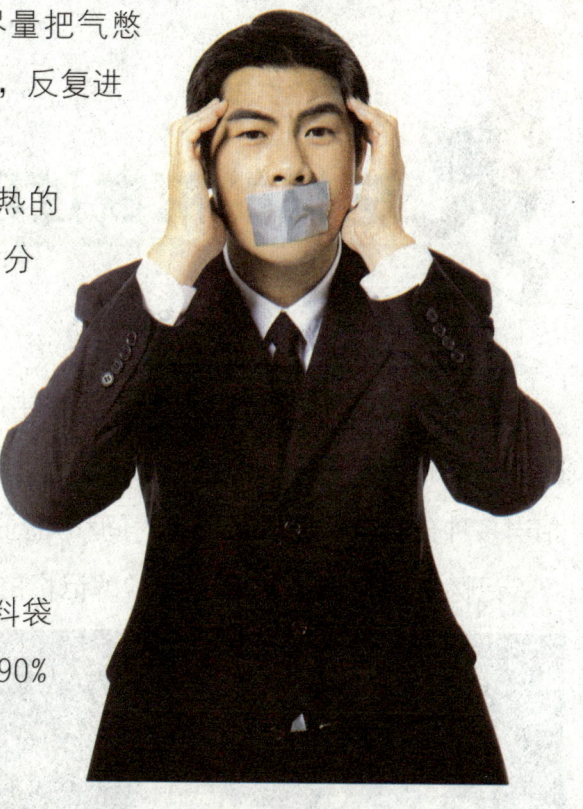

拓展阅读

治疗打嗝的好办法还有以下这几种，就是嚼服生姜片，或是将生韭菜洗净，榨出菜汁后口服。再就是用柿蒂，将新鲜柿子或柿饼的蒂，每次20枚，煮水100毫升，分两次口服，一次50毫升，也可酌情加韭菜籽同煮。

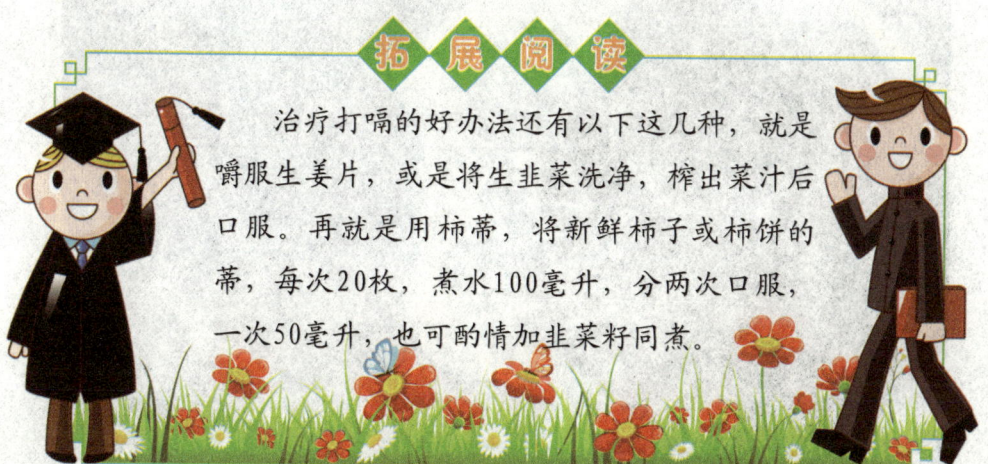

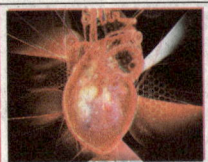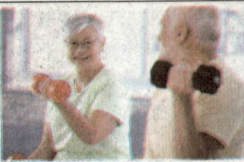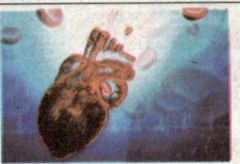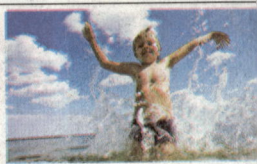

记忆的形成过程

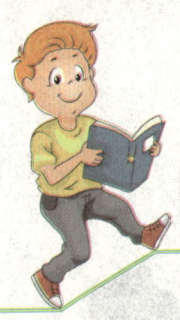

记忆是人类心智活动的一种，属于心理学或脑部科学的范畴。记忆代表着一个人对过去活动、感受、经验的印象累积，有相当多种分类，主要以环境、时间和知觉来分。

记忆是如何形成的呢？要了解记忆的形成，就必须注意神经

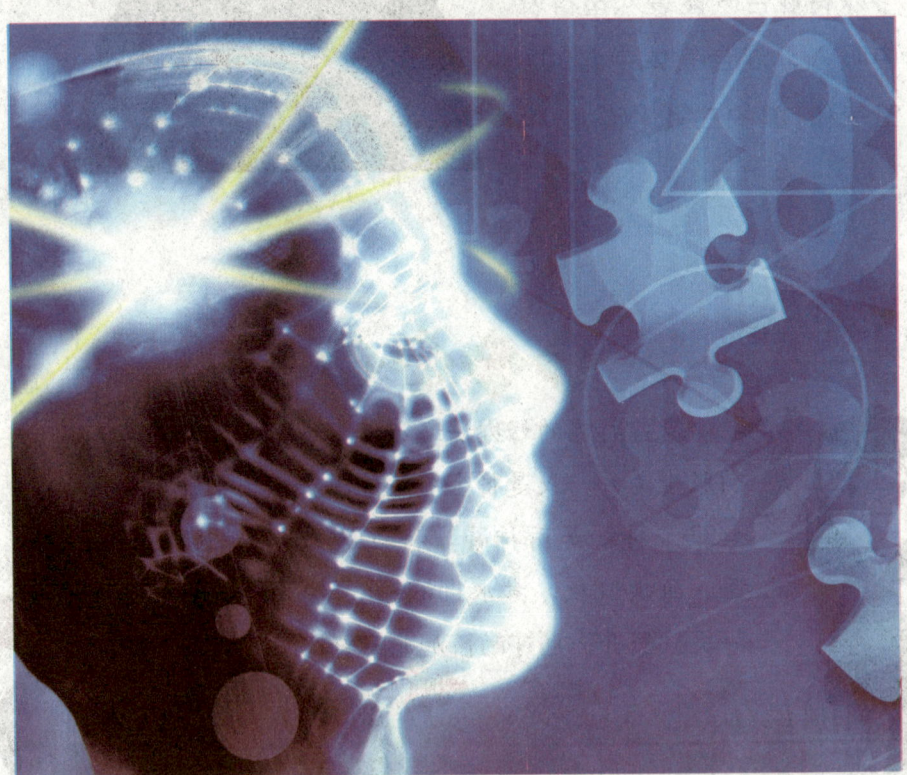

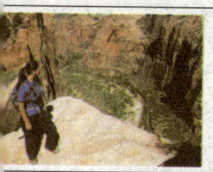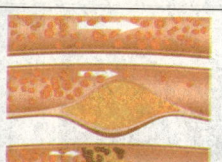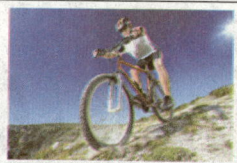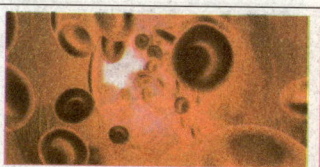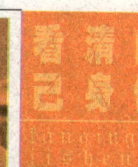

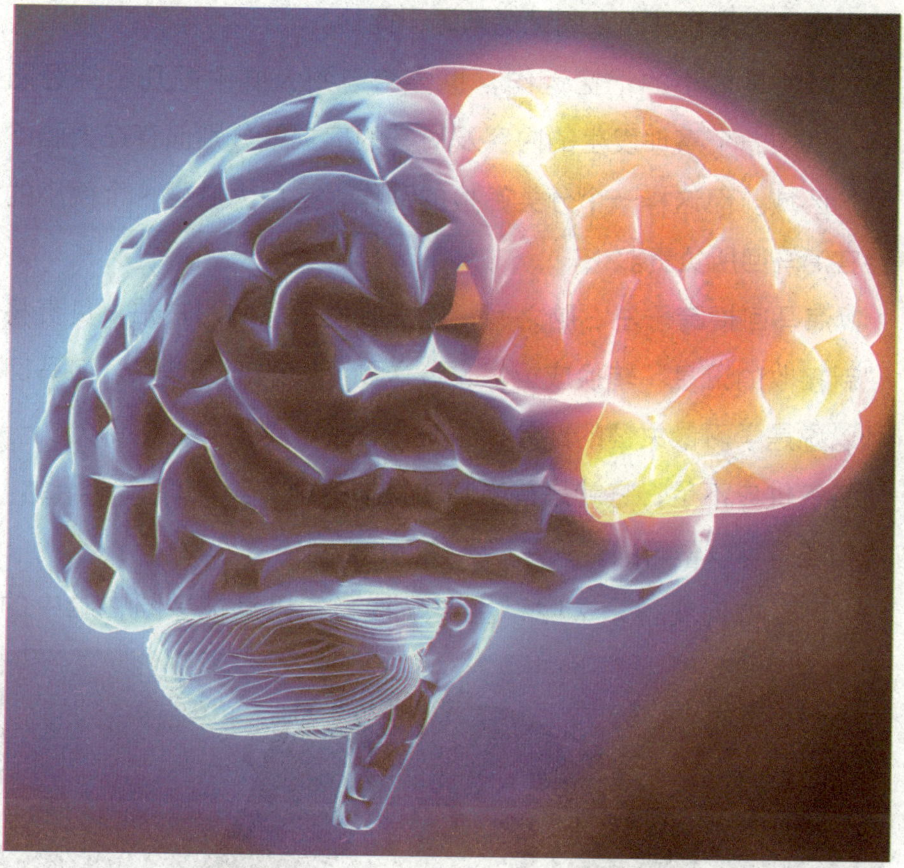

细胞，因为记忆就是在这里制造的。

　　不论是哪一种记忆，基本上都是同样的程序：一组神经细胞同步激发活化，形成某一个特定的形态。思想、知觉、念头、幻觉等，任何大脑的功能都是由同样的情形造成的。

　　人类的记忆系统，包含了许多不同的大脑区域：

　　一是额叶，长期记忆永久地储存在这里；二是壳核，程序式的记忆储存在这里，例如开车、骑自行车等；三是海马回，是记录和提取记忆，尤其是个人的记忆和关于空间的记忆；四是杏仁核，潜意识的创伤记忆可能储存在这里；五是尾状核，许多人类

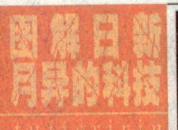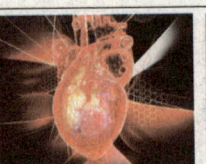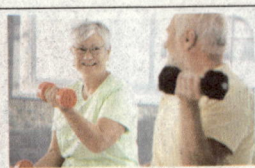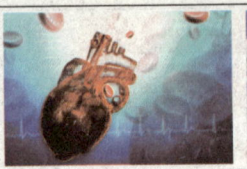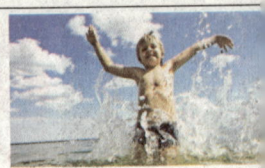

的本能，记录在基因上的记忆来源于此处。

即便是最小的记忆运作，也会牵涉到大脑中好几个神经网络。例如一个事件发生的内容及对其的感觉就分别储存在大脑不同的区域。而这样一个分类筛捡的动作，是由大脑里一个微小的器官海马回所负责。

海马回横跨于左右脑之间，担任收发讯息的门户站，负责将"新接收的讯息"转换成记忆，分送到不同的部位储存。海马回可以说是学习最关键的部分，也是最善变、最不稳定的部分。一旦氧气供应不足，它就是首当其冲受损的地方。没有了海马回，我们还是可以学习的，只是记不住而已。

记忆如何变得永久呢？主要是按当初讯息被登陆在脑中的

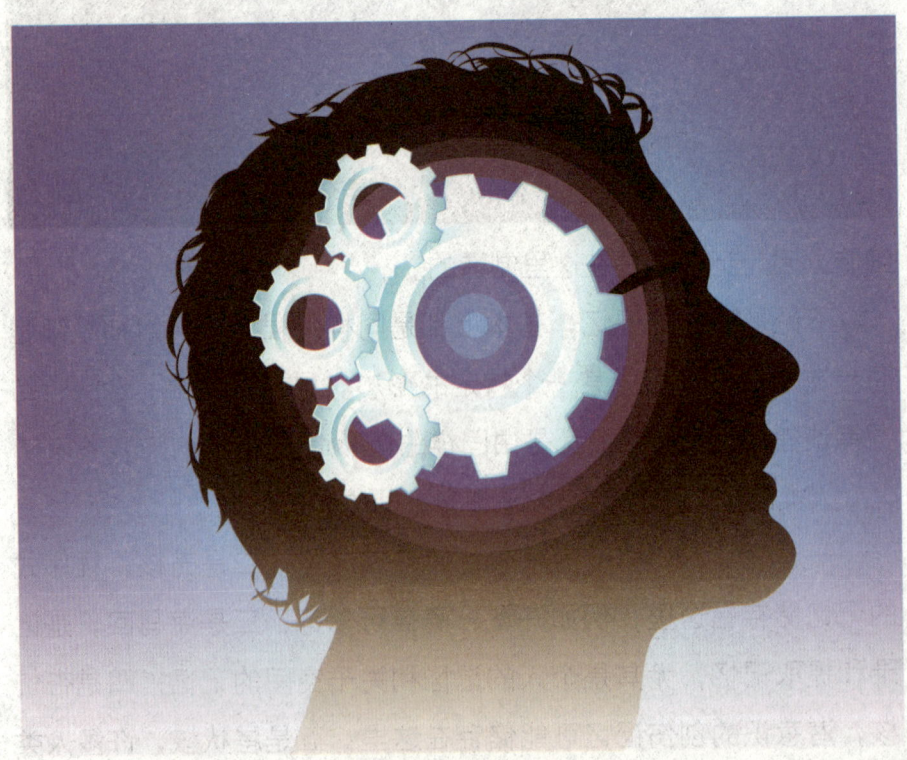

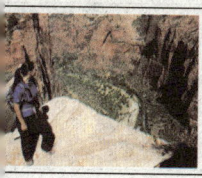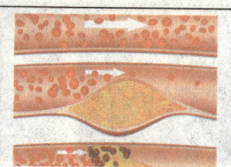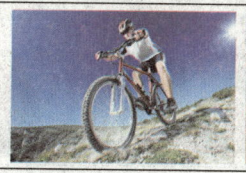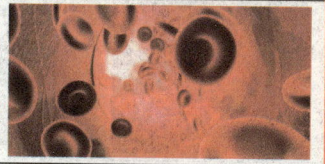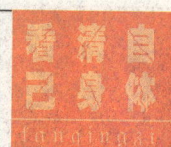

强度而定,这就是为何在学习时,要借助听、看、说、做以及正面的情绪作用等来增强记忆因素的原因。

《科学》杂志刊登的一篇研究报告中说,研究人员给老鼠的海马体接上电极,当老鼠在盒中到处摸索时,便记录下了哪些脑细胞受到刺激。而当老鼠睡着后,他们发现这些脑细胞会再度活跃起来。研究人员还发现,如果以低频电波来刺激海马体,记忆力就会增强。在人类身上实验也显示,睡眠能增强记忆,特别是半梦入眠,即"眼球快速运动期"。

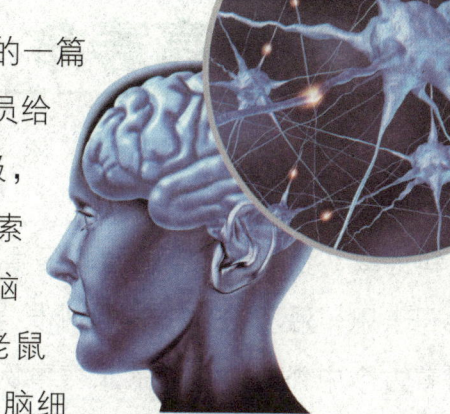

拓展阅读

兴趣是增强记忆力的催化剂。一个人对他所感兴趣的信息和对象,会产生高度集中的注意力与观察力,精神上更加亢奋。对地理感兴趣的同学,由于伊拉克战争的吸引和关注,会非常熟悉伊拉克地图,以及它的地形地貌及周边环境。

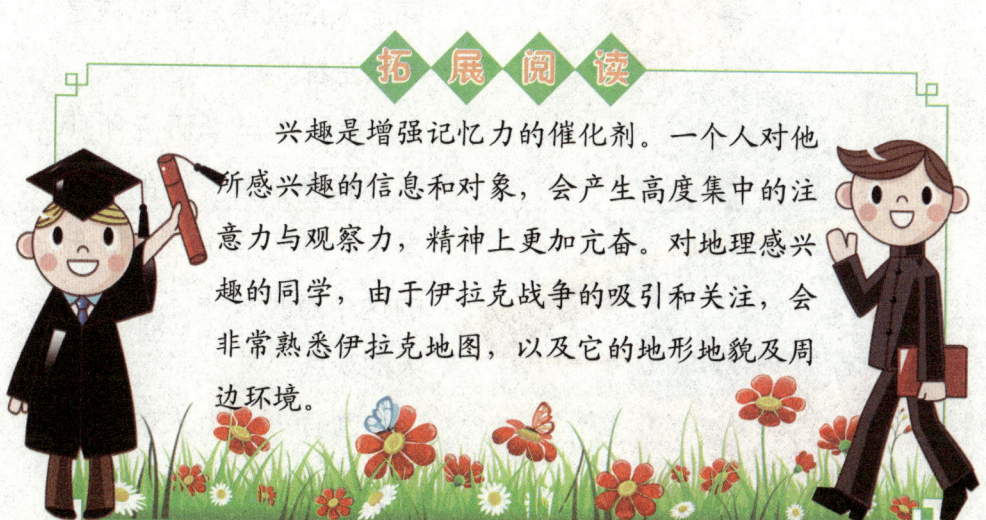

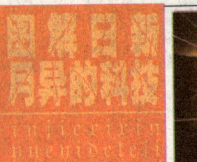
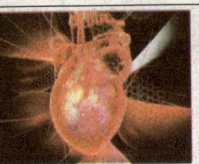
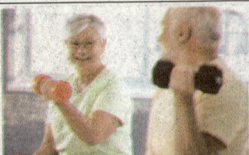
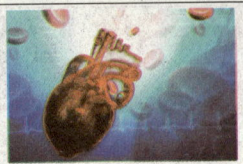
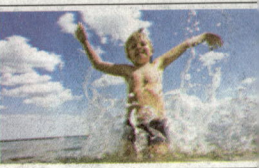

人的最高寿命

据史料记载，我国唐代高僧慧聪终年290岁，堪称长寿冠军。美国的弗母卡恩，活了209岁，是国外长寿的最高纪录。

面对着古今中外普遍存在的长寿事例，人们不禁要问：在正常情况下，人最多能活多少年？

自18世纪以来，很多医学专家就对这个问题开展了研究，提出了各种意见。

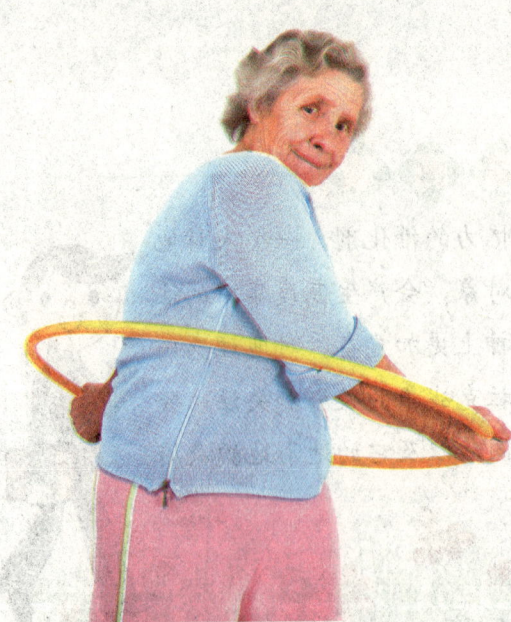

莫斯科大学的研究人员通过大量实验数据，推算出人的最高寿命应该是98岁左右。

美国老年学研究所所长勃特勒认为，人的正常寿命应该是100岁左右，他的这个意见代表了大多数人的观点。

也有人认为人的最低寿命不小于200岁。还有人

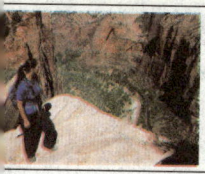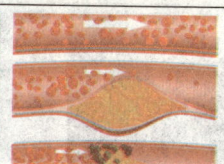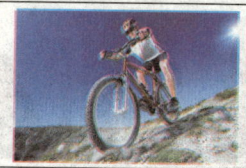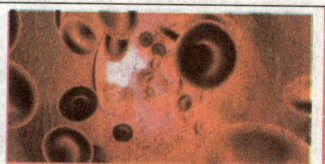

预言人的寿命可达400岁。

在研究人类自然寿命的过程中，科学家们先后总结出了几种推算方法。

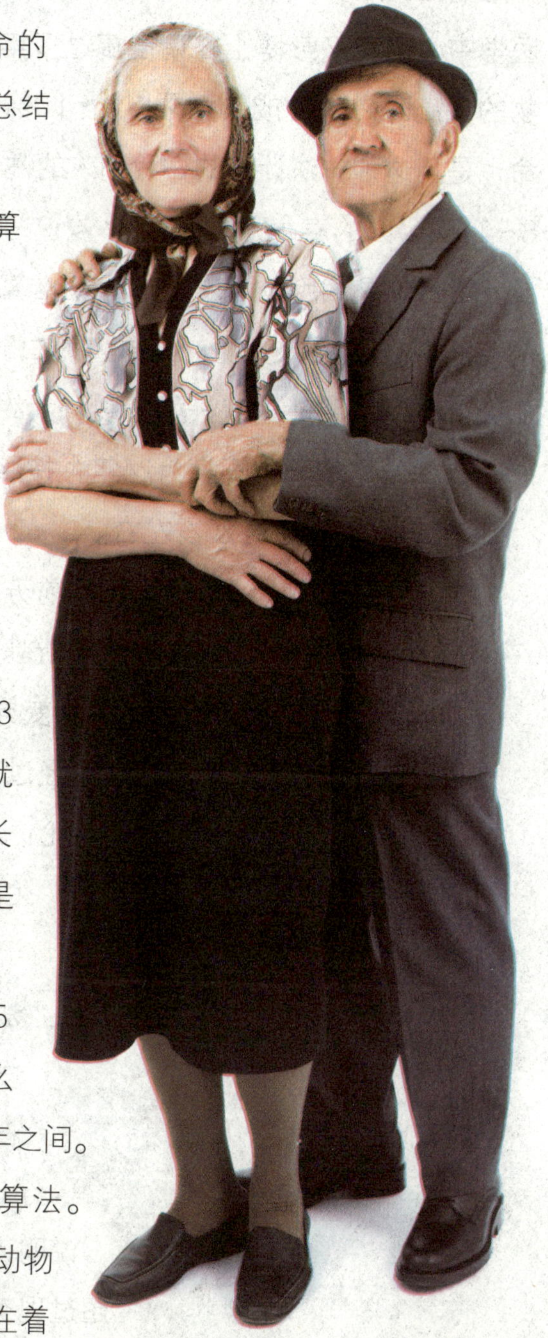

第一种是生长期推算法。生物学家发现，哺乳动物的自然寿命与它们的生长期有一定关系，一般来说，前者是后者的5倍至7倍，著名生物学家巴风把它称为寿命系数。

比如狗的生长期是3年，那么它的平均寿命就是15年至20年。象的生长期是25年，它的寿命就是125至175年。

人的生长期在20年至25年之间，与象很接近，那么人的寿命也在125年至175年之间。

第二种是性成熟期推算法。有些生物学家认为，哺乳动物的寿命与它们的性成熟存在着

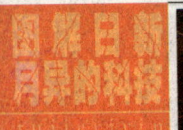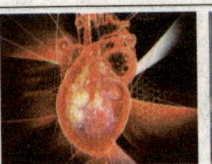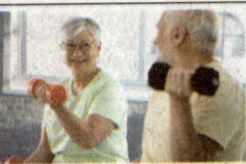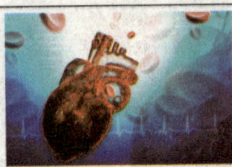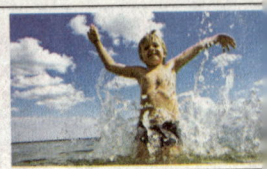

一定的比例关系。前者应该是后者的8倍至10倍。北京国际抗衰老医学中心的黄又彭博士在瑞士搞过多年的抗衰老研究，他说，动物的最高寿命是性成熟期乘以8～10倍计算出来的。人的最高寿命也是用这种方法计算的，我们人的性成熟期是13～14岁，乘以8～10倍，人的寿命正好是120多岁。

第三种是细胞分裂次数与周期推算法。美国老年学家海尔弗利克教授在研究中发现，人体大约由500亿个细胞组成，这些细胞大部分从胚胎时期就开始分裂，大约分裂50次后就全部衰老死亡。人体细胞的分裂周期为2.4年，按照此法推算人的寿命应该在120岁左右。

此外，前苏联科学院的通讯院士阿列克赛·日蒙斯基提出自然界万物在结构或组织上发生变异的间隔时间是有规律的，他经过周密的研究和计算得出结论：167年，这个数字就是人类生命的极限。

按照以上几种推算方法，人类最高寿命应在170岁左右，但根据可靠的资料来看，已经有不止一人突破了这个极限。不少人认为，这说明人类的最高寿命很可能大大超过现有的理论推测。

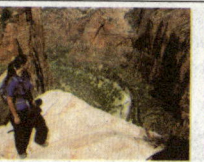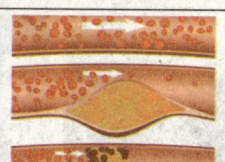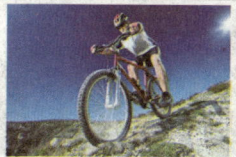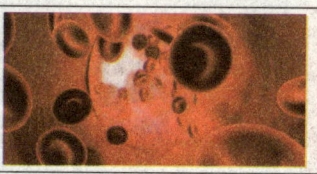

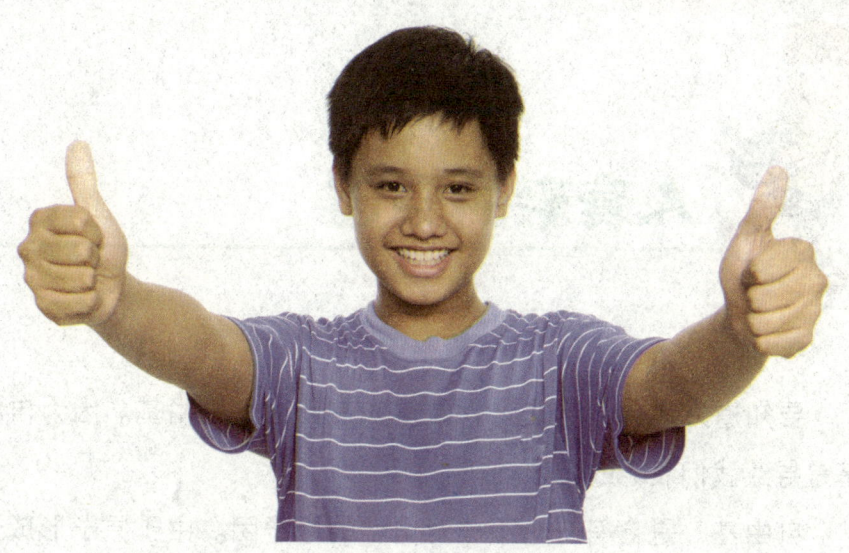

　　不过大多数科学家还是坚持认为，那些罕见的长寿案例是对一般生命规律的突破，没有普遍意义。

拓展阅读

　　目前，全世界有5个地方被国际自然医学会认定为长寿之乡，其中我国有两个。它们是：广西壮族自治区的巴马、新疆维吾尔自治区的和田。国外有巴基斯坦的罕萨、外高加索地区、厄瓜多尔的比尔卡班巴。

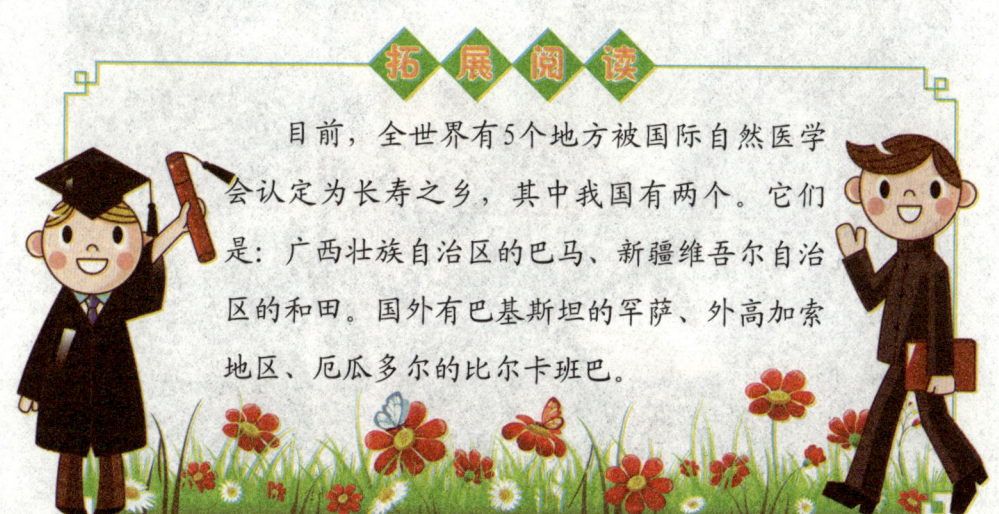

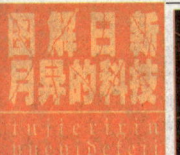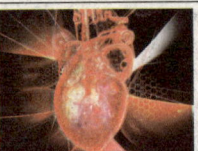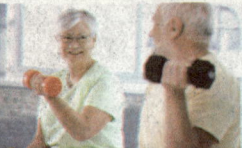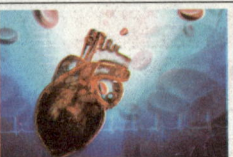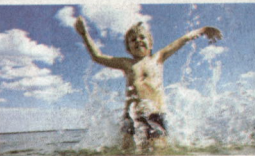

人衰老的原因

要知道人为什么会衰老,就得知道什么是自由基。因为自由基是导致我们衰老的元凶。

自由基,是含有一个不成对电子的原子团。由于原子形成分子时,化学键中电子必须成对出现,因此自由基就夺取其他物质的一个电子,使自己形成稳定的物质。在化学中,这种现象称为

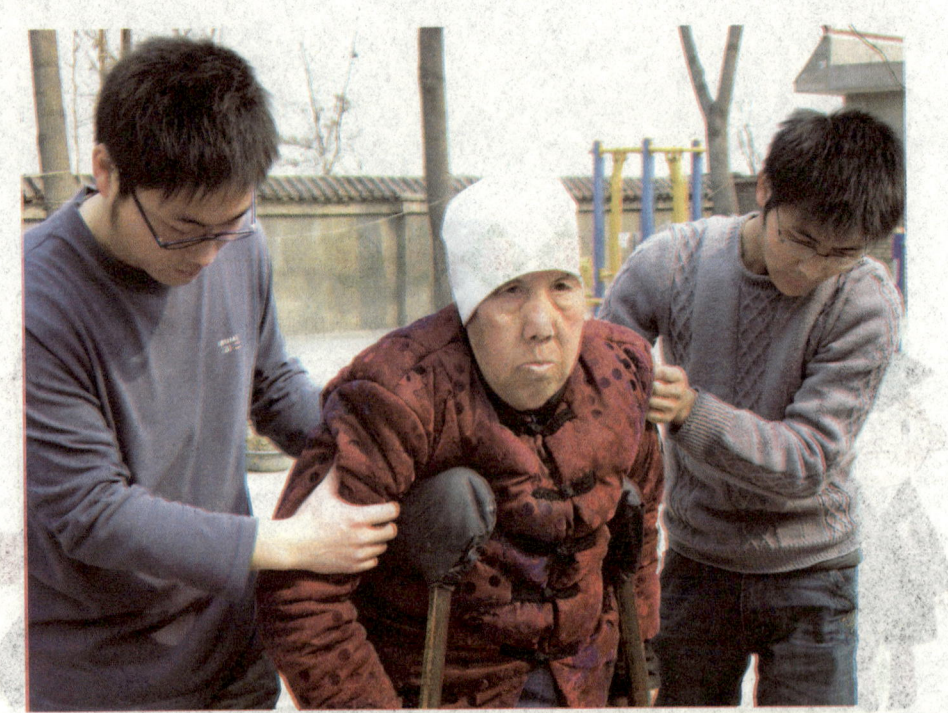

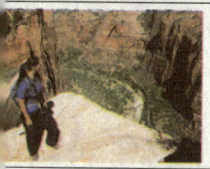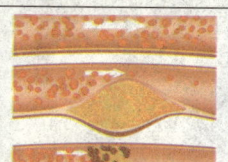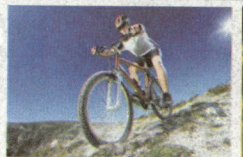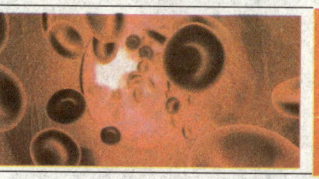

看清自己身体

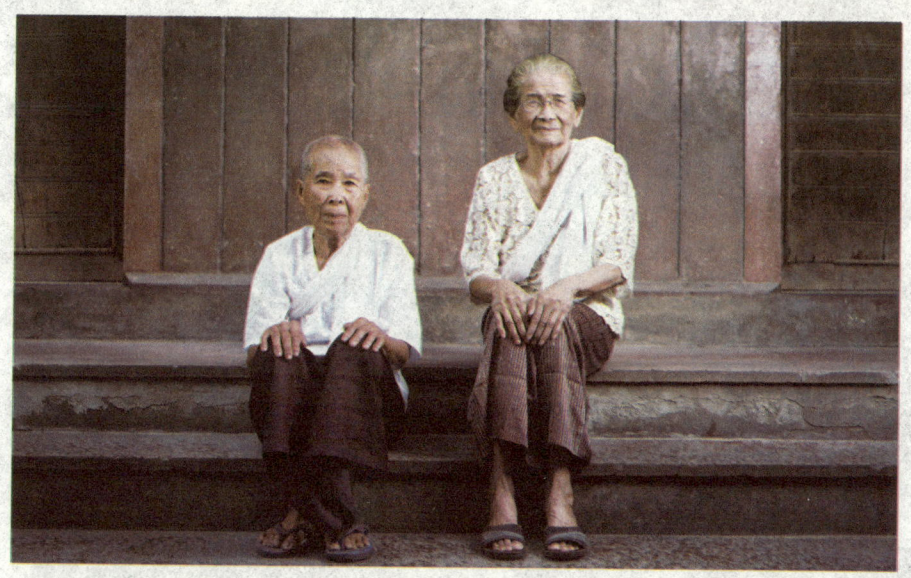

"氧化"。

体内活性氧自由基具有一定的功能，如免疫和信号传导过程。但过多的活性氧自由基就会起破坏作用，导致人体正常细胞和组织的损坏，从而引起多种疾病，如心脏病、老年痴呆症、帕金森病和肿瘤等。

此外，外界环境中的阳光辐射、空气污染、吸烟、农药等都会使人体产生更多活性氧自由基，使核酸突变，这是人类衰老和患病的根源。自由基被称为万病之源，是人体衰老和疾病的主要原因。

空气负离子能够有效消减自由基，减缓人体衰老，提高人体免疫力。负离子是怎样保护我们的机体的呢？

首先，在生物体内，每一个细胞都像一个微型电池，它的膜内外有50毫伏至90毫伏的电位差。正是依靠这些"电池"的不断充电放电作用，机体神经系统才能把视觉、听觉等信号输送到大

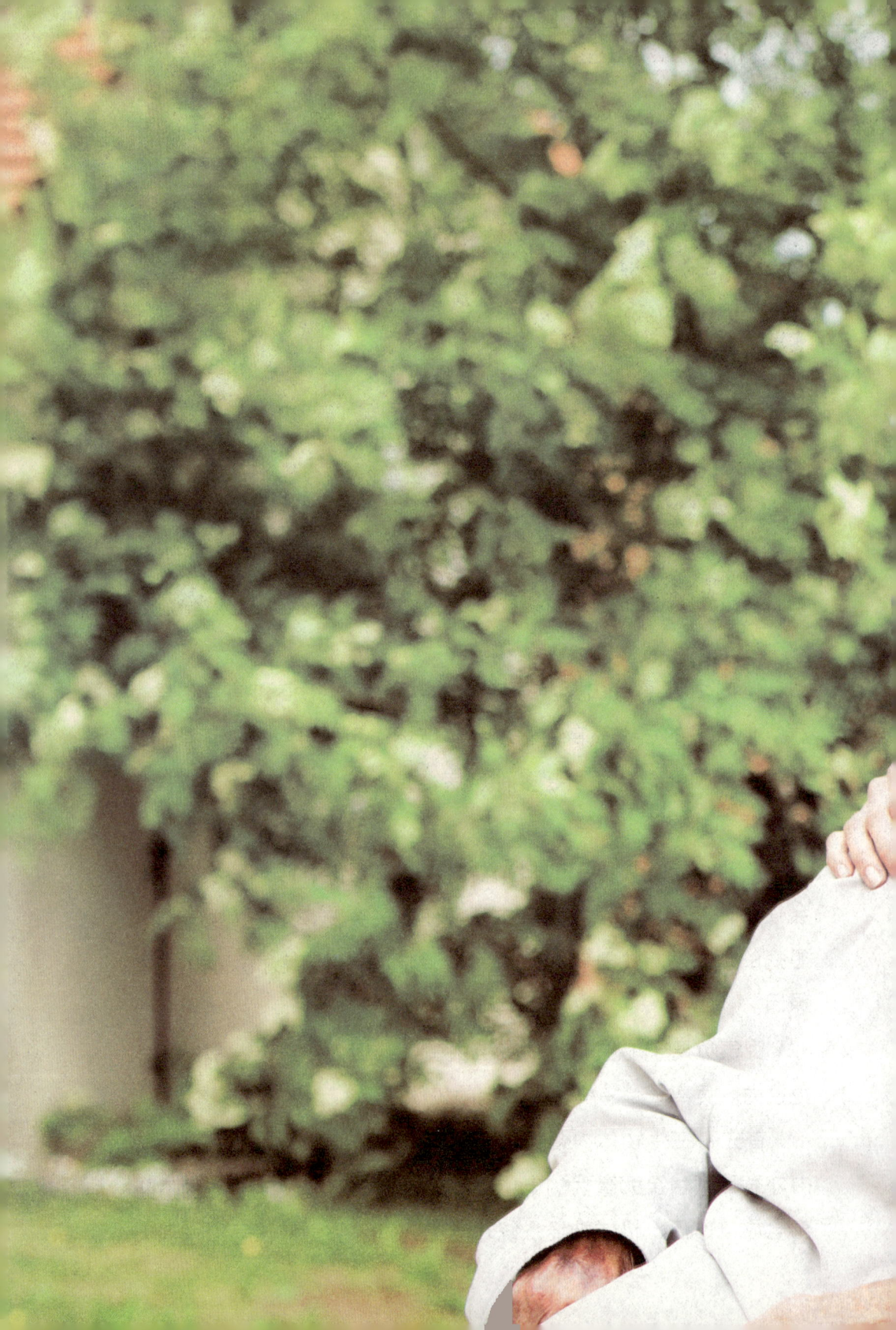

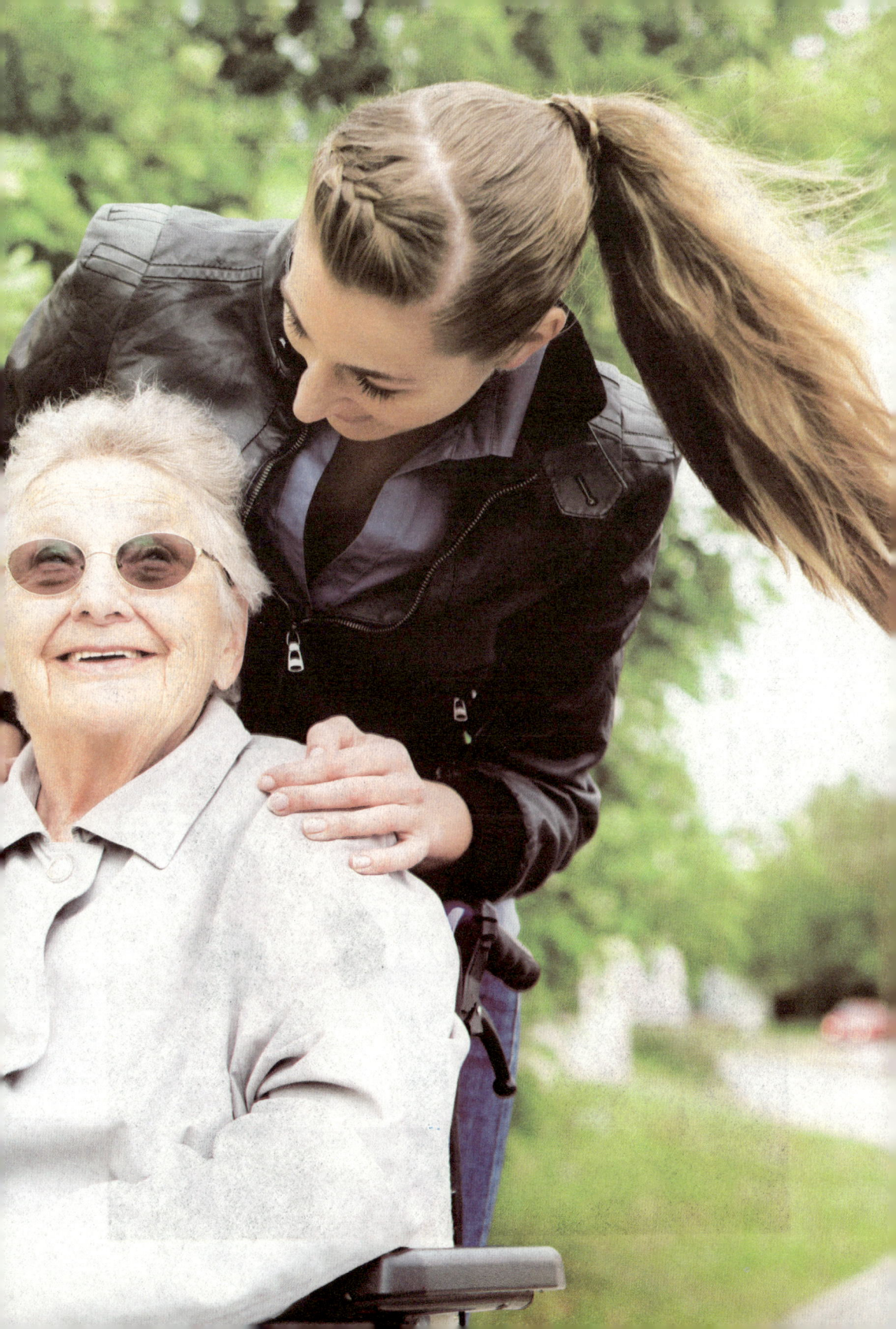

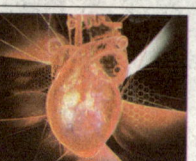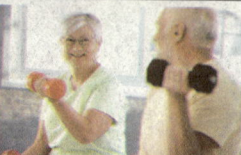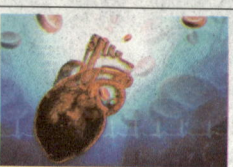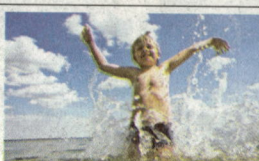

脑，或将大脑的指令传送到身体的各个器官。

机体组织的电活动需要通过负离子的不断补充。一旦生物体得不到负离子的补充就会影响正常的生理活动，产生胸闷、头昏，甚至患病。

其次，由于攻击人体细胞的病毒通常都带有负电荷，因此如果人体细胞也带上负电荷，就会由于同性相斥的作用使病毒失去对活细胞的攻击能力。

最后，负离子还能通过呼吸进入肺部，并通过人体各组织直接刺激，以及神经反射和体液的相互作用，对人体产生中和的生理保健作用。

负离子对我们的身体这么好，所以要想得到更多的负离子，首先得保护好我们的生存环境，不要忘了森林是天然氧吧。让我

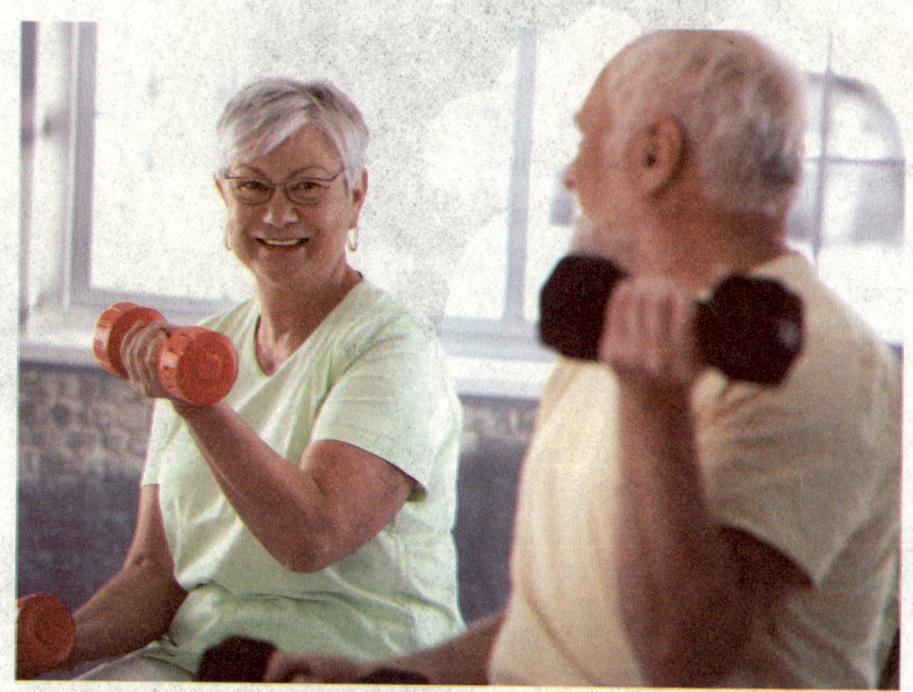

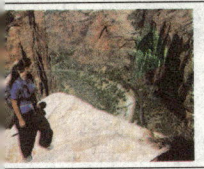
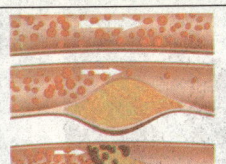
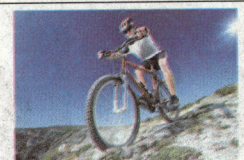
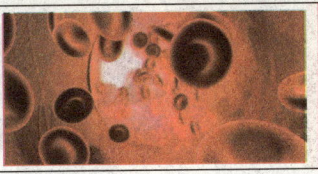

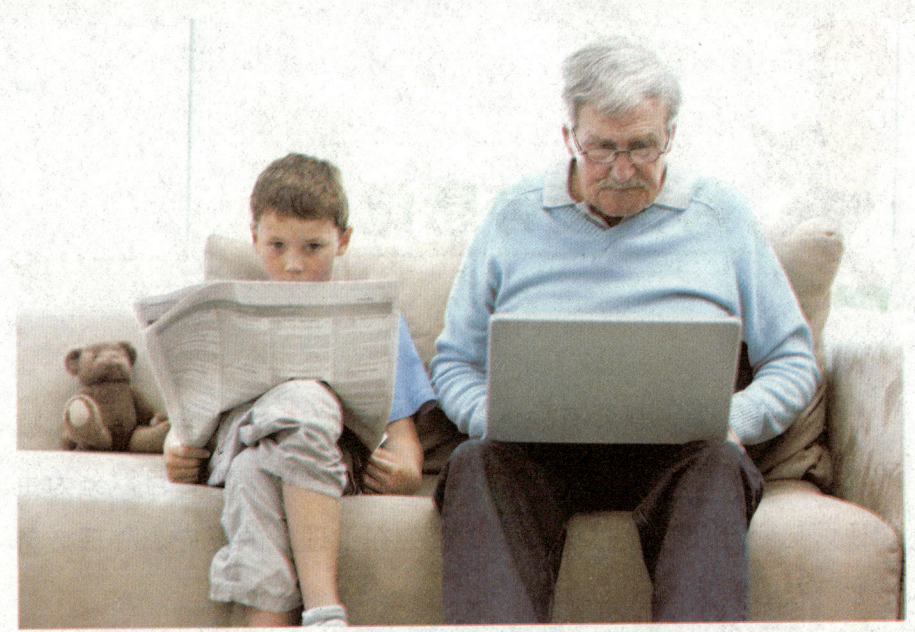

们多多种树，树多了，空气中负离子的含量当然就多了。另外，目前已经有很多负离子的产品问世，例如，负离子发生器、负离子地毯等。

拓展阅读

负离子对呼吸系统的影响最明显，这是因为负离子是通过呼吸道进入人体的，它可以提高人的肺活量。有人曾经试验，在玻璃面罩中吸入空气负离子30分钟，可使肺部吸收氧气量增加20%，而排出二氧化碳量可增加14.5%。

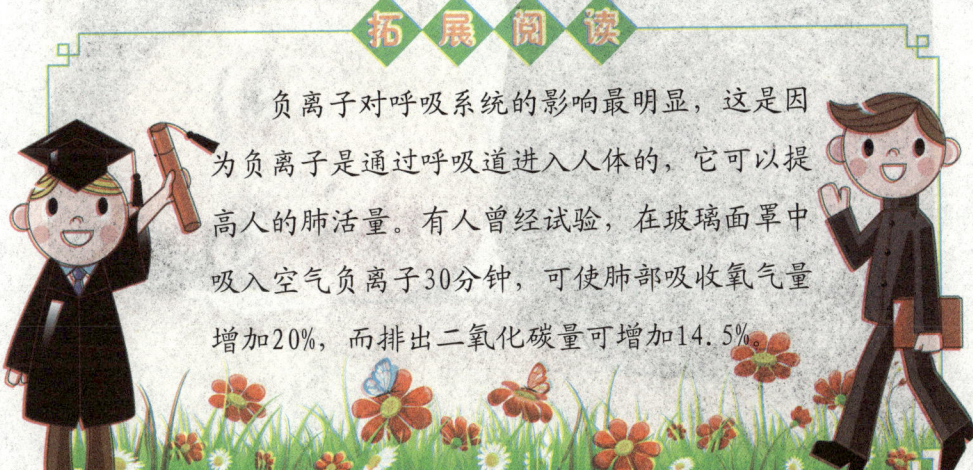

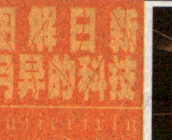
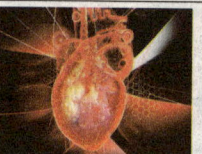
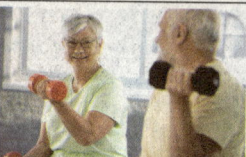
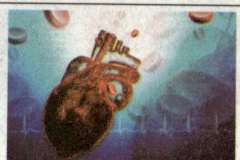
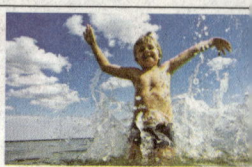

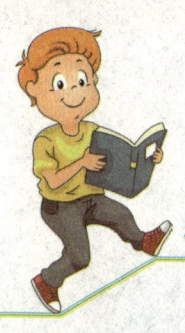

人的疲劳感觉

疲劳是每个人都会有的体验，那么我们为什么会疲劳呢？疲劳是人们连续学习或工作以后效率下降的一种现象，可以分为生理疲劳与心理疲劳。生理疲劳是疲劳在生理上的反应。心理疲劳是疲劳在心理上的反应。

生理疲劳又称疲乏，是主观上一种疲乏无力的不适。感觉疲劳不是特异症状，很多疾病都可引起疲劳，很少有患病后更觉浑

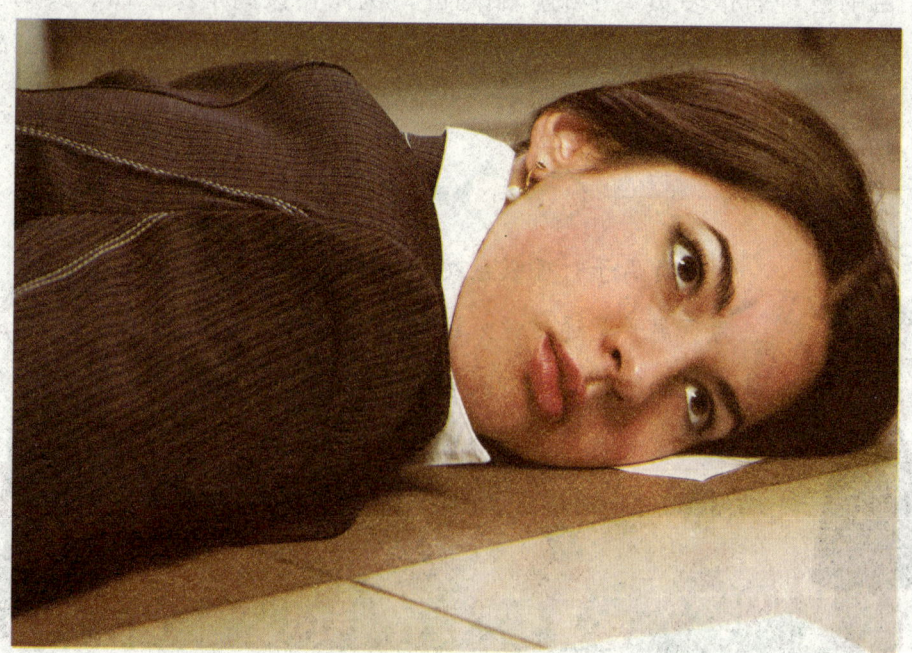

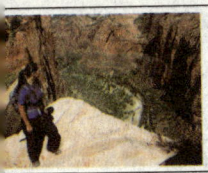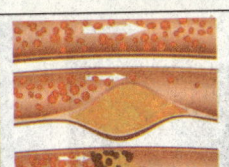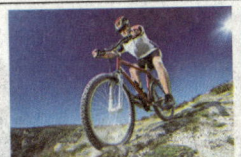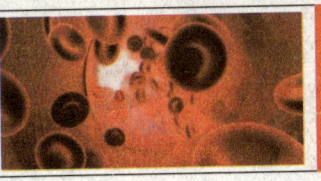

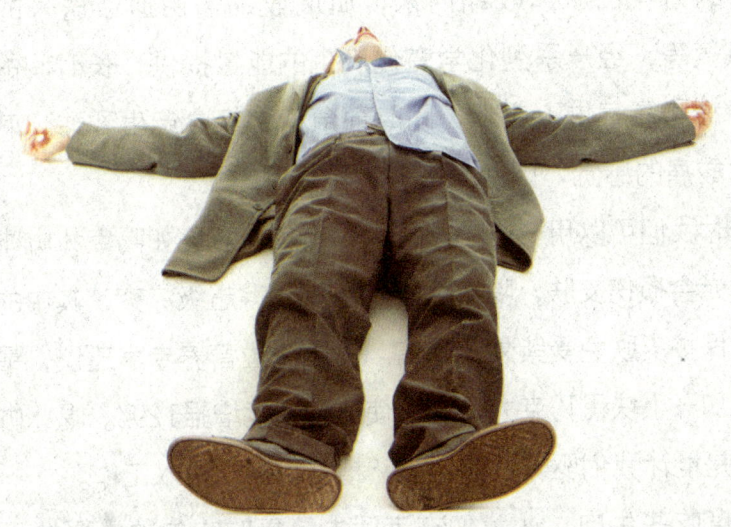

身是劲的情况。不同疾病引起不同程度的疲劳。有些疾病表现更明显，有时可作为就诊的首发症状。

中医认为，疲劳为一个病名，有其病因病机，是临床上的常见病、多发病，是必须重视的新病种，归于亚健康范畴，涉及五脏六腑，主要以脾、肝、肾为主。疲劳是元气耗伤之虚症和心理变化或不畅的双重因素所致。

亚健康是一种临界状态，处于亚健康状态的人，虽然没有明确的疾病，但却出现精神活力和适应能力下降的表现，如果这种状态不能得到及时的纠正，非常容易引起心身疾病。

心理疲劳，多因谋虑过度，工作压力大、节奏快，噪音或紧张所致。

总之，一般意义上的疲劳，是由于大脑和肌肉活动过度而产生的，因为一切活动都要经大脑皮质管制，长时间的活动，会令大脑皮质由兴奋转入抑制，使人产生疲劳感。

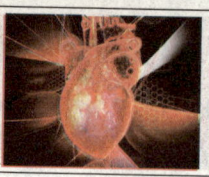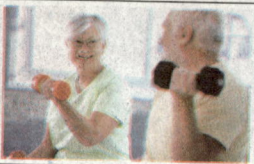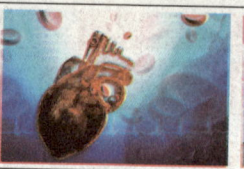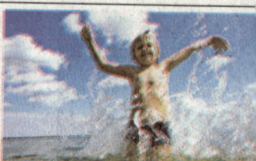

人的力气由肌肉收缩而来，肌肉收缩需由血液送来的葡萄糖、氧气等，经一系列化学变化产生的能量提供，长时间的活动使葡萄糖和氧气供不应求，同时葡萄糖缺氧会产生乳酸，刺激肌肉产生酸痛的感觉，因此人就疲劳不堪了。

平时我们可以用一些小妙招，驱走疲劳。比如喝点冰咖啡。强烈的阳光会损伤皮肤，喝点冰咖啡不仅觉得超级凉爽，其中的咖啡因还能保护皮肤免受紫外线伤害。美国一位营养专家建议，最好在咖啡里加一小块黑巧克力，这可使血管功能增强129%。喝冰咖啡更重要的是能让我们驱除疲劳，重新精神百倍地投入工作。

适度吃些牛肉，让我们充满活力。喜欢吃肉的人更快乐，如

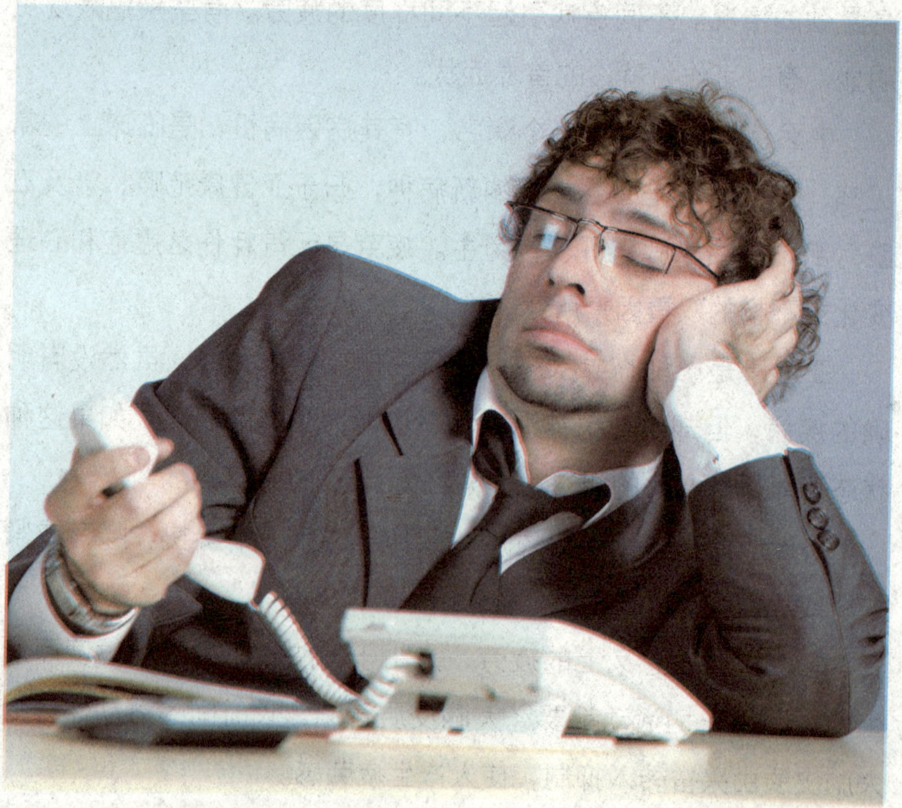

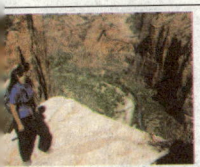 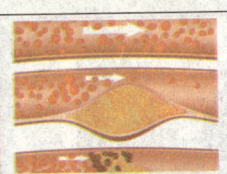 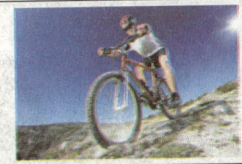 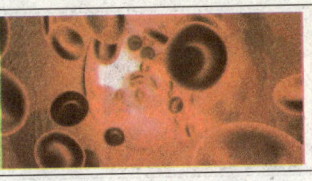

看清自己身体

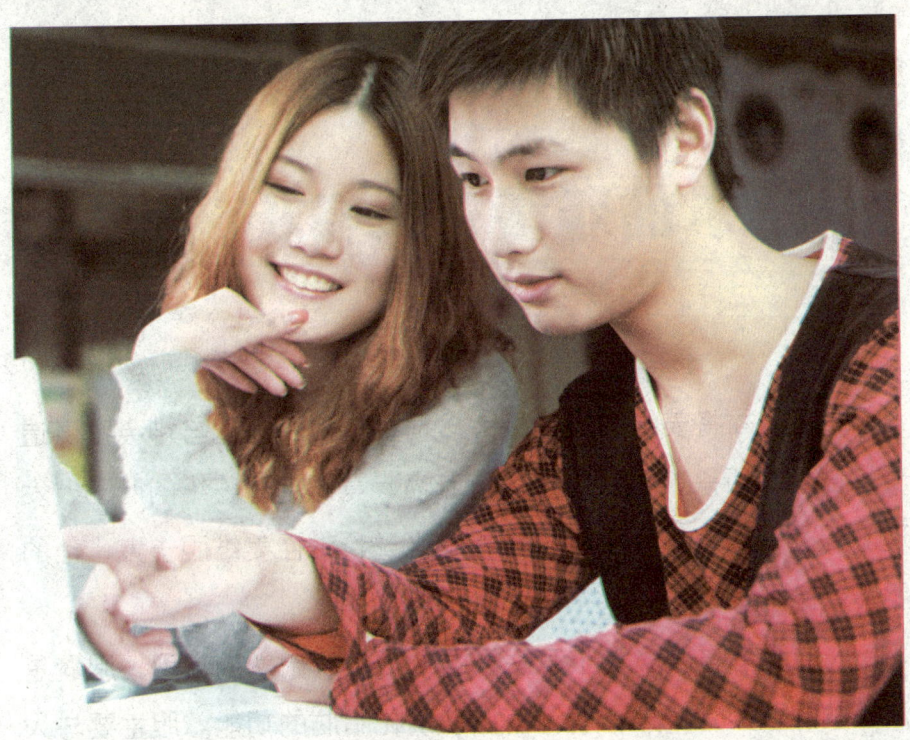

果每天吃2两至3两牛肉,还可给身体提供有益心脑健康的脂肪酸和强壮骨骼的矿物质锌。这样可以使我们远离疲劳。

拓展阅读

螺旋扭转动作可帮助消除疲劳。坐在地板上,双腿伸直,右腿跨过左腿,同时保持左腿伸直。上半身扭转至右手撑地,左手肘部贴近右膝盖。这时你会感到腰部的肌肉正在进行扭转式抻拉。每侧坚持10秒钟,每组动作重复3次。

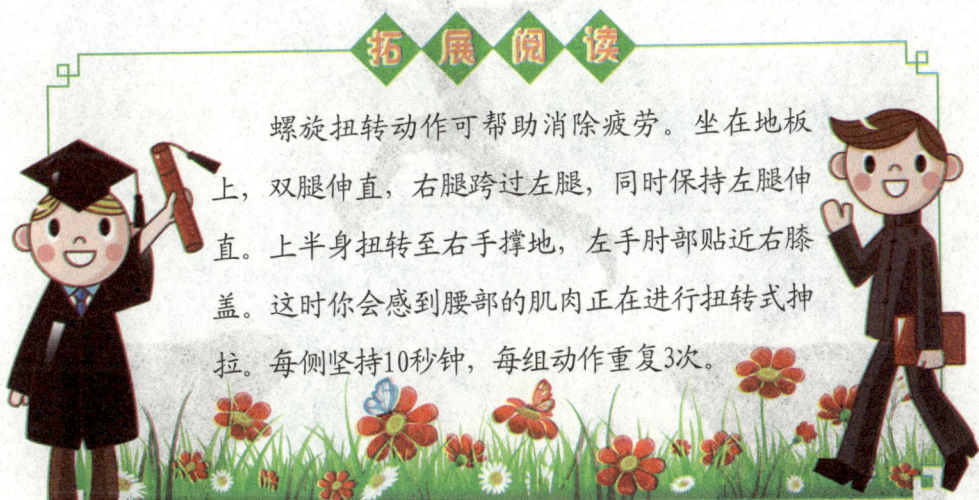

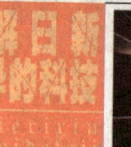
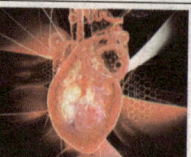
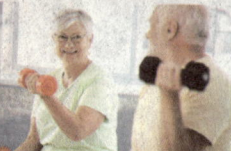
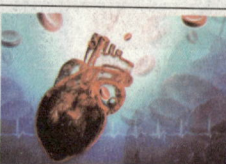
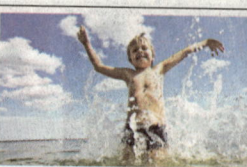

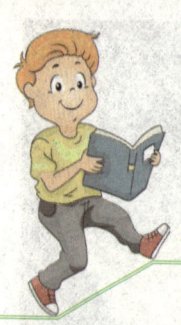

人的胆量有大有小

　　三国时蜀将姜维的胆量极大，蜀主降魏后，他与钟会密谋造反，被魏兵所杀，魏兵为了报仇泄愤，竟然剖开姜维的肚子，发现其胆囊有如鸡蛋大小。于是就有人说，难怪姜维胆子大，他的胆囊就比别人大。

　　人的胆量与胆囊大小有关系吗？根据解剖学的常识，胆囊是浓缩和贮藏胆汁之处，胆汁有协助消化脂肪的功能。胆主要与人

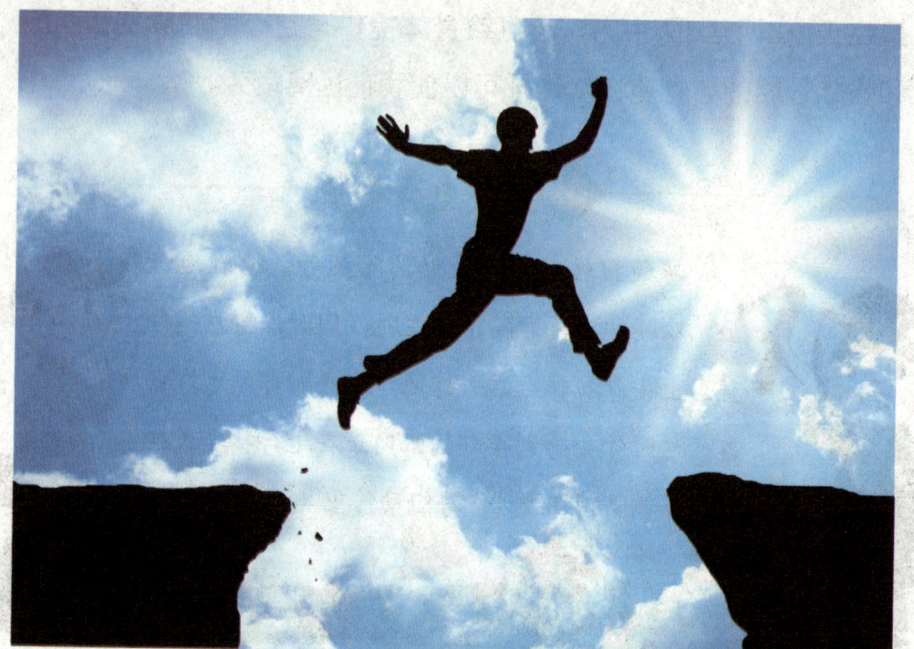

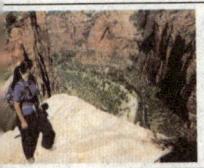
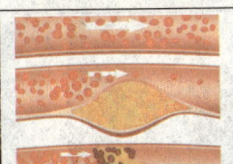
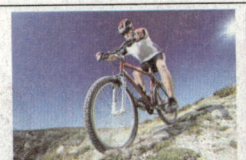
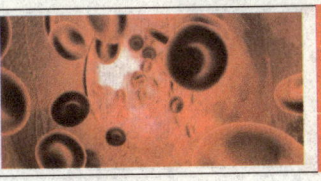

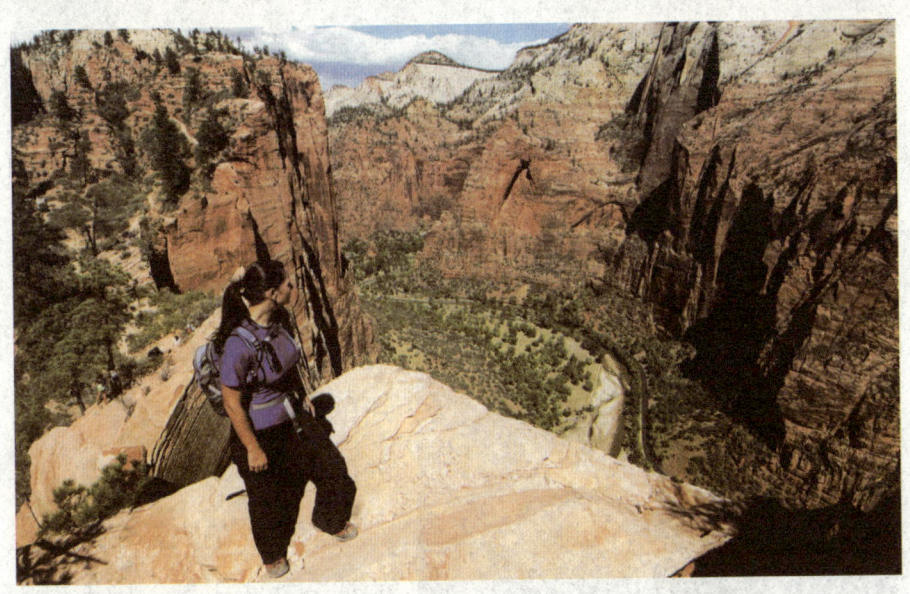

的消化有关。

那么，人们常说的胆量与胆就一点关系也没有吗？传统医学认为，胆为六腑之首，是"中精之府"，与肝、肾关系密切，而肾志为恐，肝志为怒，肝气虚则恐，实则怒，胆汁由肝的精气所化，而肝主藏血，血有余则怒，不足则恐。所以，对于临床上的胆怯、易恐、易惊等症状，往往被中医认为与胆有关。

然而，在西方人看来，以上解释未免过于玄奥，他们深信人的胆量与人的神经有密切联系。美国的一位名叫朱克曼的科学家，经过长期的研究，发现那些胆量较大的人与整个群体相比，体内单胺氧化酶水平较低。因此他认为，人的胆量大小在体内有一定的物质基础。

有些专家在研究造成恐惧的原因时，发现恐惧感并不是来源于大脑，而是发自内耳。大约90％以上患恐惧症的病人其内耳都有故障。人的内耳系统十分错综复杂，控制和调节着人们的视觉、

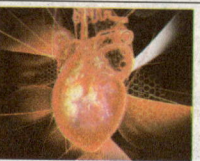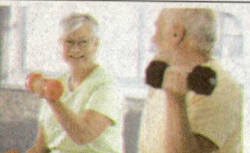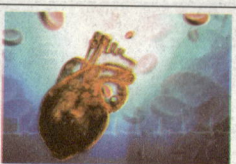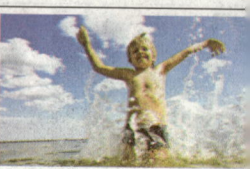

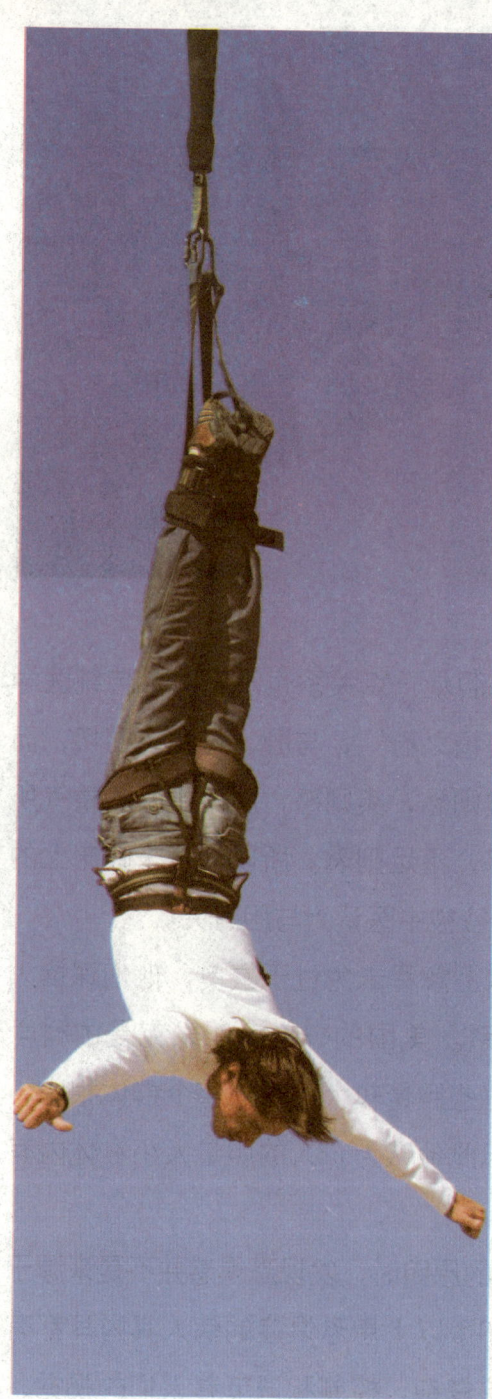

听觉、平衡感、方向感、味觉和焦虑程度。如果出现一丁点儿毛病，就会造成恐惧感。而那些胆量大的人，一定是这个系统特别健全。

英国伦敦精神病学研究所的研究人员发现，一个人的胆量大小与心脏有关，心脏功能较差的人，中枢神经的调节功能也差，因而对于外界的强烈刺激，首先会表现出心律明显加快，并伴有惊惶失措的反应。反之，心脏功能较好的人，就很少有胆怯、恐慌的情绪反应。

心理学家在这个问题上也有自己的看法。他们认为，人的体质虽有差别，但这种差别很少是先天形成的，因而胆量只能与后天的锻炼有关。

心理学家还认为，人的胆量本来无所谓大小，比如

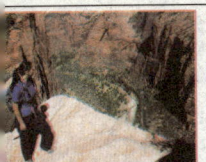
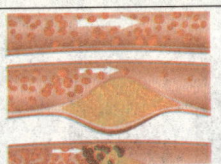
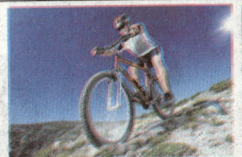
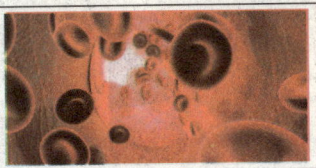
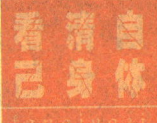

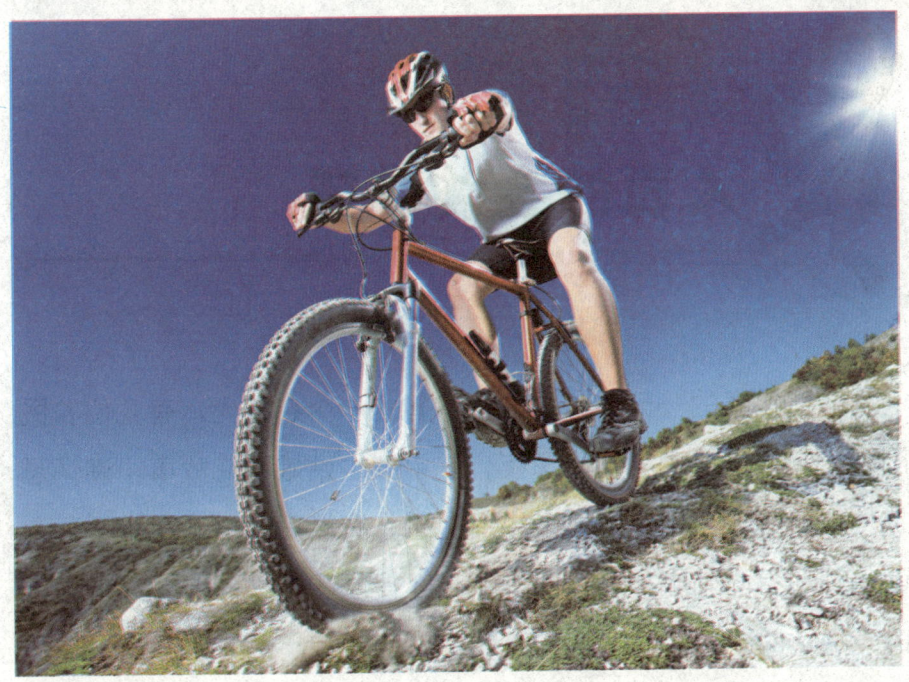

小孩子，刚开始什么也不怕，连火都敢摸，但被烧痛之后，便产生了恐惧感。此类经历如果太多或在童年时代造成重大刺激，就会使有些人胆量变小。

拓展阅读

心理学家们对于有些现象也觉得难以解释。实验证明，让尚未懂事的孩子面对玻璃窗外的黑夜，大多都有恐惧感；而让他们面对成年人感到恐惧的动物，却很少有恐惧感。

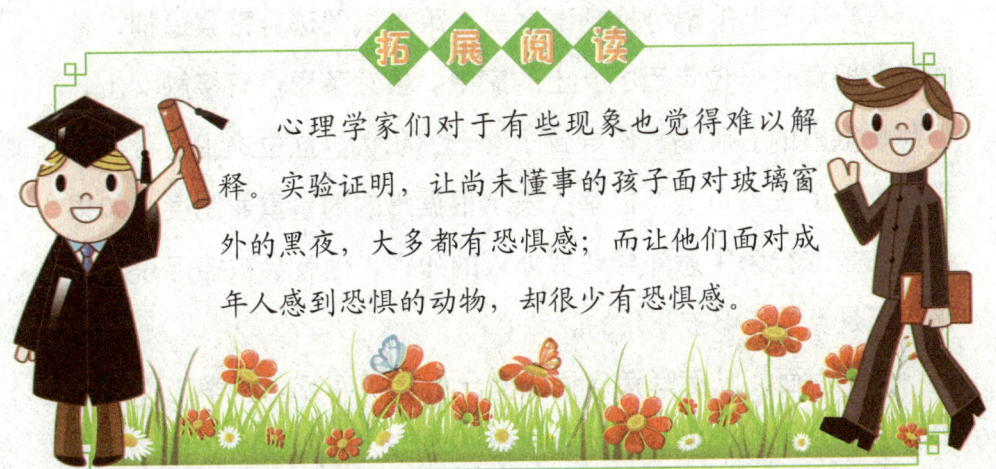

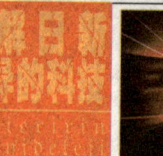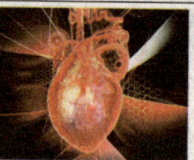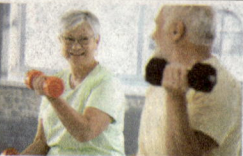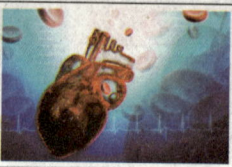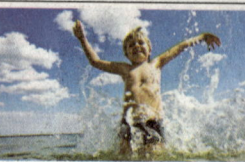

人真的会被吓死

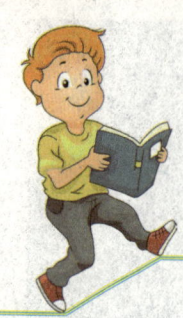

　　1985年春的一天晚上，在江苏省的一个农村里，有几位农民围在一起讲鬼故事。到了深夜，其中一位姑娘听完故事，满怀恐惧地往家赶。当她走到一条小河边时，突然窜出一个白乎乎的东西，舞动着向姑娘扑来，姑娘顿时吓得昏死过去。待有人发现她时，把她送进医院抢救，已无力回天了。

　　事后查明，这是另一个青年为了吓姑娘，故意开的玩笑。这个青年也因此被捕判刑。

　　一位20岁的叫莱恩的男子被指控一级谋杀，因为他吓死了一位79岁的老太太。

　　在一次笨拙的银行抢劫案之后，莱恩试图逃避警察追捕，他闯进并躲藏在一位年迈的女士的家中。虽然莱恩没有接触女士，但恐惧触发的心脏病发作导致了女士的死亡。这位逃犯是否要为那位女士的去世负责？检举人表示根据州的刑事重罪制度，如果某人在重罪行为中意外导致另外人的死亡，他就会被控谋杀。看来人还是真的能够被吓死的。

　　另一方面，从医学角度说人为什么会被吓死。医学工作者研究发现，当一个人突然意外地遭受外界惊吓时，大脑会指令肾上

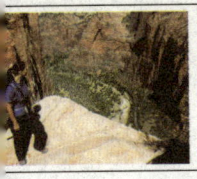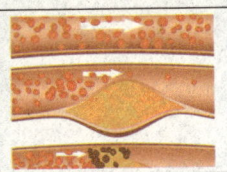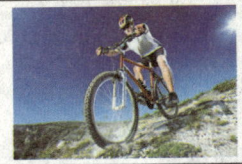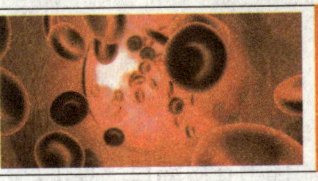

腺分泌大量的儿茶酚胺。儿茶酚胺是一种神经介质，包括肾上腺素和去甲肾上腺素。当人处于极度惊恐状态时，肾上腺会突然释放出大量的儿茶酚胺，促使心跳突然加快，血压升高，心肌代谢的耗氧量急剧增加。过快的血液循环如洪水一般冲击心脏，使心肌纤维撕裂，心脏出血，导致心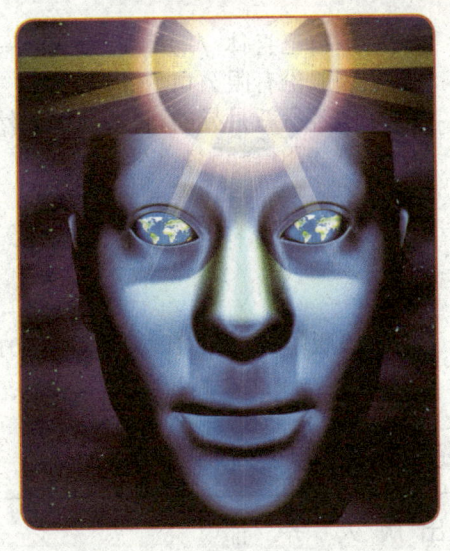跳骤停致人死亡。幼儿和老人的心脏功能弱，经不起恐吓；患有高血压或冠心病者，则会因恐吓引发心肌梗死而死亡。

国外的医学研究人员在对吓死者的尸体进行解剖时发现，死者的心肌细胞均受到不同程度的损伤，心肌中夹杂着许多红玫瑰色的血斑，说明出血过多，损害了心脏功能。人不仅可以被突然吓死，而且也可以因为逐步受到恐吓而导致心理上无法承受而死去。

拓展阅读

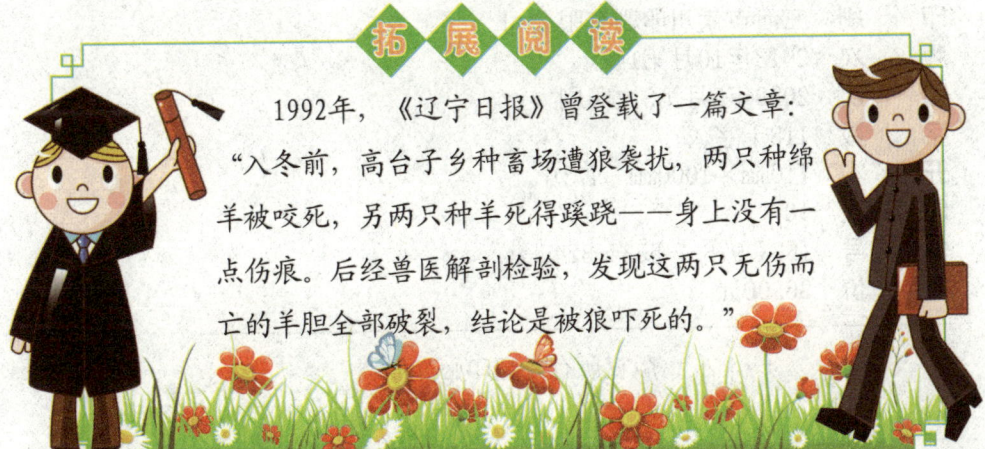

1992年，《辽宁日报》曾登载了一篇文章："入冬前，高台子乡种畜场遭狼袭扰，两只种绵羊被咬死，另两只种羊死得蹊跷——身上没有一点伤痕。后经兽医解剖检验，发现这两只无伤而亡的羊胆全部破裂，结论是被狼吓死的。"

图书在版编目（CIP）数据

看清自己身体 / 尹丽华编著. -- 长春：吉林出版集团股份有限公司，2013.10
（图解日新月异的科技 / 赵俊然主编. 第1辑）
ISBN 978-7-5534-3245-8

Ⅰ. ①看… Ⅱ. ①尹… Ⅲ. ①人体－青年读物②人体－少年读物 Ⅳ. ①R32-49

中国版本图书馆CIP数据核字(2013)第226518号

看清自己身体

尹丽华 编著

出 版 人	齐 郁
责任编辑	盛 楠
封面设计	大华文苑（北京）图书有限公司
版式设计	大华文苑（北京）图书有限公司
法律顾问	刘 畅
出 版	吉林出版集团股份有限公司
发 行	吉林出版集团青少年书刊发行有限公司
地 址	长春市福祉大路5788号
邮政编码	130118
电 话	0431-81629800
传 真	0431-81629812
印 刷	三河市嵩川印刷有限公司
版 次	2013年10月第1版
印 次	2020年5月第3次印刷
字 数	118千字
开 本	710mm×1000mm 1/16
印 张	10
书 号	ISBN 978-7-5534-3245-8
定 价	36.00元

版权所有 翻印必究

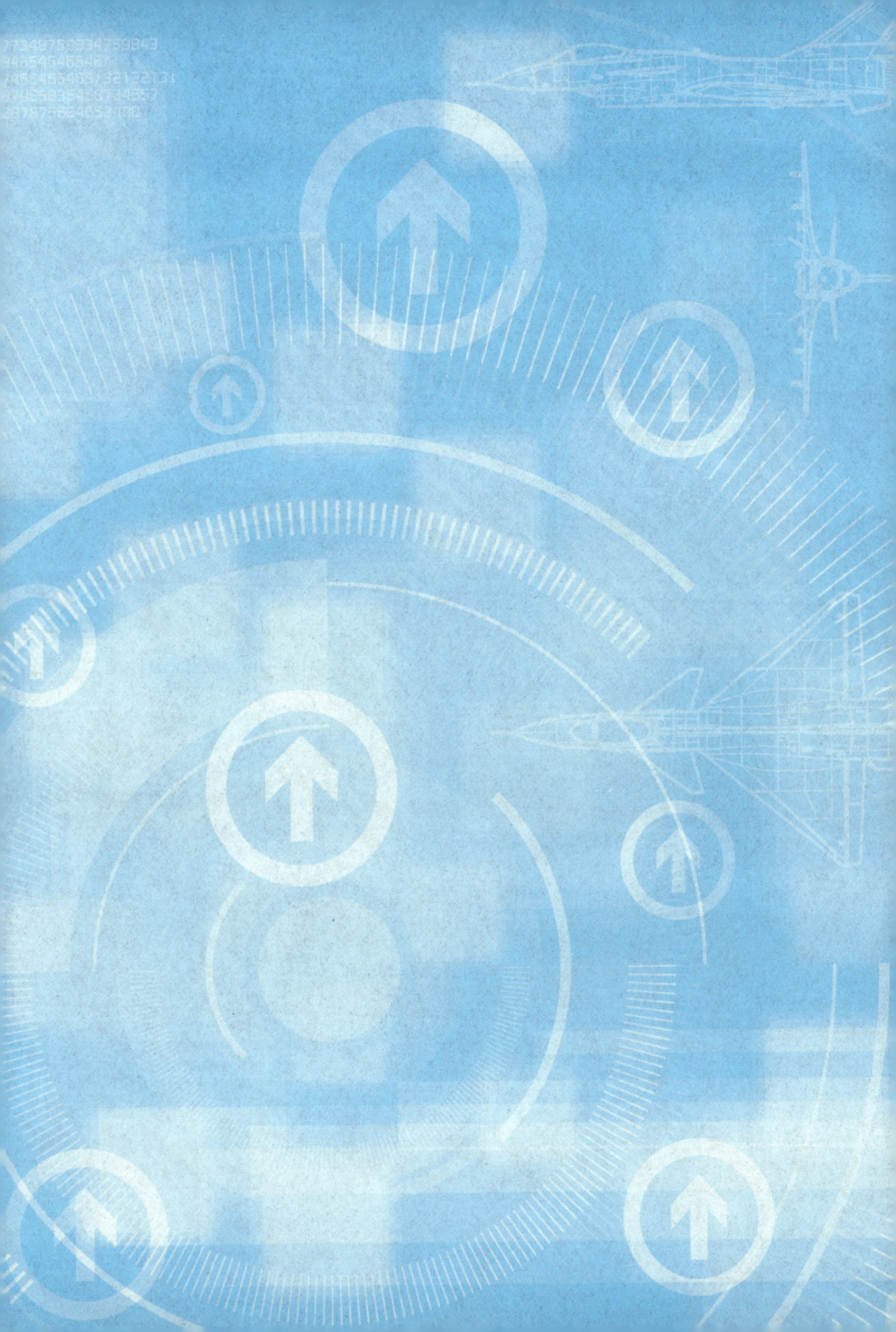

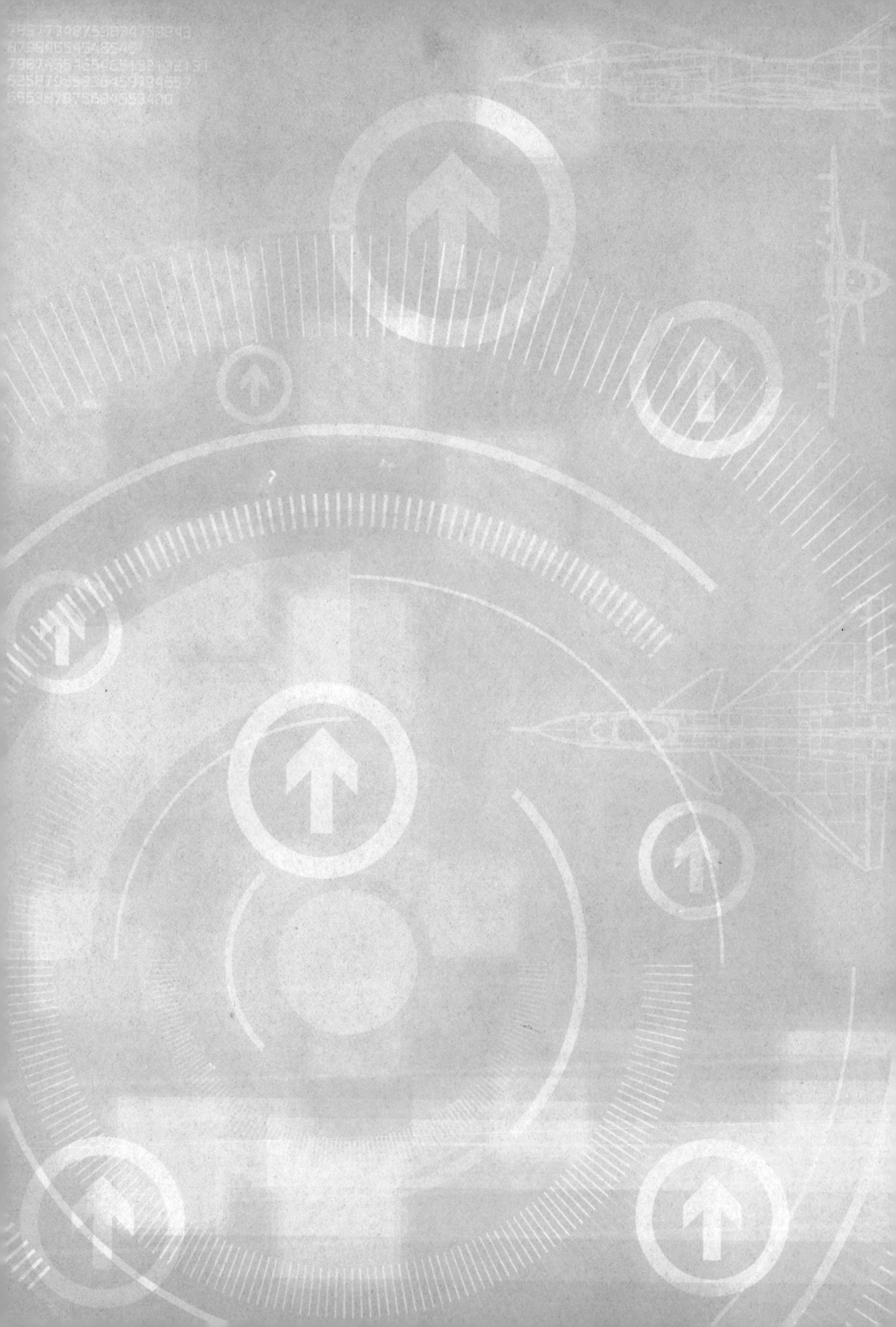